試験対策問題集

2023-2024年版

糖尿病療養指導のための

力試し300題

編集

片山茂裕
埼玉医科大学名誉教授・名誉病院長
埼玉医科大学かわごえクリニック客員教授

河津捷二
朝日生命成人病研究所名誉所長

野田光彦
国際医療福祉大学市川病院教授
糖尿病・代謝・内分泌内科

MEDICAL VIEW

発刊によせて

　わが国の糖尿病患者数は激増し、2016年の国民健康栄養調査では、糖尿病が強く疑われる者が1,000万人、糖尿病が否定できない者が1,000万人に達しました。一方、診療にあたる日本糖尿病学会の専門医は、2021年8月時点で6,300名余にすぎません。できるだけ多くの糖尿病患者さんに、より専門的で質の高い医療を提供する目的で、2000（平成12）年に日本糖尿病療養指導士認定機構が設立され、「糖尿病とその療養指導全般に関する正しい知識を有し、医師の指示の下で患者に熟練した療養指導を行うことのできる医療従事者」を「日本糖尿病療養指導士」として認定するための認定試験が始まりました。各地の診療機関で、医師の指導の下、さまざまな職種の多くの糖尿病療養指導士がチーム医療を行うことにより、わが国の糖尿病患者さんがよりよい治療を受けられることが期待されています。

　日本糖尿病療養指導士の認定試験は2021年度までに21回実施（COVID-19のため2019年度の認定試験は中止）され、2022年8月現在18,591名が第一線で活躍しています。直近の2回の試験では、2021年度は受験者数1,094名、合格率95.2％、2020年度は受験者数2,177名、合格率95.0％です。

　さて、日本糖尿病療養指導士認定機構から、ガイドブックが発行されています。ただ、糖尿病の医学・医療の進歩は日進月歩で目覚ましいものがあり、受験生が学習し理解・記憶しておく事柄は年々増加し、膨大な量となっています。受験生の負担を少しでも軽減すべく、「糖尿病療養指導のための力試し150題」と題する本問題集が企画され、2003年に出版されました。実際の受験生から聞き取り調査を行い、出題された問題を再現するように努めました。幸いにも多くの受験生に利用され、2年毎に改訂を重ね、2007年以降の改訂版では300題となりました。2021・2022年の出題からもできるだけ多くの問題を再現しました。出題された問題の復元にご協力いただいた受験生諸氏に感謝申し上げます。今回の改訂からは、第○版という表示を止め、2023-2024年版という表記にさせていただきました。

　2020年度の認定試験からCBT試験が導入されました。問題総数は計120問で、パソコン画面上で各60題を休憩15分を入れて90分ずつで回答することになります。問題、選択肢ともに文章のみで、前半は短い文章（1〜2行）の問題、後半は症例提示に対する問題構成のようです。これらの変化に対応するため、「問題編」と「解説編」から構成されていた本問題集も、本書は「解説編」のみとし、インターネットを介してWebで問題と解説を学べるよう時代にマッチした問題集として装いを新たにいたしました。時間があるときに通勤の車内や職場でスマートフォンやパソコンで問題と解説をご覧いただけます。300題を10問ずつ呼び出して解答すると，1問ごとに正誤判定と解説が表示されます。

　本書が、近年全国的に展開されてきている「地域糖尿病療養指導士」を含めて、受験生諸氏の勉学のお役に立ち、合格の一助になり、最終的には糖尿病患者さんのお役に立てば、編者・著者として望外の喜びです。最後に、本書の発刊にあたり終始御努力をいただきましたメジカルビュー社の石田奈緒美氏，宮澤　進氏、阿部篤仁氏、浦野直樹氏に深謝いたします。

2022年12月吉日

片山茂裕

河津捷二

野田光彦

CONTENS

●本書の使い方

■本書は糖尿病の療養指導に携わるスタッフの方に、「日本糖尿病療養指導士認定試験」をはじめとする療養指導のための試験に向けての問題集として、また各種の勉強会の総仕上げなどに使用していただけるように、全300題で構成しました。

■問題形式は「択一式」、「択二式」、「多選択肢式」としました。

■療養指導において特に重要なポイントと思われるものには 重要 をつけています。

■問題の横にあるA、B、C、Newは「日本糖尿病療養指導士認定試験」に出題されたといわれている問題の復元度を、数字は年度を示しています。

A	80%くらいの復元度
B	60～80%くらいの復元度
C	50%くらいの復元度
New **2023**	本書『2023-2024年版』で筆者らが作成・追加した新作問題
西暦のみの表記	その年度に筆者らが作成・追加した問題

本書におけるHbA1cの表記について

　糖尿病の診療において重要な指標として用いられているHbA1c値ですが、日本糖尿病学会では、2012年4月1日より、それまでのJDS値にかわり、NGSP値を日常診療においても用いることとしました。

　本書では、特に記載のない限り、HbA1c値はNGSP値を用いています。

　本書に掲載された問題をWeb上でご利用いただけます。下記の手順でご利用ください。なお，ご利用にはインターネット接続環境が必要です。

1 下記のURLのログイン画面にアクセスしてください。
二次元コードからもアクセスできます。

https://www.medicalview.co.jp/wb/01749/01749-login.php

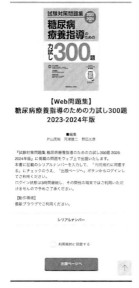

設問には，常にこの画面からログインすることになります。ブックマークに保存する際には，本画面をご登録ください。

※メジカルビュー社ウェブサイトからもアクセスできます。

メジカルビュー社ウェブサイトトップページ
↓
電子系サービス
↓
Web問題集
『2023-2024年版
糖尿病療養指導のための力試し300題』

2 シリアルナンバー入力欄に下記をご入力いただき，利用規約をご確認のうえ「利用規約に同意する」のボックスにチェックを入れて，ログインボタンをクリックしてください。**3**のWeb問題集トップページに進みます。

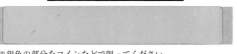

シリアルナンバー

※銀色の部分をコインなどで削ってください。
　シリアルナンバーが現れます。

ログイン状態は3時間継続し，その間は他の端末からはログインできません（その間，上記ログイン画面には「ログアウト」ボタンが表示されます）。他の端末でご利用になりたい場合は，元の端末で一度ログアウトしてからご利用ください。

※各ブラウザは最新バージョンでご利用ください。
※Web問題集のご利用は，本書1冊について個人の購入者ご本人1名に許諾されます。購入者以外の方のご利用はできません。また，図書館・図書室などの複数名のご利用を前提とする場合には，本Web問題集の利用はできません。
※使用方法，個別のサポートには対応できかねますので，あらかじめご了承ください。

3 Web問題集トップページからメニューの表示

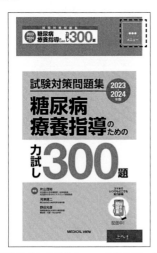

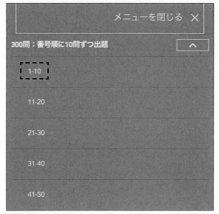

画面右上にある「メニュー」をクリック（タップ）してください。

書籍掲載の300題に10問ずつチャレンジできます。チャレンジしたい10問を選択してクリック（タップ）してください。

4 出題画面

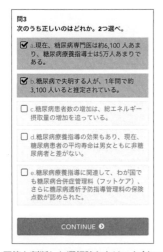

正答と判断した選択肢をクリック（タップ）すると，行頭のボックスにチェックが入ります。
・答えを1つ選ぶ設問：すぐに正誤が判定されます。やり直しはできませんのでご了承ください。
・答えを複数選ぶ設問：チェックを入れた後に「CONTINUE」ボタンをクリック（タップ）すると，正誤が判定されます。チェックを入れた選択肢を再度クリック（タップ）すると，チェックが外れてやり直しできます。

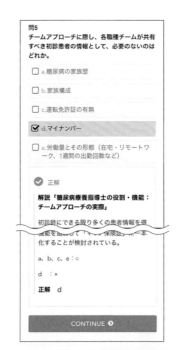

1問解答するごとに正誤判定と解説が表示されます。「CONTINUE」ボタンをクリック（タップ）すると次の問題を表示します。

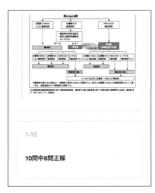

10問分の解答が完了すると正解数が表示されます。ほかの10問にチャレンジする場合は，「メニュー」から選択して進んでください。

※Web問題集の各画面は製作中のイメージです。変更となる場合がありますので，ご了承ください。

2023-2024年版
糖尿病療養指導のための力試し300題

問題・解説

I

日本糖尿病療養指導士（Certified Diabetes Educator of Japan：CDEJ）に関連し、誤っているのはどれか。

a 日本糖尿病療養指導士認定機構（CDEJ認定機構）が実施する認定試験に合格した5職種のコメディカルスタッフに与えられる資格である。
b 5職種のコメディカルスタッフとは、看護師（保健師、准看護師）、管理栄養士（栄養士）、薬剤師、臨床検査技師、および理学療法士である。
c COVID-19蔓延のため、2020年の試験は中止されたが、2021年第21回試験（CBT試験）で2,068名が合格した。
d CDEJの役割として、医師が患者に指示する治療方針に加えて、独自の治療・療養方法を行うよう努める。
e わが国の医療法のもとで、糖尿病療養指導チームの一員として、質の保証された療養指導を行うことが求められる。

解説「糖尿病療養指導士の役割・機能：日本糖尿病療養士制度」

　平成13（2001）年に第1回認定試験が行われて、日本糖尿病療養指導士（CDEJ）が誕生した。

　現在、CDEJは糖尿病患者の療養指導に従事するコメディカルスタッフ［看護師（保健師含む）、管理栄養士、薬剤師、臨床検査技師、理学療法士の5職種］に日本糖尿病療養指導士認定機構（一般社団法人）から与えられる資格である。なお、准看護師と栄養士の受験資格は第5回（2004年度）で終了した。

　日本糖尿病療養指導士認定機構は諸外国の実情にならい、日本糖尿病学会、日本糖尿病教育看護学会および日本病態栄養学会の三者を母体として設立された［平成12（2000）年］。日本糖尿病協会などの団体によっても支援されている。

　実際の受験資格は、上記5職種のいずれかの国家資格を有する者で、一定の熟練期間を経た者にある。ここで注意すべきは、糖尿病療養指導は糖尿病の治療そのものであるということである。したがって、療養指導の業務は担当医師の治療方針に沿って、わが国の医療法で定められている各医療専門職種の業務に則って行わなければならない。特に医療法の存在に配慮し、その法的規制の範囲内での指導を心がける。

　なお、わが国における高齢社会の現状［令和4（2022）年9月15日時点で65歳以上の人口は3,627万人、高齢化率は29.1％：総務省統計局］からみて、現場では多様な取り組みが求められているといえよう（図）。例えば糖尿病網膜症で視力低下をみれば視能訓練士に、糖尿病性腎症で透析が必要となれば透析技術認定士、腎臓病療養指導士などにお世話にならなければならない。また65歳未満であっても、網膜症による視力低下や糖尿病性腎症などがあれば、介護保険制度を利用でき（第2号被保険者）、介護福祉士、医療ソーシャルワーカー（MSW）、ホームヘルパー、介護支援専門員（ケアマネジャー）などのお世話になる。

a、b、c、e：○

d ×：療養指導は、治療そのものであるとする立場から、医師の治療方針に沿って、日本の医療法で定められている各医療専門職種の業務に則って行われなければならない。

正解 ▶ d

図 「抗加齢医学の多領域との連携」

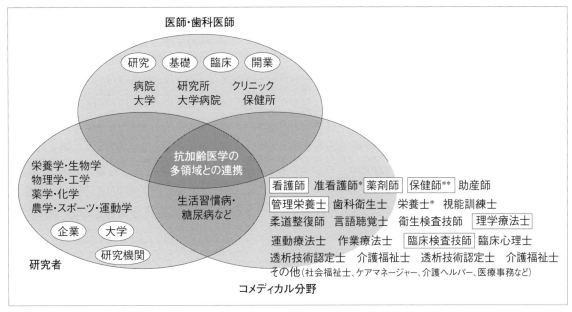

□ ：CDEJ受験資格を有する職種。
＊：准看護師と栄養士のCDEJ受験資格は2004年度（第5回認定試験）まで。 ＊＊：保健師は同時に看護師の資格を有する。

（川北哲也ほか：総合健診38：220, 2011 より引用改変）

---

2 療養指導士に求められる資質と態度・役割について正しいのはどれか。2つ選べ。

2021
2004にも
類似問題あり

a 医師が患者に指示する治療方針・内容を患者に伝えることに加え、各自の専門職域のことのみにとどまらず、積極的に独自に療養指導を進める。
b 療養指導により、患者の自己管理能力を高めるため、知識、理解度、遵守度、その必要性の再認識などを評価することは有用である。
c 糖尿病は多様であり、患者の自己管理能力が及ばないと判断された場合、強力な指導力で患者の説得に当たらねばならない。
d 患者自身の医療への参画は必ずしも有用でなく、勧められない。
e 行動変容（修正）を促すには、患者が自己管理の質を維持し継続できるよう親身になって見守る必要があり、心のケアも重視する。

解説 「糖尿病療養指導士の役割・機能：糖尿病療養指導士の目的」

糖尿病治療の目標は、諸合併症の発症・進展を抑え、健康な人と変わらない生活の質（QOL）を維持することにある（図1）。

ちなみに2015年に改訂された米国糖尿病学会（ADA）・欧州糖尿病学会（EASD）合同の糖尿病治療のコンセンサスガイドラインでは、個々の患者において検討・考慮されるべき要素（項目）を列挙し、それぞれ個別化した評価の下に、あるいは厳しくあるいは緩やかに治療すべきことを勧告している（図2）。すなわち「各個人の特性に合わせた画一的でない個別化した糖尿病治療へのアプローチ」といえよう。例えば、糖尿病患者の治療に向き合う態度や治療に向ける努力が優れており、低血糖などの副作用も少なく、達成ができそうならば、より厳格な血糖コントロール目標が可能となる。

糖尿病の療養指導は長く、多くの場合、一生の問題として患者の負担となる（一生にわたり、何とかうまく対処していかねばならない）。したがって、療養指導をする際にも、息の長い心のケアと自己管理能力の向上を図らなければならない。このために、療養指導においては、患者自身の判断能力を高め、種々の場面に対処でき（コーピング：coping[*1]）、自己管理できるようにエンパワーメント（empowerment）[*2]しなければならない。

[*1]cope：うまく処理する、対抗するの意（ストレス・コーピングなども含まれる）。

[*2]empower：権限を与えるの意。

a ×：療養指導においては、チーム医療による各職種間の密接な連携、そして協働作業が大切となる。独断先行は患者を惑わせる危険性もあるので注意。

b ○：自己管理のコンプライアンス（compliance）[*3]を高めるには、十分な知識を供給し、それをわかりやすく説明して理解してもらうことが、重要である（narrative[*4] based medicine：NBM）。

[*3]compliance：応諾、例えば服薬コンプライアンス。

[*4]narrative：語り口、話術。

c ×：あくまで患者の日常生活における自己管理は必要であり、その範囲内での教育介入を行うよう努める。例えば服薬アドヒアランス[*5]の低い患者の場合、その患者の内的要因（心理的要因）を確認し、行動変化を促進する必要がある。

[*5]アドヒアランス：指示遵守度

d ×：患者の自己管理は医療への参画そのものである。

e ○：糖尿病療養指導士には、患者の自己管理能力を高め、自己管理行動を促すカウンセリングの資質と役割が求められている。

正解 ▶ b, e

図1 「糖尿病治療の目標」

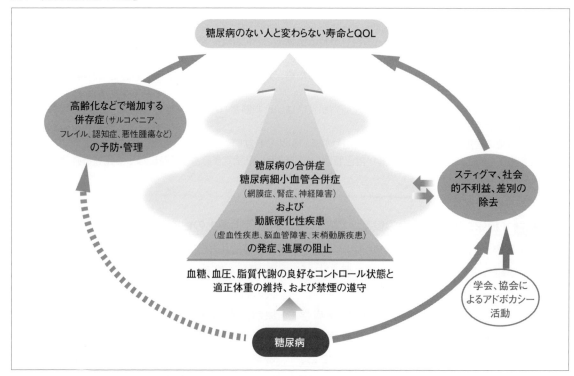

（日本糖尿病学会 編・著：糖尿病治療ガイド 2022-2023. 文光堂, 東京, 2022, p31. より転載）

図2 「血糖コントロール目標の個別化へのアプローチ」
　　　（至適なHbA1c目標値を決めるための患者と病態の諸因子）

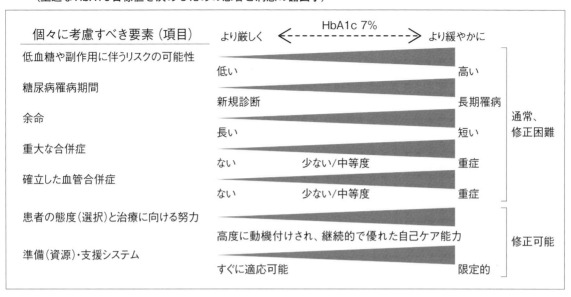

(Inzucchi SE, et al : Management of hyperglycemia in type 2 diabetes: a patient-centered approach. Update to a position statement of the American Diabetes Association (ADA) and the European Association for the Study of Diabetes (EASD). Diabetes Care 38 : 140-149, 2015. American Diabetes Association : Standards of Medical Care in Diabetes—2022. Diabetes Care 45(Suppl.1) : S83-S96, 2022.より引用改変)

3　日本糖尿病療養指導士の活動について誤っているのはどれか。

C
2004
2005, 2009にも
類似問題あり

a　活動の主目的は二次予防にあるが、その活動範囲は広がりつつある。
b　対象集団は小児から成人まで年齢的にも幅広く、各年代ごとの多岐・多彩な取り組みが要求される。
c　医師が全責任を負うので、各専門職域の活動に徹し、総合的に補い合うことはしない。
d　患者会や糖尿病教室などへの積極的参画が期待されている。
e　日本糖尿病協会（日糖協）へ加入すると、機関誌『糖尿病ライフ さかえ』や『DM Ensemble』から患者の視点を重視した最新情報を得ることができる。

解説 「糖尿病療養指導士の役割・機能：関連団体」

重要

　日本糖尿病療養指導士（CDEJ）の主たる活動は二次予防（合併症の発症予防と進展抑制）にあるが、その活動の場は広く、いわゆる医療機関を越えて、保健所、市町村保健センター、老人福祉関連施設、介護保険法関連施設、そしてリハビリ関連施設などにまで及ぶ。すなわち、部分的とはいえ、一次予防（糖尿病発症の予防）や

三次予防（糖尿病合併症発症後のケアやリハビリテーションによる重症化予防）も含まれることになる。これらの施設では各専門職が網羅されることは少なく、医師だけではカバーできない部分まで補ってトータルケアを行う必要がある。また、日糖協では糖尿病療養指導士の積極的加入および活動への参加が期待されている。

　さらに、平成20年度からスタートした特定健診・特定保健指導制度は第1期、第2期が終

了し、平成30年度から第3期が開始されたが、このような場でもCDEJの積極的活動が期待されている。

a、b、d、e　○

c　×：医師を含めて、カバーできないところを補い合って、チーム医療によるトータルケアを目指す。

4　次のうち正しいのはどれか。2つ選べ。

B
2012
2008, 2011にも
類似問題あり

a　現在、糖尿病専門医は約6,100人あまり、糖尿病療養指導士は5万人あまりである。
b　糖尿病で失明する人が、1年間で約3,000人いると推定されている。
c　糖尿病患者数の増加は、総エネルギー摂取量の増加を追っている。
d　糖尿病療養指導の効果もあり、現在、日本人糖尿病患者の平均死亡時年齢は男女ともに日本人一般の平均寿命と差がない。
e　糖尿病療養指導に関連して、わが国でも糖尿病合併症管理料（フットケア）、さらに糖尿病透析予防指導管理料の保険点数が認められた。

解説　「糖尿病療養指導士の役割・機能：日本糖尿病療養指導士制度」

a　×：日本糖尿病学会の専門医数は2020年4月現在で6,171人である。日本糖尿病療養指導士数は更新者も含めて、2022年7月現在18,591人で、そのうち看護師が約半数を占める。

b　○

c　×：第二次世界大戦後、糖尿病患者数は、脂質摂取量の増加を追うように増加している。一方で総エネルギー摂取量は1970年代以降、横ばいから減少傾向にある。このような実情から近年、職業・仕事の質的変化がみられ、長時間坐業と運動量の減少が注目されている。今般の新型コロナ禍においても、WHOからメタボリックシンドロームの増加に警告が出されている。

d　×：現在、日本人糖尿病患者の平均死亡時年齢は日本人一般の平均寿命と比べて、男性で約8歳、女性で約11歳短いと報告されている（表）。

e　○：問198解説参照。

表　「日本人糖尿病の平均死亡時年齢と日本人一般の平均寿命」

	1971～1980年		1981～1990年		1991～2000年		2001～2010年	
	男	女	男	女	男	女	男	女
A　日本人一般（平均寿命：歳）	73.4	78.8	75.9	81.9	77.6	84.6	79.6	86.3
B　糖尿病（平均死亡時年齢：歳）	63.1	64.9	66.5	68.4	68.0	71.6	71.4	75.1
BのAに比べての年齢差	−10.3	−13.9	−9.4	−13.5	−9.6	−13.0	−8.2	−11.2

（糖尿病の死因に関する委員会報告. 糖尿病59(9)：667-684, 2016. より許可を得て一部改変）

5 地域における糖尿病療養指導について、誤っているのはどれか。 2021

a 国は地域包括ケアシステムを推進しており、地域ごとの連携による糖尿病療養指導がますます重要となっている。

b 日本全国で地域糖尿病療養指導士（LCDE/CDEL）が組織され、54団体となっている。

c 主な活動は、糖尿病教育に携わるコメディカルスタッフのレベルアップと質の均てん化を図ることであり、地域の糖尿病患者のQOL向上を最終目標とする。

d 糖尿病の治療だけではなく、予防・調査・研究などにも取り組んでいる。

e 参加できる職種・資格は、日本糖尿病療養指導士（CDEJ）の場合と同じである。

解説 「糖尿病療養指導士の役割・機能：糖尿病療養指導士制度の目的」

地域糖尿病療養指導士（Local CDE：LCDE/CDE of Local：CDEL）は、糖尿病患者教育の正しい知識および技術の充実、向上を図り、地域医療に貢献することを目的として、各地域の実情に即した体制の下に認定され、地域の核となって活動をしている。当然、日本糖尿病療養指導士（CDEJ）や糖尿病看護認定看護師も加わり、協同して諸活動を行うことになるが、LCDE（CDEL）にはCDEJと異なる職種の

スタッフも参加しており、より多彩な活動が可能となり興味深い（図）。

a～d ○

e ×：地域により異なるが、医師・歯科医師も含めて、介護関連職員（介護ヘルパーなど）や事務職のスタッフなども認定され、協同して活動している。

正解 ▷ e

図 「地域連携による効果的糖尿病予防・治療ネットワークの構築－医療の均てん化・チーム医療の推進－」

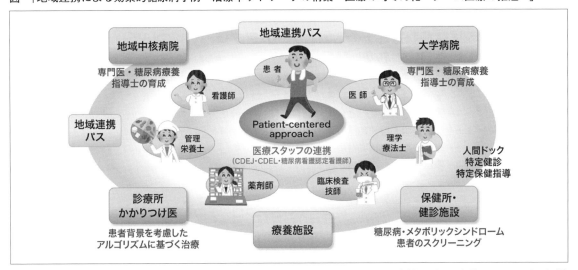

（日本糖尿病学会：第3次対糖尿病5ヵ年計画，2015．より転載）

6 チームアプローチに際し、各職種チームが共有すべき初診患者の情報として、<u>必要のない</u>のはどれか。

New 2023

a 糖尿病の家族歴
b 家族構成
c 運転免許証の有無
d マイナンバー
e 労働量とその形態(在宅・リモートワーク、1週間の出勤回数など)

解説「糖尿病療養指導士の役割・機能：チームアプローチの実際」

　初診時にできる限り多くの患者情報を得ることが重要で、治療方針の決定や療養指導計画・マニュアル作成に欠かせない。各施設や地域社会の実状にも配慮する。また、多様化しつつある家族構成など、よく把握したうえで療養指導を進める必要がある。特に、高齢者ともなると、家族のサポート(食事・運動療法ともに)の在り方も含めて、チームメンバーは考えていかねばならないことになろう。認知症の有無も問題になるが、高齢者ドライバーにつき家族から相談を受けることも少なくない。

　患者住所の地域性・利便性にも配慮し、何より家族の考え方にも耳を傾けて、療養指導を行っていく必要があろう。

　なお、マイナンバーは秘匿性の高いもので、現時点では医療では必要ない。ただし、マイナンバーカードに健康保険証の機能を追加して「マイナ保険証」に一本化することが検討されている。

a、b、c、e：○
d：×

正解 ▶ d

7 日本糖尿病療養指導士の活動とチームアプローチについて<u>誤っている</u>のはどれか。2つ選べ。

2019

a 看護師 ──────── 治療方針の決定と生活指導
b 管理栄養士 ──── 食事処方箋の発行と食事計画立案(食事指導)
c 薬剤師 ──────── 服薬指導と継続自己管理の意識付け
d 臨床検査技師 ── 血糖自己測定指導と療養指導の評価
e 理学療法士 ──── 療養指導の計画作成と運動療法の実践と計画

解説「糖尿病療養指導士の役割・機能：チームアプローチの実際」

重要

　糖尿病医療の進歩に伴い、多様な指導内容と評価の活用においては、各医療スタッフが密接な連携を保ち、専門性を活かしたチームアプローチが必要である。患者教育チームの形は、その医療機関の規模や社会的・地理的特性

により異なるが、医師がチームリーダーとなり、最終責任を負う形で各職種の専門性を尊重しつつ、全体として欠落のないように組織されることが大切である。なお、継続的な自己管理(セルフケア)の意識付け、療養指導の計画作成(立案)・評価には全員が参加すること。また、CDEJの資格をもつスタッフは、各地域の

LCDEなど他職種の者も加えて、その中心メンバーとなって活動することが期待されている。

a　×：治療方針の決定は医師のみが行うことができる。

b　×：医師が食事処方箋を発行し、管理栄養士が具体的・専門的に食事計画や献立の実際などを担当する（食事指導）。なお、看護師なども食事療法の概要や考え方を説明してよい。

c〜e　○：血糖自己測定（SMBG）・連続グル

コースモニタリング（CGM/FGM）は、看護師と臨床検査技師の協働、さらに薬剤師などの協力を得て実施する。運動療法の指導には医師（運動処方箋の発行）と理学療法士（運動療法の理論と実践指導）だけでなく、医師の指示の下で看護師や管理栄養士などの他職種のスタッフにも携わってもらってよい。

正解　▶a, b

8　糖尿病患者が遭遇するスティグマと医療者側のアドボカシー活動に関し、<u>誤っている</u>のはどれか。

New 2023

a　まずは、患者の話をよく聞く（傾聴）。
b　血糖コントロールの良否は厳正に伝え、悪化の理由をともに考える（叱正・反省）。
c　血糖コントロール改善の際は、ほめ言葉で対応する（賞讃・提案）。
d　近年、治療法が改善・進歩し、合併症も減少傾向を示していることをよく説明する（解説・納得）。
e　正しい治療を適切に続ければ、一病息災で長寿を全うできること、を個人および社会に向けて発信するように努める（アドボカシー活動）。

解説　「療養指導の基本：スティグマとアドボカシー」

重要

日本糖尿病学会と日本糖尿病協会は、2019年にアドボカシー*委員会を設立した。誤った知識や情報により、糖尿病患者がスティグマ**（差別、負の烙印または負担感情）から解放され、正しい治療を継続すべく環境を整えようとするものである（アドボカシー活動：アドボカシー宣言）。

この過程で、医療従事者の言葉と態度はきわめて重要である。必要な情報が正しく伝えられるとともに、良否判断を含む言葉によって患者

の気持ちを削いだり、尊厳を傷つけるようなことがあってはならない（「不治の病」など）（**問2図1**参照）。

＊アドボカシー advocacy：権利擁護、弁護
＊＊スティグマ stigma：負の烙印、恥辱、汚名

a、c、d、e：○
b　×：「血糖コントロール不良」と叱正したり、「理解が足りない（コンプライアンスが悪い）」、「治そうとする意識が低い（反省）」などの言葉は避けるように言われている。

正解　▶b

9 糖尿病患者が遭遇するスティグマと医療者側のアドボカシー活動の組み合わせで、誤っているのはどれか。

a 患児が糖尿病であることにより、母親が精神的に追い詰められる ── 患児と母親を取り巻く環境の整備を行う。
b 勉強や集団生活など学校への適応ができない ── 小児糖尿病キャンプなどで他の患者との交流を推進し、学校との調整を支援する。
c 進学や職業選択に影響を受ける ── 適切な情報提供を行い、経験者を介した交流などに努め、相談しやすい環境を作る。
d 職場での人間関係の構築がうまくできない ── 糖尿病治療と就業が継続的にできる療養指導を行い、職場での理解・協力が得られるように支援する。
e 必要な治療サポート、介護支援が受けられない ── 介護担当者からの扱いについて行政へ苦情を申し立てる。

解説 「療養指導の基本、ライフステージ別の療養指導：スティグマとアドボカシー」

　スティグマは、特定の属性に対して刻まれる「負の烙印」という意味をもち、誤った情報知識や情報が拡散することにより対象となった者が精神的・物理的に困難な状況に陥ることを指す。スティグマを放置すると、患者は糖尿病であることを周囲に隠し、適切な医療の機会の損失から重症化するなど悪循環に陥り、個から社会全体のレベルまでさまざまな悪影響を及ぼすおそれがある。

　アドボカシーとは本来「権利擁護」という意味で、糖尿病患者が社会から差別（スティグマ）を受けることなく、生きていくことができるように支援していく活動である。日本糖尿病学会と日本糖尿病協会は、糖尿病の正しい理解を促進する活動を通じて、糖尿病をもつ人が安心して社会生活を送り、人生100年時代の日本でいきいきと過ごすことができる社会形成を目指す活動（アドボカシー活動）を展開する、とするアドボカシー宣言を行った（**問8解説**参照）。

　乳幼児期から高齢期まで、それぞれのライフステージで遭遇しやすいスティグマに対するアドボカシー活動を心得ておくことは重要である。

a ○：乳幼児期
b ○：学童期
c ○：思春期
d ○：就労期
e ×：高齢期、必要な治療サポートと介護支援が受けられるように、本人・家族・介護担当者などへ適切な情報提供や支援を行う。

正解 ▶ e

10 クリニカルイナーシャ（臨床的な惰性）からの改善・解決に向けた行動で誤っているのはどれか。2つ選べ。

a 初診時に糖尿病の転帰について、あまり説明する必要はない。
b 血糖コントロール、その他の検査項目の意味するところを十分に説明するのは重要である。
c チームアプローチは重要である。
d 外来通院計画などについても、患者の都合に合わせ、十分話し合って決める。
e 使用可能な薬はそろっており、いつでも必要に応じて追加できることを話す。

解説 「糖尿病療養指導士の役割・機能：チームアプローチ・クリニカルイナーシャ」

　糖尿病血管合併症予防の目的においては、発症早期からの治療開始により、良好なコントロール、そしてその他の臨床検査技項目について、生涯良好に維持することが求められる。しかし、問題を認識していながらも、それを解決する行動を起こすことができない状況にしばしば遭遇する。この「治療目標が達成されていないにもかかわらず、治療が適切に強化されていない状態」をクリニカルイナーシャ（臨床的な惰性・不活発・とまどい）という。これには、医療者サイドと患者サイドの問題、それに環境因子も加わっているといわれる。まずは、医療者サイドでその問題点を把握し、その解決に向けて常に備える態度が必要といえよう。

　なお、自覚症状の乏しい高血圧、脂質異常症などの治療の際も、同様の指摘がいわれていることに留意したい。

a 　×：糖尿病の転帰に対する認識を正しくもってもらうべく、ゆっくり説明することは大切であろう。新規糖尿病と診断されていても、自覚症状に乏しいことなどから、なかなか治療が開始されないことが多い。

b、d 　○

c 　○：糖尿病療養指導士にとって、スティグマの問題を含めて、自己管理（セルフケア）行動を促すうえで、その責任は重い。

e 　×：患者にとって、薬の服用に際して何らかの副作用への懸念をもつものである。費用への心配もあるかも知れない。薬の種類が増えれば服薬アドヒアランスの不良を招くこともあろう。その解決策の1つとして、配合薬を利用してもよい。

正解 ▷ a, e

11 糖尿病療養指導士の活動をサポートする関連団体について正しいのはどれか。

a 日本糖尿病学会は医師のみからなる学術団体である。
b 日本糖尿病協会は患者のみで構成される患者会である。
c 日本糖尿病療養指導士認定機構は日本糖尿病療養指導士からなる会である。
d 日本糖尿病財団が糖尿病連携手帳、自己管理ノート、IDカードなどを無料で配布している。
e 日本糖尿病対策推進会議は日本医師会、日本糖尿病学会、日本糖尿病協会の三者により設立された。

重要

日本糖尿病協会（JADEC、略して「日糖協」）は門戸を広く開けた組織となっており、入会希望をもった糖尿病患者のみならず、家族、関心のある人（医療関係者および市民・企業を含む）をも受け入れている（公益社団法人）。CDEJあるいはCDELの活動をサポートする団体ともなっている。会員数は約11万人で、患者とその家族が約65％、医療従事者が約30％、糖尿病に関心のある一般の方と企業が5％である。機関誌として、患者のために月刊『糖尿病ライフさかえ』を、そして医療スタッフのために『糖尿病療養指導のためのDM Ensemble』*を発行し、また種々の冊子やパンフレットを発行している。また、日本糖尿病学会とともに国際糖尿病連合（IDF）に加入している。

なお、2005年に設立された日本糖尿病対策推進会議には、日本歯科医師会、日本腎臓学会、日本眼科医会なども加わり（18団体）、都道府県の医療計画策定（日本医師会と厚生労働省との三者で「糖尿病性腎症重症化予防プログラム」を策定、2016年）でも活用されるようになっている。

*『DM Ensemble（ディーエム・アンサンブル）』：2012年に創行された糖尿病療養指導者向けの日糖協情報誌。

a ×：一部、研究者やメディカルスタッフも加入している。

b ×：患者会であるが、誰でも加入できるようになっている。

c ×：日本糖尿病療養指導士認定機構は、日本糖尿病学会、日本病態栄養学会、日本糖尿病教育・看護学会の3者の下に設立され、認定業務を行っている。

d ×：日本糖尿病財団（JDF）も広範な研究支援や啓発活動（「糖尿病キャンペーン」など）を行っているが、糖尿病連携手帳などを無料で配布しているのは日本糖尿病協会である。

e ○

正解 ▶ e

---

12 糖尿病の診断の要点で正しいのはどれか。2つ選べ。

B 2017

a たとえ何らかの特有な症状や糖尿病性網膜症などがなくても、診断基準を満たす慢性高血糖（持続性高血糖）が確認されれば、糖尿病と診断できる。

b 口渇・多飲・多尿あるいは急激なやせなどの特有な症状は、過去のどこかで必ずみられるものである。

c 眼科専門医により糖尿病性網膜症様の病変が指摘されても、空腹時血糖値90mg/dL、HbA1c 5.0％であった場合、糖尿病とは即断できない。

d 過去の肥満存在時に糖尿病と診断されていても、肥満解消後に診断基準を満たす持続性高血糖が存在しなければ、糖尿病ではない。

e 成因により1型と2型の2つの病型に分類される。

解説 「糖尿病の診断、成因と分類」

重要

成因（発症機序）と病態（重症度など）とは異なる次元に属するもので、1型、2型に限らずいずれでも病態は変動しうる。時間の経過とともに病態は進行（悪化）するのが通常だが、もちろん治療（食事・運動療法あるいは服薬など）により大いに改善することもよく経験される。

a ○：健康診断や人間ドックなどの普及により、何らかの症状や所見のない時期に糖尿病が見出されるようになった。しかし、現在でも眼底出血などで初めて糖尿病が見出される例も少なくない。

b ×：現在あるいは過去においても、何らかの症状・所見もなく「境界型」あるいは「早期糖尿病」として発見されるものが多い。これは各種の健康診断や人間ドックの普及によるもので、一次予防のためにも十分に活用されるべきである。

c ○：直ちに糖尿病と診断できない。ときに、他疾患でも糖尿病性網膜症類似の病変がみられることがあるからである。ただし1回でも高血糖がある（あった）こ

とを確認できれば診断してよい。

d ×：持続性高血糖は必ずしも常に診断基準を満たす状態とは限らず、病態（血糖値など）は変動するものである（図）。体重の推移や家族歴などを参考にして、潜在する糖尿病であることを念頭に、今後の経過観察を継続すべきである。現在、「糖尿病は治ら（せ）ない、しかしコントロールできる」（Joslin EP：米国のジョスリン糖尿病センター創設医師）ということを銘記しておくこと。

e ×：成因により4つに大別されている（問20表参照）。

正解 ▶ a, c

図 「糖尿病における成因（発症機序）と病態（病期）の概念」

病態（病期） 成因（機序）	正常血糖		高血糖		
			糖尿病領域		
			インスリン非依存状態		インスリン依存状態
	正常領域	境界領域	インスリン不要	高血糖是正に必要	生存に必要
1型					
2型					
その他特定の型					

図右への移動 ➡ は糖代謝異常の悪化（糖尿病の発症を含む）、図左への移動 ⬅ は糖代謝異常の改善を示す。━━、━━ の部分は「糖尿病」とよぶ状態を示し、頻度が少ない病態（病期）は破線 ▪▪▪ 、▪▪▪ で示している。

（日本糖尿病学会 編・著：糖尿病治療ガイド2022-2023. 文光堂，東京，2022，p19. より転載）

---

13 HbA1c 6.7％で、別の日に行った検査で糖尿病の診断に該当する項目はどれか。2つ選べ。

2021
2006, 2008, 2010,
2015にも類似問題あり

a HbA1c 7.1％
b 随時血糖値 220mg/dL
c 空腹時血糖値 136mg/dL
d 75g経口ブドウ糖負荷試験（75g OGTT）で、空腹時血糖値120mg/dL、1時間血糖値215mg/dL、2時間血糖値195mg/dL
e 口渇、多飲、多尿、体重減少などの糖尿病に典型的な症状

糖尿病の診断手順をよく理解しておく（**図**）。なお、図の出典に「国際標準化対応版」とあるのは、HbA1cの表記にNGSP値（%）が用いられていることを示す［2014年4月1日から、従来のJDS値から国際標準化されたNGSP値に変更された：NGSP値（%）＝JDS値（%）×1.02＋0.25（%）］。

糖尿病の診断では、第一に慢性的な高血糖の存在を確認しなければならない。糖尿病が疑われる場合には、原則として血糖値およびHbA1cの両方を検査することが望ましい（1回の採血で診断できる場合もある）。現在、血糖値だけでなく、HbA1cも診断のために使用可能であるが、HbA1c高値でも高血糖以外の原因で異常値を示すことがあり（異常ヘモグロビン血症など）、必ず同時に高血糖の存在を検出する必要がある。つまり、HbA1cのみで糖尿病の診断はできず、してはならない。

糖尿病の診断に至るには、下記の3つの場合があることを覚えておく（**図**）。ここで「糖尿病型」の意味を理解しておくこと。

(1) 糖尿病型を2回確認する（1回は必ず血糖値で確認する）。

(2) 糖尿病型（血糖値に限る）を1回確認＋慢性高血糖症状の存在の確認。

(3) 過去に「糖尿病」と診断された証拠がある。

a 　×

b、c 　○：ともに糖尿病型。

d 　×：75g OGTTにおける30分血糖値と1時間血糖値は診断上、用いられない。

e 　×：やはり、血糖値で糖尿病型を確認することが必須。

正解 ▶ b, c

図 「糖尿病の臨床診断フローチャート」

（日本糖尿病学会糖尿病診断基準に関する調査検討委員会：糖尿病の分類と診断基準に関する委員会報告(国際標準化対応版). 糖尿病 55(7)：494, 2012. より一部改変引用）

14 1度の診察で糖尿病と診断できる組み合わせはどれか。2つ選べ。

A
2019
2000, 2008, 2010,
2015にも類似問題あり

a 空腹時血糖 125mg/dL、HbA1c 7.0%、明らかな網膜症なし
b 空腹時血糖 130mg/dL、HbA1c 6.4%、明らかな網膜症あり
c 空腹時血糖 130mg/dL、HbA1c 6.5%、明らかな網膜症なし
d 空腹時血糖 118mg/dL、HbA1c 6.0%、明らかな網膜症なし
e 空腹時血糖 124mg/dL、HbA1c 7.5%、明らかな網膜症なし

解説「糖尿病の診断：診断基準」

糖尿病の診断手順をよく理解しておく(**問13**図)。初回検査で(1)〜(4)のいずれかを認めた場合は「糖尿病型」と判定する。
(1)早朝空腹時血糖値 126mg/dL 以上
(2)75g経口ブドウ糖負荷試験(75gOGTT)2時間値 200mg/dL 以上
(3)随時血糖値 200mg/dL 以上
(4)HbA1c 6.5% 以上
血糖値が糖尿病型を示し、かつ次の(5)、(6)いずれかが認められる場合は、初回検査だけでも糖尿病と診断できる。

(5)口渇、多飲、多尿、体重減少などの糖尿病の典型的な症状
(6)確実な糖尿病網膜症
a ×：空腹時血糖が126mg/dL以上でない。
b ○：HbA1cは基準に達しないが、空腹時血糖 130mg/dLであり、明らかな網膜症あり。
c ○：空腹時血糖とHbA1cが基準を満たす。
d ×：空腹時血糖・HbA1cともに基準を満たさない。
e ×：空腹時血糖が基準を満たさない。

正解 ▷ b, c

15 設問の答えとして正しい数値はどれか。

A
2017

(1)血糖値がこれ未満であれば、低血糖対策を考える。
(2)早朝空腹時血糖値が2回ともこれ以上であれば、糖尿病と診断できる。
(3)75g経口ブドウ糖負荷試験(75gOGTT)で正常型であっても、負荷後1時間血糖値がこれ以上であれば、境界型に準じた取り扱いをする。
(4)血糖値がこれ以上であれば、尿糖の出現が推測できる。
(5)腹囲がこれ以上であれば、メタボリックシンドロームを考える(女性の場合)。

a 50　　　　b 70　　　　c 90　　　　d 110　　　　e 126
f 140　　　　g 180　　　　h 200　　　　i 240　　　　j 300

「糖尿病の診断、検査」

重要

正解▷

(1) **b** 70mg/dL：一般に血糖が70mg/dL以下になると、生体は初期反応として交感神経系の活性化、グルカゴンや成長ホルモン・コルチゾールなどの分泌増加を介して血糖値を上昇させようとし、交感神経症状が出現する。血糖値が50mg/dL以下の中等度の低血糖になると、中枢神経のブドウ糖不足の症状が出現する。血糖値が30mg/dL以下になると、痙攣発作、低血糖昏睡に至り、死に至ることがある。

(2) **e** 126 mg/dL：糖尿病の診断基準では、空腹時血糖値126 mg/dL以上あるいは随時血糖値200 mg/dL以上が異なる日時で2回確認される必要がある。

(3) **g** 180mg/dL：75gOGTT 1時間血糖値が180 mg/dL以上であれば、それ未満の者に比べて糖尿病に進展する危険が高いので、境界型に準じた取り扱いをする。

(4) **g** 180mg/dL：健常人では、尿糖は血糖値が160～180mg/dLを超えると陽性となる。ただし、SGLT2阻害薬を使用している場合には血糖値が正常域でも陽性となる。

(5) **c** 90cm：男性では85cm以上であることに注意。

---

16 糖尿病について<u>誤っている</u>のはどれか。

2021

a インスリン作用の不足に基づく代謝疾患群である。
b インスリン作用の不足によって、主として糖質代謝異常が生じる。
c インスリン作用の不足によってタンパク質代謝が障害されることはない。
d 成因には遺伝因子が関与する。
e 成因には環境因子が関与する。

 「糖尿病の疾患概念：病態と成因」

重要

a、b ○

c ×：インスリン作用の不足により、主として糖質代謝異常が生じ、同時に脂質やタンパク質代謝が障害される。

d、e ○：成因は多様であり、遺伝因子と環境因子が関与する。

正解▷**c**

17 75g経口ブドウ糖負荷試験（75gOGTT）の境界型について誤っているのはどれか。

2021

a　75gOGTTで正常型にも糖尿病型にも属さないものである。
b　糖尿病の発症過程にある症例が含まれる。
c　糖尿病の改善過程にある症例は含まれない。
d　早朝空腹時血糖値110〜125mg/dLで、2時間値140mg/dL未満のものをIFGという。
e　早朝空腹時血糖値126mg/dL未満で75gOGTT 2時間値140〜199mg/dLのものをIGTという。

解説 「糖尿病の診断：診断基準」

75gOGTTで正常型にも糖尿病型にも属さないものを境界型とする。この群には、糖尿病の発症過程または改善過程にある症例が混在し、次の2つのものが含まれる（**表**）。

(1) 早朝空腹時血糖値110〜125mg/dLで75gOGTT 2時間値140mg/dL未満のもの＝IFG*¹（空腹時血糖異常）。

*¹IFG：impaired fasting glycemia

(2) 早朝空腹時血糖値126mg/dL未満で

75gOGTT 2時間値140〜199mg/dLのもの＝IGT*²（耐糖能異常）

*²IGT：impaired glucose tolerance

IGTのなかでも、75gOGTT 2時間値が170〜199mg/dLの群は糖尿病への進展率がより高い。

a、b　○
c　×：糖尿病の改善過程にある症例も含まれる。
d、e　○

正解 ▷ c

表 「75g経口ブドウ糖負荷試験（75gOGTT）が推奨される場合」

1.強く推奨される場合（現在糖尿病の疑いが否定できないグループ） ・空腹時血糖値が110〜125mg/dLのもの ・随時血糖値が140〜199mg/dLのもの ・HbA1cが6.0〜6.4%のもの（ただし明らかな糖尿病の症状が存在するものを除く） 2.行うことが望ましい場合（将来糖尿病を発症するリスクが高いグループ、高血圧、脂質異常症、肥満など動脈硬化のリスクをもつものは、特に施行が望ましい） ・空腹時血糖値が100〜109mg/dLのもの ・HbA1cが5.6〜5.9%のもの ・上記を満たさなくても、濃厚な糖尿病の家族歴や肥満が存在するもの

（日本糖尿病学会編・著：糖尿病治療ガイド2022-2023. 文光堂，東京，2022，p25. より転載）

18 血糖コントロール目標について正しいのはどれか。2つ選べ。

a 血糖正常化を目指す際の目標は、HbA1c 6.5%未満である。
b 細小血管症予防のための目標は、高齢者においてもHbA1c 7.0%未満である。
c 大血管症(動脈硬化)予防のための目標は、HbA1c 6.0%未満である。
d 低血糖などの副作用のための治療強化が困難な際の目標は、HbA1c 8.0%未満とする。
e 妊娠中の血糖コントロール目標は、HbA1c 6.0%未満とする。

解説 「糖尿病の治療(総論):治療目標とコントロール目標」

厳密にいえば、理想的な血糖管理により血糖コントロールが正常化できれば、合併症の発症と進展を阻止できることになるだろうが、実際は困難である。現在、糖尿病に特有の細小血管症の発症・進展を予防する観点からは、HbA1c 7.0%未満を目指す(対応する血糖値としては、空腹時血糖値130mg/dL未満、食後2時間血糖値180mg/dL未満を目安とする)。これは、高齢者についても基本的に原則として同様である。ただし、ADLの状況などを勘案し、個別化して別途設定される。一方、大血管症(動脈硬化)予防については、数値を示すことは困難で(IGTのステージでも動脈硬化は促進される)、よりよい血糖コントロールが求められる。なお、妊娠中の血糖コントロールにはより厳格さが求められており、空腹時血糖値95mg/dL

未満、食後1時間値140mg/dL未満または食後2時間値120mg/dL未満、HbA1c 6.0〜6.5未満(妊娠週数や低血糖のリスクなどを考慮し、個別に設定する)を目標とする。

a ×:6.0未満である。
b ○
c ×:数値を示すことは困難である(**解説参照**)。
d ○:特に、高齢者糖尿病の場合、低血糖や認知症の有無など考慮すべき問題点に配慮しなければならない(**問149図参照**)。
e ×:妊娠週数や低血糖のリスクなどを考慮し、HbA1c 6.0〜6.5未満の範囲内で個別に設定する。

正解 ▶ b, d

19 1型糖尿病について誤っているのはどれか。

a 家族歴を有することが多い。
b しばしばGAD抗体陽性である。
c ケトーシスになりやすい。
d 緩徐進行性のものもある。
e 自己免疫性甲状腺疾患を併発することも多い。

解説 「糖尿病の成因と分類：1型糖尿病」

重要

1型糖尿病は、インスリンを合成・分泌する膵β細胞が破壊されることにより発症し、急性あるいは緩徐進行性にインスリン欠乏に至る。1型糖尿病は、自己免疫性（1A）と特発性（1B）に大別される。1型糖尿病の下記の特徴をよく覚えておく（**表**）。

自己免疫性1型糖尿病（1A）では、発病の早い段階で、膵島抗原に対する自己抗体［GAD抗体、IA-2抗体、ランゲルハンス島抗体（ICA）、インスリン自己抗体（IAA）、ZnT8抗体］が証明できる。前2者の測定は、保険適用となっている。発症は急激なことが多いが、緩徐に進行する緩徐進行1型糖尿病（SPIDDM）もみられる。これは自己抗体が陽性で数年をかけて膵β細胞の機能が低下し、インスリン依存状態になる糖尿病である。

痩せ型の体型、若年発症が多く、ケトーシスあるいはケトアシドーシスになりやすい。絶対的なインスリン不足のためインスリン注射は欠かせず、膵島β細胞の絶対的不足のため当然インスリン分泌促進系の経口血糖降下薬および注射薬に反応しない、などの特徴がみられる。また必ずしも自己免疫による抗体の出現をみることなく、約1週間以内に、口渇、多飲、多尿など高血糖症状が出現し、ケトーシスあるいはケトアシドーシスに陥る場合（劇症1型糖尿病）がある。

a　×：2型糖尿病では家族歴を有することが多い。

b　○：GAD抗体、IA-2抗体、ランゲルハンス島抗体（ICA）、インスリン自己抗体（IAA）などが陽性となる。近年、膵β細胞内のインスリン顆粒膜に存在する亜鉛トランスポーター8（ZnT8）に対する抗体の存在も見出されている。

c　○：絶対的なインスリン不足があり、ケトーシスやケトアシドーシスになりやすい。

d　○：緩徐進行性のものもある（緩徐進行1型糖尿病）。

e　○：1型糖尿病の多くは自己免疫性疾患と考えられており、バセドウ病や橋本病を合併することも少なくない。

正解 ▷ a

表 「糖尿病の成因による分類と特徴」

糖尿病の分類	1型	2型
発症機構	主に自己免疫を基礎にした膵β細胞破壊。HLAなどの遺伝因子に何らかの誘因・環境因子が加わって起こる。他の自己免疫疾患（甲状腺疾患など）の合併が少なくない	インスリン分泌の低下やインスリン抵抗性をきたす複数の遺伝因子に過食（特に高脂肪食）、運動不足などの環境因子が加わってインスリン作用不足を生じて発症する
家族歴	家系内の糖尿病は2型の場合より少ない	家系内血縁者にしばしば糖尿病がある
発症年齢	小児〜思春期に多い。中高年でも認められる	40歳以上に多い。若年発症も増加している
肥満度	肥満とは関係がない	肥満または肥満の既往が多い
自己抗体	GAD抗体、IAA、ICA、IA-2抗体、ZnT8抗体などの陽性率が高い	陰性

HLA：human leukocyte antigen　　ICA：islet cell antibody　　GAD：glutamic acid decarboxylase
IA-2：insulinoma-associated antigen-2　　IAA：insulin autoantibody　　ZnT8：zinc transporter 8

（日本糖尿病学会 編・著：糖尿病治療ガイド2022-2023. 文光堂，東京，2022，p19. より転載）

20 1型糖尿病について正しいのはどれか。2つ選べ。

- a 好発年齢は乳幼児期から学童期である。
- b 小児の1万人に1.5〜2人が発症している。
- c HLAが関係している。
- d 血縁者に糖尿病患者がいる。
- e がんの免疫療法を実施中に、1型糖尿病が発症することがある。

 「糖尿病の成因と分類：1型糖尿病」

重要

　1型糖尿病は、インスリンを合成・分泌する膵β細胞の破壊によって発症する糖尿病。通常はインスリンの絶対的な欠乏に至る。成因別に自己免疫性（1A）と特発性（1B）に大別され（表）、さらに発症様式によって急性発症、劇症、緩徐進行の3つに分類される。

- a ×：好発年齢は8〜12歳であり、思春期にピークがある。
- b ×：日本人における小児1型糖尿病の有病率は1万人当たり1.5〜2人であるが、

発症率は1年間に10万人当たり1.5〜2.5人（1.5〜2.5/10万人／年）。世界的にみても低い。有病率と発症率を分けて理解しておく。

- c ○：HLAが関係している。
- d ×：2型糖尿病では血縁者に糖尿病患者がいることが多い。
- e ○：最近、がんの免疫療法に用いられる免疫チェックポイント阻害薬の使用中に、1型糖尿病、特に劇症1型糖尿病の発症が報告されており、注意を要する。

正解▶ c, e

表 「糖尿病と糖代謝異常[*1]の成因分類[*2]」

Ⅰ．1型（膵β細胞の破壊，通常は絶対的インスリン欠乏に至る）
A．自己免疫性 　B．特発性
Ⅱ．2型（インスリン分泌低下を主体とするものと，インスリン抵抗性が主体で，それにインスリンの相対的不足を伴うものなどがある）
Ⅲ．その他の特定の機序，疾患によるもの
A．遺伝因子として遺伝子異常が同定されたもの 　　（1）膵β細胞機能にかかわる遺伝子異常 　　（2）インスリン作用の伝達機構にかかわる遺伝子異常 　B．他の疾患，条件に伴うもの 　　（1）膵外分泌疾患 　　（2）内分泌疾患 　　（3）肝疾患 　　（4）薬剤や化学物質によるもの 　　（5）感染症 　　（6）免疫機序によるまれな病態 　　（7）その他の遺伝的症候群で糖尿病を伴うことの多いもの
Ⅳ．妊娠糖尿病

＊1：一部には、糖尿病特有の合併症をきたすかどうかが確認されていないものも含まれる。
＊2：現時点ではいずれにも分類できないものは、分類不能とする。

（日本糖尿病学会 編・著：糖尿病治療ガイド2022 -2023. 文光堂, 東京, 2022, p18. より転載）

21 GAD抗体が陽性となるのはどれか。

A
2012
2009, 2010, 2011, 2016
にも類似問題あり

a 特発性1型糖尿病
b 緩徐進行1型糖尿病
c ステロイド糖尿病
d 劇症1型糖尿病
e 妊娠糖尿病

解説「糖尿病の成因と分類：1型糖尿病」

重要

　特発性1型糖尿病は、自己免疫機序の関与不明でインスリン依存状態になるもの。劇症1型糖尿病もこの特発性の可能性があると考えられている。

a ×：特発性（1B）は自己抗体などによる自己免疫機序が関与しない。

b ○：発症時〜初期にGAD抗体陽性を示す。しばしば自己免疫疾患である甲状腺疾患（バセドウ病、橋本病など）を合併する。なお、緩徐進行1型糖尿病（SPIDDM）の類似の病態として、西欧ではLADA（latent autoimmune diabetes in adults）がよく知られているが、両者の異同については明らかでない。

c ×：ステロイドによりインスリン抵抗性が惹起され、糖尿病となる。すでに糖尿病がある場合、ステロイド使用により血糖悪化がみられ、インスリン注射療法が必要となる場合も少なくない。

d ×：急激に発症・進行するタイプの1型糖尿病。高血糖症状が出現してから1週間程度でケトアシドーシスになる。自己抗体は約95％で陰性を示す。発症時には非常に高い血糖値でありながら、あまりにも超急性の発症のため診断時にはHbA1cは正常〜軽度な上昇である。

e ×：妊娠中のホルモン環境の変化による。

正解 ▷ b

22 誤っている記述はどれか。2つ選べ。

B
2016

a 1型糖尿病は、80歳を超えて発症することはありえない。
b 2型糖尿病は、小児・思春期でも発症し、1型糖尿病より多い。
c HbA1c 7.0％未満が妊娠を許容できる目安となる。
d 膵全摘出による糖尿病の場合、インスリン使用量は最大限となり、数百単位/日が必要となる。
e ミトコンドリア糖尿病（ミトコンドリアDNA異常に伴う糖尿病）は母系遺伝を示す。

重要

　糖尿病は新生児から高齢者まで発症しうるもので、多種多彩なものを含んでいる。そして、それらの発症機序の相違から、治療も多岐に渡る。その発症機序を正しく理解し、対策を考えなければならない（問12参照）。

a　×：ときに高齢者でも1型糖尿病を発症することがある。もちろん経口血糖降下薬は無効・不可であり、強化インスリン療法を導入しなければならない。

b　○：小児の肥満の実態から、容易に推察できよう。

c　○：血糖コントロールをできる限り良好にして計画妊娠する。ただし、強い低血糖が生じない程度に血糖コントロールを図る。

d　×：膵癌あるいは交通事故などで膵全摘出をした場合、もちろん強化インスリン療法が必要となる。ただし、インスリンと同時にグルカゴンも失われるため、インスリン必要量は比較的少量で済む。消化吸収不良なども伴い、低血糖への注意もよりきめ細かく指導する。なお、肥満が著明な場合、インスリン使用量は最大限となる（インスリン抵抗性増大のため）。

e　○：ときにミトコンドリアDNA異常を伴う糖尿病がみられる。母系遺伝を示し、難聴などの併発疾患を有することが多い。ミトコンドリアは細胞核ではなく、細胞質のなかに存在し、遺伝子操作による根本治療も研究されている。

正解　a, d

23　2型糖尿病について誤っているのはどれか。2つ選べ。

C
2015

a　日本人では、糖尿病有病率は約12％（20歳以上）におよび、90％以上が2型とされる。
b　日本では、女性が男性より多い傾向にあり、欧米白人の場合と逆である。
c　境界型（境界領域）から糖尿病型（糖尿病）へ進行するのに、通常数年を経過する。
d　ブドウ糖毒性は、境界型の時期から生じる。
e　日本人の2型糖尿病発症にはインスリン分泌低下より感受性低下が病因となっている。

重要

　2型糖尿病の成因をよく理解しておく（図）。日本人の場合、糖尿病の90％以上は2型糖尿病である。多因子遺伝で家族性に起こることから、一卵性双生児では発症の一致率が高い（80％）。2型糖尿病では、正常型あるいは境界型の時期から、インスリン分泌の低下がみられ、最近ではこのβ細胞の量的・質的な低下が2型糖尿病

の本質的な異常と考えられている。またこれに加えて、肥満や運動不足などで、インスリン感受性の低下（インスリン抵抗性）により、さらに耐糖能が低下し、糖尿病に至る。

　日本人を含めてアジア系人種では、相対的にインスリン分泌能力が低く、肥満などに対して脆弱（同じ肥満の程度でも糖尿病になりやすい）である。2型糖尿病は、ケトーシスにはなりにくい。

a ○

b ×：男女逆である。他の諸国では女性に多いという報告が多い。

c、d ○：境界型（境界領域）への血糖上昇が始まると、高血糖そのものが二次的にインスリン抵抗性とインスリン分泌不全を助長して、糖代謝状態に悪循環をもたらす（ブドウ糖毒性）。すなわち、きわめて早期から血糖正常化を目指す

ことが要求されている。

e ×：解説にも記したが、日本人では正常型あるいは境界型の時期から、インスリン分泌の低下がみられることが多い。ただ、生活習慣の欧米化により肥満者も増加し、インスリン感受性の低下（インスリン抵抗性）で2型糖尿病を発症する者も増加している。

正解 ▶ b, e

図 「2型糖尿病の発症機序」

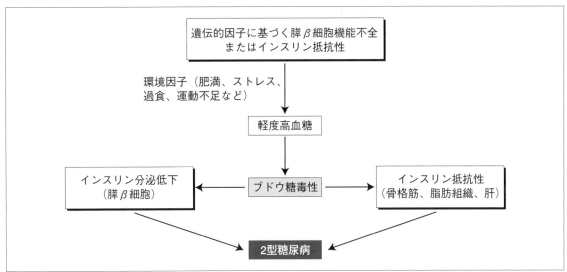

（斎藤雄二・河盛隆造：軽症糖尿病の病態－ブドウ糖毒性からみて. 軽症糖尿病. 中外医学社，東京，1999，p44，図1-24　NIDDMが発症に至る機序. より改変して転載）

---

24 肥満との関連につき、正しいのはどれか。2つ選べ。 2017

a 現在、若年者(特に男性)でも肥満が増加している。
b 高度肥満によりインスリン抵抗性が高まり、必ず糖尿病となる。
c 高尿酸血症も多く、メタボリックシンドロームの1つとなっている。
d 肥満に対して、薬物療法をしてはならない。
e 日本人では、内臓脂肪蓄積を起こしやすく、軽い肥満でも相対的に糖尿病になりやすい。

解説 「合併症・併存疾患の治療・療養指導：メタボリックシンドローム」

 重要

肥満の実態を知っておくこと。なお、肥満に

関する分類が一部改訂され、治療についても言及されている（**表、図**）。『肥満症診療ガイドライン2016』（日本肥満学会編）での主な変更点は

次の通りである。

(1) BMI≧35の肥満を高度肥満とした。

(2) 高度肥満と判定されたもののうち、肥満に起因あるいは関連する健康障害を併せもつ場合に、高度肥満症と診断する。

(3) 診療指針を肥満症、高度肥満症で区別した。

(4) 減量目標を、肥満症では現体重の3％以上、高度肥満では5〜10％とした。

(5) 整形外科疾患を運動器疾患と名称を変更した。

(6) 肥満症の診断基準に必須な健康障害として、脂肪肝を非アルコール性脂肪性肝疾患（NAFLD）に変更した。

(7) 標準的ウエスト周囲長の測定法は、日本と海外とでは異なることを示した。

a、e ○：日本人を含めたアジア人は、白人に比べて同じ肥満でも相対的に内臓肥満が多く、ひいては糖尿病にもなりやすいと考えられている。最近、日本でも若年者の肥満が増加し、糖尿病も増えているのは問題である。

b ×：肥満は糖尿病（2型）の関連・促進因子であるが、同時に何らかのインスリン分泌能低下がなければ発病とはならない。相対的な関係となっている。

c ×：肥満は高尿酸血症を悪化させるが直接の原因ではない。なお、メタボリックシンドロームには入っていない。

d ×：肥満の治療の中心は、やはり食事・運動療法にある。ただ、それをサポート・支援するものとして、薬物療法あるいは外科療法を考慮してもよい。

表 「肥満度分類」

BMI (kg/m²)	判定	WHO基準
＜18.5	低体重	underweight
18.5≦〜＜25	普通体重	normal range
25≦〜＜30	肥満（1度）	pre-obese
30≦〜＜35	肥満（2度）	obese class Ⅰ
35≦〜＜40	肥満（3度）	obese class Ⅱ
40≦	肥満（4度）	obese class Ⅲ

注1) ただし、肥満（BMI≧25）は、医学的に減量を要する状態とは限らない。なお、標準体重（理想体重）は最も疾病の少ないBMI 22を基準として、標準体重（kg）＝身長（m）²×22で計算された値とする。
注2) BMI≧35を高度肥満と定義する。
（日本肥満学会 編：肥満症診療ガイドライン2016, ライフ・サイエンス出版, 東京, 2016より引用改変）

正解 ▶ a, e

図 「肥満症治療指針」

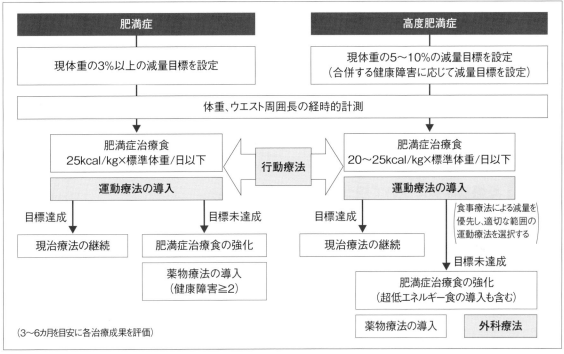

（日本肥満学会 編：肥満症診療ガイドライン2016, ライフ・サイエンス出版, 東京, 2016. より引用改変）

---

25 夜間に起きた低血糖のため分泌されたインスリン拮抗ホルモンの
作用による反応性の血糖上昇を何というか。

B
2010, 2011, 2014

a ブドウ糖毒性
b 暁現象
c ソモジー効果
d シックデイ
e 寛解

解 説 「糖尿病の成因と分類」

重要

血糖の調節機構に関する多少専門的で難しい
問題である。

a ×：高血糖の持続により、高血糖自体がイ
ンスリン抵抗性を増強し、またインス
リン分泌を障害し、さらに糖代謝異常
が増悪すること（**問23**参照）。

b ×：dawn phenomenon。早朝（睡眠中また
は起床時間前）の空腹時の時間帯に起き

る特異的な血糖値の上昇現象。早朝睡
眠時の成長ホルモンやコルチゾールの
分泌亢進が関係すると考えられている。

c ○：Somogyi effect。夜間の低血糖により
分泌されたインスリン拮抗ホルモン
（カテコラミンなど）の作用による反応
性の血糖上昇。

d ×：発熱、嘔吐、下痢、食欲不振などで、
通常の食事が摂れない場合。インスリ
ンを使用中の患者では低血糖、あるい

は高血糖から糖尿病ケトアシドーシスになる場合もあるので注意が必要。

e ×：1型糖尿病（特に小児）発病後のある時期にインスリンの必要量が減り、ときにインスリンが必要でなくなったりして（完全寛解）、あたかも糖尿病が治ったかのようにみえることがある。この時期を寛解期［ハネムーン（蜜月）期］という。ただ、実際においてはインスリン療法を中断せず、少量でも継続して悪化に備えるべきである。いずれインスリン療法が必要となるからである。

正解 ▷ c

26 妊娠糖尿病について<u>誤っている</u>のはどれか。

2021
2004, 2011, 2012,
2017にも類似問題あり

a 空腹時血糖値≧92mg/dLであれば診断できる。
b 75gOGTTにおいて1時間値≧180mg/dLであれば診断できる。
c 75gOGTTにおいて2時間値≧153mg/dLであれば診断できる。
d 糖尿病の診断基準にあてはまるものも含まれる。
e 妊娠前にすでに糖尿病と診断されているものは除外する。

解 説「糖尿病の成因と分類：妊娠糖尿病」

重要

　妊娠糖尿病（GDM）は「妊娠中に初めて発見された、または発症した糖尿病に至っていない糖代謝異常である」と定義され、75g OGTTで次の基準の1点以上を満たした場合に診断する。
(1)空腹時血糖値≧92mg/dL
(2)1時間値≧180mg/dL

(3)2時間値≧153mg/dL
　ただし、糖尿病の臨床診断において、糖尿病と診断されるもの、または妊娠前にすでに糖尿病と診断されているものは除外する。
a〜c、e　○
d　×

正解 ▷ d

表 「妊娠時の糖代謝異常と診断基準」

1）妊娠糖尿病（GDM）

75gOGTTにおいて次の基準の1点以上を満たした場合に診断する。
①空腹時血糖値≧92mg/dL
②1時間値≧180mg/dL
③2時間値≧153mg/dL

2）妊娠中の明らかな糖尿病[注1]

以下のいずれかを満たした場合に診断する。
①空腹時血糖値≧126mg/dL
②HbA1c値≧6.5％
＊随時血糖値≧200mg/dL あるいは75gOGTT2時間値≧200mg/dLの場合は、妊娠中の明らかな糖尿病の存在を念頭におき、①または②の基準を満たすかどうか確認する[注2]。

3）糖尿病合併妊娠

①妊娠前にすでに診断されている糖尿病
②確実な糖尿病網膜症があるもの

注1）妊娠中の明らかな糖尿病には、妊娠前に見逃されていた糖尿病と、妊娠中の糖代謝の変化の影響を受けた糖代謝異常、および妊娠中に発症した1型糖尿病が含まれる。いずれも分娩後は診断の再確認が必要である。
注2）妊娠中、特に妊娠後期は妊娠による生理的なインスリン抵抗性の増大を反映して糖負荷後血糖値は非妊時よりも高値を示す。そのため、随時血糖値や75gOGTT負荷後血糖値は非妊時の糖尿病診断基準をそのまま当てはめることはできない。
　これらは妊娠中の基準であり、出産後は改めて非妊娠時の「糖尿病の診断基準」に基づき再評価することが必要である。
（日本糖尿病学会 編・著：糖尿病治療ガイド2022 -2023. 文光堂，東京，2022, p105. より転載）

---

27 妊娠糖尿病の診断となるのはどれか。2つ選べ。

A 2016
2017にも類似問題あり

a　空腹時血糖値 70mg/dL ── 1時間値 170mg/dL ── 2時間値 142mg/dL
b　空腹時血糖値 88mg/dL ── 1時間値 184mg/dL ── 2時間値 138mg/dL
c　空腹時血糖値 82mg/dL ── 1時間値 168mg/dL ── 2時間値 148mg/dL
d　空腹時血糖値 86mg/dL ── 1時間値 177mg/dL ── 2時間値 154mg/dL
e　空腹時血糖値 86mg/dL ── 1時間値 174mg/dL ── 2時間値 127mg/dL

「糖尿病の成因と分類：妊娠糖尿病」

重要

問26解説参照。

正 解 b, d

28 糖尿病と糖代謝異常の成因分類で「その他の特定の機序、疾患によるもの」はどれか。2つ選べ。

2003

a 腎性糖尿
b 神経性食思不振症
c 尿崩症
d 膵癌
e クッシング症候群

解説 「糖尿病の成因と分類」

その他の特定の機序、疾患による糖尿病（あるいは耐糖能異常）は数多く知られている。これらによる糖尿病特有の合併症については、確認されていないものも含まれるが、昏睡などの急性代謝失調を伴う重篤な場合もあり、血糖コントロールは必要である。

a ×：腎からのブドウ糖排泄閾値の先天的異常（尿細管からのブドウ糖再吸収障害）によるもので、尿糖陽性にもかかわらず高血糖はない。実害のないことが多く、通常治療は必要としない。

b ×：拒食のためやせを生じるが、血糖値は正常で（やや低値）、尿糖もない。ときにケトン尿を示す。明確な内分泌代謝異常を示すことはない。

c ×：尿量のみの増加を示す。尿糖は陰性で、高血糖もない。下垂体から分泌される抗利尿ホルモン（ADH）の欠失により生じる。

d ○：交通外傷による膵摘出術後なども含まれる。

e ○：副腎皮質ホルモン（ステロイドホルモン）の過剰分泌による。ステロイド剤服用による場合も少なくない（ステロイド糖尿病）。

正解 ▶ d, e

29 経口ブドウ糖負荷試験（OGTT）について誤っているのはどれか。

2021
2002, 2003, 2006, 2009,
2013, 2014にも類似問題あり

a 検査の前に、糖質が150g/日未満の食事を3日以上摂取する。
b 前夜から翌朝検査実施まで、10〜14時間絶食する。
c 検査終了まで水以外の摂取は禁止する。
d 検査中は禁煙とする。
e 採血はブドウ糖負荷前と負荷後30、60、120分に行い、血糖値を測定する。

解説 「糖尿病の検査」

重要

糖尿病診断に用いられる標準的検査法である。意図的に血糖値を上昇させるため、すでに

糖尿病と診断されている場合は原則として行わない。検査にあたっての留意点を理解しておく。図、問17表参照。

a ×：検査の前に、糖質を150g/日以上含む

食事を3日以上摂取する。飢餓時や食事からの糖質摂取が少ない場合には耐糖能は低下する。

b〜e ○

図 「糖尿病の診断方法と検出率」

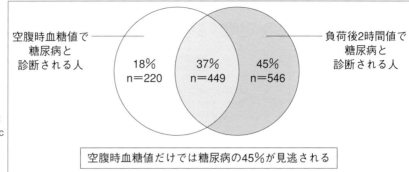

空腹時血糖値で糖尿病と診断される人

18%
n＝220

37%
n＝449

45%
n＝546

負荷後2時間値で糖尿病と診断される人

空腹時血糖値だけでは糖尿病の45%が見逃される

DECODA（Diabetes Epidemiology：Collaborative analysis of Diagnostic criteria in Asia）
（Qiao Q, et al：Diabetologia 43：1470-1475, 2000．より引用改変）

---

30 75g経口ブドウ糖負荷試験（75gOGTT）について正しいのはどれか。2つ選べ。

A
2017
2005にも類似問題あり

a 検査前日は絶食とする。
b 空腹時120mg/dL、2時間値140mg/dLは正常型である。
c 空腹時血糖値126mg/dL未満、75gOGTT 2時間値が140〜199mg/dL以上だと、糖尿病に移行しやすい。
d 正常型でも1時間値が180mg/dL以上であれば境界型に準じて扱い、経過観察する。
e 75gOGTT時のインスリン分泌指数が0.8未満の場合は糖尿病に移行しやすい。

解説 「糖尿病の診断：診断基準」

重要

空腹時血糖値と75gOGTTによる糖尿病の判定区分と判定基準をよく理解しておく（図）。

併せて以下の3つの実施上の注意点も覚えておく。①炭水化物を150g以上含む食事を3日以上摂取する。②前夜から翌朝検査実施までの絶食時間は10〜14時間として実施するのが望ましい。午前9時ころに開始する。③検査終了まで水以外の摂取は禁止し、なるべく安静を保たせ、また検査中は禁煙とする。

a ×：前夜から翌朝検査実施までの絶食時間は10〜14時間が望ましい。

b ×：空腹時110mg/dL未満、2時間値140mg/dL未満が正常型である。

c ○：IGT（Impaired Glucose Tolerance）と呼称され、WHOの糖尿病診断基準で空腹時血糖値126mg/dL未満、7.5g OGTT 2時間値140〜199mg/dLの群を指す。多くの臨床研究でこの群から糖尿病へ移行しやすいことが報告されている。

d ○：正常型でも1時間値が180mg/dL以上であれば境界型に準じて扱い、経過観察する。

e ×：インスリン分泌指数（インスリン分泌の初期反応の指標）が0.4未満の場合は糖尿病の体質を示唆し、境界型でも0.4未満の場合は糖尿病に移行しやすい。インスリン分泌指数は次の式で算出する。

$$\text{インスリン分泌指数} = \frac{\Delta\text{血中インスリン値}}{\Delta\text{血糖値}(30\text{分値}-0\text{分値})(\mu\text{U/mL})}{(30\text{分値}-0\text{分値})(\text{mg/dL})}$$

正解 ▷ c, d

図 「75g経口ブドウ糖負荷試験(糖尿病診断のための精密検査)」

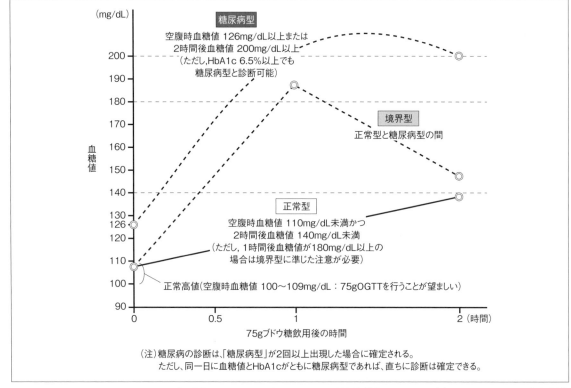

(注)糖尿病の診断は、「糖尿病型」が2回以上出現した場合に確定される。
ただし、同一日に血糖値とHbA1cがともに糖尿病型であれば、直ちに診断は確定できる。

(河津捷二：これだけは知っておきたい糖尿病教室. さかえ 57(9)：31, 2017. より改変引用)

31 空腹時ならびに食後血糖について正しいのはどれか。2つ選べ。 2009

a 空腹時血糖値とは、8時間以上絶食させた後の血糖値である。
b 空腹時血糖値とは、毎食前血糖値のことである。
c 食後血糖値とは、食事終了時点からの血糖値であり、経過時間を併記する。
d 食後血糖値とは、食事開始時点からの血糖値であり、経過時間を併記する。
e 随時血糖値とは、来院時に任意の条件のもとで測定された血糖値であり、血液採取条件を併記する。

解説 「糖尿病の検査：空腹時血糖、随時血糖、食後血糖」

空腹時血糖値(FPG)は朝まで絶食した後の血糖値をいい、10時間以上絶食した後の血糖値と定義されている(早朝空腹時血糖値)。当然、治療中の患者の場合は、服薬やインスリン注射もしないで来院してもらい、採血後は通常のように対応してもらうことになる。FPGは血糖コン

トロール評価のための安定したよい指標であり、頻用されているが、低血糖などに注意して実施されなければならない。また、食後というのは、食事を食べ始めた時点から後の血糖値を指すの

で注意のこと（食事開始時間を起点とする）。

a～c　　×
d、e　　○

32　糖尿病の諸指標について、以下の設問にあてはまるものはどれか。

A
2008

(1)過去2週間の平均血糖値を表すもの。

(2)インスリン前駆体（プロインスリン）の一部分で、インスリン分泌の指標として使われる。

(3)脂肪の分解が亢進したときや、絶食や飢餓で増加が認められるもの。

(4)ブドウ糖が結合した赤血球中のヘモグロビン。

(5)空腹時血糖値と血中インスリン値によって求められ、インスリン抵抗性の指標とされるもの。

a　HbA1c	b　グリコアルブミン	c　1,5-アンヒドログルシトール(1,5-AG)
d　尿糖	e　尿ケトン体	f　インスリン　　　　g　Cペプチド
h　インスリン分泌指数	i　HOMA-IR	j　尿微量アルブミン

解説 「糖尿病の検査」

　上記設問のa～jは、いずれも糖尿病診療において頻用されるものであり、十分に知っておくこと（**問35解説**参照）。

正解 ▷

(1)　**b**　グリコアルブミン

(2)　**g**　Cペプチド：血中あるいは尿中Cペプチドを測定することによりインスリン分泌状態を判断できる。インスリン注射を行っている場合にも測定可能であり、頻用される。

(3)　**e**　尿ケトン体：インスリン作用不足による高血糖の場合にも血中に増加し、尿

ケトン体陽性となる。血糖コントロール不良の指標ともなる。

(4)　**a**　HbA1c：過去2カ月間の平均血糖値を表す。

(5)　**i**　HOMA-IR：HOMA-Rとも表される。インスリン抵抗性を表す指標の1つ。空腹時血糖(mg/dL)×血中インスリン値(μU/mL)÷405で求める。日本人では、2.5以上の場合、インスリン抵抗性がある、とみなされる。

平均血糖値を反映する指標として、HbA1c（グリコヘモグロビン）がよく使われる。正しいのはどれか。2つ選べ。

2019

a 採血時から過去3、4カ月間の平均血糖値を反映する。
b 糖尿病の診断には使わない。
c 耐糖能正常者の基準値は、HbA1c 4.6〜6.2%である。
d 貧血や溶血がある場合、あるいは透析中には低めとなる。
e 異常ヘモグロビン症では、高めとなる。

解説 「糖尿病の検査：HbA1c」

重要

　HbA1c（グリコヘモグロビン）は、ヘモグロビンA0の安定型糖化産物である。赤血球寿命が120日であることから、HbA1cは採血時から過去1、2カ月間の平均血糖値を反映すると計算される。ちなみに、グリコアルブミン（GA）は、過去2週間の平均血糖値を反映する（基準値11〜16%）。ただ、赤血球寿命の長短がある場合（鉄欠乏性貧血の回復期で幼若赤血球が増加したり、溶血で赤血球寿命が短くなれば、HbA1cは低めとなる）、あるいはその構成アミノ酸に変異のある異常ヘモグロビン血症の場合、ヘモグロビンの糖化産物ができやすかったり、できにくかったりして、HbA1cの偽低値あるいは偽高値が生じるため、判定に際しては注意が必要である（表）。また、アルコール多飲者やアスピリン大量服用時には偽高値を示すことが報告されている。

正解 ▷ c, d

表 「HbA1c値と平均血糖値の間に乖離があるとき」

HbA1c値が高め	HbA1c値が低め	どちらにもなりうるもの
● 急速に改善した糖尿病 ● 鉄欠乏状態	● 急激に発症・憎悪した糖尿病 ● 鉄欠乏性貧血の回復期 ● 溶血（赤血球寿命↓） ● 失血後（赤血球生成↑）、輸血後 ● エリスロポエチンで治療中の腎性貧血 ● 肝硬変 ● 透析	● 異常ヘモグロビン症

注）HbA1cの分布は、正常型と境界型、糖尿病型との間でオーバーラップが大きく、HbA1c 6.2%付近には、正常型のほかに境界型や糖尿病型が存在している。

（日本糖尿病学会 編・著：糖尿病治療ガイド2022-2023, 文光堂, 東京, 2022, p15. より転載）

34 インスリンとCペプチドについて**誤っている**のはどれか。

2021
2018にも類似問題あり

a 空腹時の血中インスリン値は、おおむね5〜10μU/mLである。
b 空腹時の血中Cペプチドは、おおむね1〜3ng/mLである。
c 1日尿中Cペプチド排泄量は、おおむね40〜100μg/日である。
d Cペプチドは、インスリン分泌時に等モルで門脈中に分泌される。
e 血中インスリン値の測定は、インスリン療法中の患者のインスリン分泌能の評価に有用である。

解説「糖尿病の検査」

生体内ではほぼ唯一の血糖低下作用をもつ膵β細胞から分泌されるホルモンがインスリンである。プロホルモンであるプロインスリンが分解されて生成され、A鎖とB鎖が2カ所でSS結合した構造をもつ。血中インスリン濃度は免疫学的に測定されるためimmuno-reactive insulin（IRI）と表現されることが多い。

一方、プロインスリンからインスリンができる際に同時に生じるのがCペプチドであり、インスリン分泌時に等モルで門脈中に分泌される。Cペプチドはインスリンと異なり肝臓や末梢組織で代謝されず血液中を循環するため、末梢血液中のCペプチドモル濃度はインスリンの5～10倍になっている。その後、腎臓で代謝されるが、一部は代謝されずに尿中Cペプチドと

して尿中に排泄される。そのため、血中・尿中Cペプチドの測定はインスリン分泌能の評価に有用である。ただし、腎機能低下の場合には影響を受けるので注意すること。

a～d　○

e　×：血中インスリン値（IRI）の測定はインスリン分泌能の評価に有用である。ただし、インスリン療法中の患者のIRIは注射製剤に由来するインスリンも測定してしまうことがあるため、患者のインスリン分泌能の評価には不適切である。そうした場合でも、血中・尿中Cペプチドの測定はインスリン分泌能の評価に有用である。

正解　e

---

35 両者間の関係で**誤っている**のはどれか。

2017

a　HbA1cの偽低値 ——————————— 消化管における大量出血
b　1,5-AG（アンヒドログルシトール）の偽低値 ——— SGLT2阻害薬の服用
c　GA（グリコアルブミン）の偽低値 ————— 低アルブミン血症（ネフローゼ症候群）
d　TC（総コレステロール）の異常高値 ————— 甲状腺機能亢進症（バセドウ病）
e　CK（クレアチンキナーゼ）の上昇 ————— マラソン大会出場

解説「糖尿病の検査」

比較的よくみられる検査値の異常にも注意しておく必要がある。

a　○：消化管出血に限らないが、大量出血があると急激なHbA1cの低下をみることがある。これは、新しい赤血球が急速に動員され、相対的に赤血球寿命が短縮することによる。

b　○：SGLT2阻害薬の服用時は、血糖改善後も尿糖強陽性が持続する。したがって、血糖コントロール改善にもかかわらず、尿糖とともに排泄される1,5-AG

の尿中排泄量は増えているため、血中1,5-AG濃度は低下し、血糖コントロールの指標にならない。

c　○

d　×：TCは甲状腺機能亢進症で低下し、甲状腺機能低下症（橋本病など）では異常高値を示す。糖尿病に甲状腺疾患が合併することは少なくないため注意しておくこと。同じく自己免疫疾患であるため、特に1型糖尿病での合併が多い。

e　○：強度の運動療法（ゴルフやジョギング、

で、必要ならCKアイソザイムを調べ、鑑別しなければならない。

マラソンでも）を行う際に、CKが急上昇し腎障害を起こすこともあるので注意する。これは骨格筋破壊による。心筋梗塞に際してもCKは上昇するの

正解 ▷ d

---

36 次のうちあてはまるものを1つ選べ。

A
2006

（1）早期腎症（第2期）の指標になる検査は何か。
（2）自律神経障害を示す検査は何か。
（3）末梢神経障害を示す検査は何か。
（4）動脈硬化の指標になる検査は何か。
（5）メタボリックシンドロームの必須条件になる検査は何か。

| a | CVR-R(R-R間隔変動係数) | b | 尿中微量アルブミン | c | 尿タンパク | d | モノフィラメント知覚検査 |
| e | 脈波伝播速度(PWV) | f | 体重 | | g | BMI | h | 腹囲 |

解説 「糖尿病の検査」

　CVR-Rは自律神経障害、尿中微量アルブミンは早期腎症（第2期）、尿タンパクは顕性腎症（第3期以上）、モノフィラメント知覚検査は知覚神経障害（特に足の）、PWVは動脈硬化所見、体重・BMIは食事・運動療法の効果、そして腹囲は内臓脂肪蓄積（メタボリックシンドローム）の指標となる。

正解 ▷
（1）**b**　尿中微量アルブミン
（2）**a**　CVR-R
（3）**d**　モノフィラメント知覚検査
（4）**e**　脈波伝播速度
（5）**h**　腹囲

---

37 該当するのはどれか。

A
2015

（1）無酸素性作業閾値（AT）を知るのに必要な項目
（2）運動靴を選ぶときに必要な項目
（3）自律神経障害を知るのに必要な項目
（4）転倒予防を予測するのに有用な項目
（5）動脈硬化の程度を知るのに必要な項目

a	身長、体重	b	自覚症状、既往歴	c	皮膚の観察、足関節、足趾の可動性
d	心電図R-R間隔変動係数	e	下肢筋力・バランス検査、歩行観察		
f	頸動脈エコー検査	g	神経伝達速度	h	トレッドミル運動負荷試験

解説「糖尿病の検査」

重要

正解

(1)**h** トレッドミル運動負荷試験：無酸素性作業（代謝）閾値（AT）は、トレッドミルなどを用いた多段階運動負荷試験で測定する。内容的には、乳酸性閾値（LT）や換気性閾値（VT）と同様で、無酸素で運動した場合、糖質だけが利用され、脂肪分解は行われず、乳酸やCO_2が蓄積され、筋肉痛や疲労をきたす。運動強度を次第に高め、有酸素運動から無酸素運動となるポイントで、血中乳酸や呼気中CO_2が上昇に転ずる点を指す。したがって、ATレベルの80～100％強度の中等度運動が勧められる

のが普通である（これは、最大酸素摂取（消費）量$\dot{V}O_2max$の40～60％の有酸素運動に相当する）。

(2)**c** 皮膚の観察、足関節、足趾の可動性：足の視診で外傷、ひび割れ、鶏眼（魚の目）、胼胝の有無や、皮膚や足趾の変色、爪の変形・変色の有無、爪の切り方をチェックすることが重要である。足の関節可動域制限が生ずると足底圧が上昇し潰瘍発症のリスクが高まる。

(3)**d** 心電図R-R間隔変動係数

(4)**e** 下肢筋力・バランス検査、歩行観察

(5)**f** 頸動脈エコー検査：本検査で得られた頸動脈の動脈硬化の程度は、心臓の冠動脈や脳の動脈の動脈硬化と相関することがわかっている。

---

38 血糖自己測定（SMBG）について正しいのはどれか。2つ選べ。

C
2002

a 測定記録は診療録に貼付などして保管する。
b 薬物（経口血糖降下薬とインスリン）治療者にのみ保険適用。
c 貧血がある場合でも、血糖値は正しく測定される。
d 食事および運動の後におけるSMBGは必要ない。
e 試薬に使用されている酵素によっては、ビタミンCやブドウ糖、それ以外の糖などの影響を受け偽高値や偽低値になることもある。

解説「糖尿病の検査」

血糖自己測定（SMBG）は、インスリン療法者にのみ保険適用となっていたが、現在は妊娠中の糖尿病患者やハイリスク妊娠糖尿病、そしてGLP-1受容体作動薬（注射薬）使用中の患者でも保険適用が可能となった。必要な器材が貸与される。正しい有効な使い方の指導が必須である（**表**）。

記録用紙は患者自身がもって役立てるとともに、複写を提出してカルテに貼付などして保管し、医師への情報としても役立てる。記録には「自己管理ノート」（日糖協発行）が便利である。

また、採血用穿刺器具は安全であるが、患者にとっては精神的・肉体的に負担になり、より安全で負担の少ないものが開発されることが望ましい。

痛み、あるいは手を使う仕事の場合などには工夫も必要である。もちろん、看護師や臨床検査技師が取り扱いを説明したりする場合、「針刺し事故」には十分注意すること。

a ○
b ×：注射療法であるインスリンあるいは

GLP-1受容体作動薬療法者、および妊娠中の糖尿病患者とハイリスク妊娠糖尿病患者にのみ保険適用。

c　×：SMBG測定器の一部には、ヘマトクリットの影響を受けるものがある。

d　×：有用である。

e　○：果汁などにも注意して、手洗いを十分してから行うこと。

正解 ▶ a, e

表　「SMBGが有効なケース」

①初めて糖尿病と診断された場合に，治療前の1日の血糖変動を患者自身と医師が把握するため
②食事の内容による血糖上昇の違いや運動による血糖への影響を患者自身が知るため
③近年多様化した糖尿病薬の選択にあたり，食前・食後の血糖の動きを把握するため。また，併用による低血糖を回避するため
④シックデイなどでの重症高血糖を回避するため
⑤個人のライフスタイルに合わせて自己管理ができるようになるため
⑥妊娠中，厳格に血糖コントロールを行うため

(ADA：Self-monitoring of blood glucose. Diabetes Care 17：81-86, 1994. より引用)

39 自己検査用グルコース測定器について誤っているのはどれか。

A
2015

a　血液が少ないと高値となる。
b　マルトースを含む輸液を投与していると偽高値となる。
c　グルコースオキシダーゼを用いた方法では、酸素療法を行っていると誤差を生じる。
d　ヘマトクリットが低値であれば血糖値は高くなる。
e　柑橘類を剥いた手で測定すると高値になる。

解説 「糖尿病の検査」

グルコースオキシダーゼ（GOD）を用いた測定器は溶存酸素の影響を受けるものもあり、酸素療法中の患者などでは誤差を生じる可能性がある。また、酵素電極法を用いた測定器を使用する場合、ヨウ素を含む外用薬を使用した部位から採血すると偽高値を呈するおそれがあるので避ける。

患者のヘマトクリットが高値であれば血糖値は低めに、ヘマトクリットが低値であれば血糖値は高めに測定される。

測定には酵素反応を用いるので、低温環境で測定すると低値を呈する機器が多い。必ず適応温度を確認してから使用する。多くは4〜40℃

の範囲で測定可能となっているが、常温（15〜25℃）で実施するのが望ましい。

また、人為的誤差としては、果物（柑橘類など）の皮を剥いた指先での測定による異常高値や、検体量の不足による低値などがある。

a　×：血液が少ないと低値となる。

b　○：マルトースを含む輸液を投与していると偽高値となる。

c　○

d　○：ヘマトクリットが低値であれば、血漿成分が多めとなるので血糖値は高くなる。

e　○：柑橘類に含まれるブドウ糖が混入することになり、高値になる。

正解 ▶ a

40　血糖自己測定（SMBG）について正しいのはどれか。

2017

a　穿刺器具は、どのタイプのものでも、針が新しければ複数の患者間で使い回しをしてもよい。
b　薬物療法（経口血糖降下薬、インスリン、GLP-1受容体作動薬）治療者にのみ保険が適用される。
c　測定するときは、よく手を洗ってから穿刺し、測定をする。
d　保険適用は通常は月60回以上（830点）までであるが、1型糖尿病患者のみ月120回以上（1,490点）まで認められている。
e　ヘマトクリットが低値であれば血糖値は低くなる。

解説「糖尿病の検査」

a　×：微量採血用の穿刺器具を複数の患者に使用する場合は、安全性の面から、針は交換するが針の周辺部分はディスポーザブルでないものは使用してはならない。

b　×：食事・運動療法中あるいは経口血糖降下薬で治療中の患者は適用外。インスリン治療患者、GLP-1受容体作動薬（注射薬）治療患者、あるいは妊娠中の糖尿病患者とハイリスク妊娠糖尿病患者で保険適用が認められている。また、令和2（2020）年の診療報酬改定でインスリン療法中の膵全摘後の患者も追加された。

c　○：果物など糖分を含む食品に触れた後にそのまま指先から採血すると、偽高値となるおそれがあるので、流水でよく手を洗うことが大切である。

d　×：1カ月に測定する回数で診療報酬点数が異なる。通常は月60回以上830点までであるが、1型糖尿病患者、膵全摘後の患者、12歳未満の小児低血糖症の患者、妊娠中の糖尿病患者または妊娠糖尿病の患者は月120回以上1,490点まで認められている。連続グルコースモニタリング（CGM）を実施する場合、フラッシュグルコース測定機能をもつ血糖自己測定器を使用する場合であっても、診療報酬はフラッシュグルコース測定以外の血糖自己測定をした回数を基準に算定する。

＊「FreeStyleリブレ」は、これまでのSMBG機能にあわせ、フラッシュグルコースモニタリング（FGM）システムを有している。皮下にセンサーを挿入して間質液中のグルコース濃度を1分ごとに測定、15分ごとにグルコース値を自動的に記録する。患者自身が装着されたセンサーに測定器をかざすことで、グルコース値とグルコース値トレンド矢印（グルコース変動の傾向を示す矢印）、過去8時間のグルコースグラフが表示され、食事や運動、薬物の効果や影響をリアルタイムに知ることができる。なお、令和2（2020）年から強化インスリン療法を行っている2型糖尿病患者にもリブレセンサーを月2枚まで給付できることとなった（1,250点）。

月20回以上：350点	月90回以上：1,170点
月30回以上：465点	月120回以上：1,490点
月40回以上：580点	間歇スキャン式持続血糖測定器によるもの＊：1,250点
月60回以上：830点	

＊：インスリン製剤の自己注射を1日に1回以上行っている入院中の患者以外の患者に対して、血糖自己測定値に基づく指導を行うため、間歇スキャン式持続血糖測定器を使用した場合に、3月に3回限り、第1款の所定点数に加算する。

（令和4年度診療報酬改定）

e　×：ヘマトクリットが低値であれば血糖値は高めに、高値であれば血糖値は低めに測定される。

正解▶c

持続(連続)グルコースモニタリング(CGM)について 正しいのはどれか。2つ選べ。

a 血糖値(血液中のグルコース濃度)を持続的に測定できる。
b どの医療機関でも保険診療が適用され、使用可能である。
c 血糖が不安定な患者や無自覚性低血糖例において、より適切な治療方針の決定および評価に役立つ。
d 海外などではCGM機能を搭載したインスリンポンプ療法があるが、日本ではまだである。
e 通常7〜14日間測定できる。

解説 「糖尿病の検査」

持続(連続)グルコースモニタリング(CGM：Continuous Glucose Monitoring)は、皮下組織に専用センサーを装着し、持続(連続)的に皮下間質液中のグルコース濃度の推移・変動をみる測定法である。間質液中のグルコース濃度は、血糖値より遅れる(タイムラグ5〜15分)が、血糖値とよく相関することが知られている。

連続して測定・記録することで、1日数回に限られるSMBGでは得られない詳細な血糖日内変動を把握できる。現在、日本で保険適用となり使用可能な機器として、以下、3機種がある。

①FreeStyleリブレ(アボット社)(間歇スキャン式持続グルコース測定器：isCGM)

②ガーディアン™コネクト(メドトロニック社)(リアルタイムCGM：rtCGM)

③Dexcom G6(テルモ社)(リアルタイムCGM：rtCGM)

ただし、リアルタイムCGMである②と③については、使用できる施設基準[注*]として、

1. インスリンポンプ一体型リアルタイムCGMと同様にインスリンポンプ治療を行っている施設で、糖尿病治療経験5年以上の糖尿病専門医が1名以上常勤していることに加えて、インスリンポンプ治療の経験を2年以上有する常勤の看護師や薬剤師(糖尿病療養指導士や糖尿病看護認定看護師など)が1名以上配置されている施設に限定される。

2. 前記スタッフに対しては、日本糖尿病学会が行うSAPやCGMのe-learningの受講を必須とする。

一方、①については、2022年4月より本品の使用に関する保険請求上の区分「C150-7」の対象者が「入院中の患者以外の患者であって、インスリン製剤の自己注射を1日1回以上行っているもの」に拡大された。この加算は、「糖尿病の治療に関し、専門知識及び5年以上の経験を有する医師又は当該専門の医師の指導の下で本品を用いて血糖管理を行った場合」に算定できる[注**]。

[注*] 日本糖尿病学会：リアルタイムCGM適正使用指針. 2021.12.16改訂より

[注**] 日本糖尿病学会：間歇スキャン式持続血糖測定器(isCGM)：FreeStyleリブレに関する見解. 2022.4.1改訂第4版より

a ×：血糖値とは、全血(血球成分を含む)、あるいは血漿、血清中のグルコース濃度である(blood glucose、plasma glucose、serum glucose)。

b ×：施設基準を満たし、届出を行うこと。なお、適応については、(1)急性発症1型または劇症1型の糖尿病患者、あるいは(2)2型糖尿病患者でも内因性インスリン分泌が欠乏(空腹時血清Cペプチド0.5mg/mL未満)しており、インスリン治療を行っていても血糖コントロール不安定な者であって、上記

施設基準を満たす医療機関を受診している者である（注＊、＊＊による）。

c　○：ただし、SMBGを拒否する患者は不適格である。

d　×：患者自身がセンサーグルコース値やその変動グラフをリアルタイムで確認できるパーソナルCGM機器を搭載したインスリンポンプ療法（SAP療法）が、すでに日本でも実施されている。アラート機能も付いている。また、CGMと連動して基礎インスリン注入量を自動調節できるHCL（Hybrid Closed Loop）搭載型インスリンポンプも使用可能となっている。

e　○：SMBGでの較正が必要な機種（ガーディアン™コネクト）もあるが、他は不要となっている。ただし、どの機種を用いても、必要に応じて（低血糖症状のあるときなど）SMBGを行い、血糖値を確認することが推奨される。あらかじめ医療スタッフが教育しておくこと。

正解▶ c, e

42　持続（連続）グルコースモニタリング（CGM）について誤っているのはどれか。

New 2023

a　皮下にセンサーを留置し、組織間質液中のグルコース濃度を持続的に測定・記録する技術である。
b　間質液中のグルコース濃度を1分ごとに測定し、5〜15分ごとの代表値を記録する。
c　リアルタイムCGM（rtCGM＊）では、SMBG値で較正可能である。
d　間歇スキャン式持続血糖測定器（isCGM＊＊）でも、SMBG値で較正可能である。
e　間歇スキャン式持続血糖測定器（isCGM）では、14日間の記録ができる。

解説　「糖尿病の検査」

2017年9月に新たにSMBGの延長線上でisCGMとしてFreeStyleリブレが保険適用となり、さらにrtCGMとしてガーディアン™コネクトとDexcom G6が登場した（**問41解説**参照）。FreeStyleリブレは、SMBGによる較正不要としているのに対し、ガーディアン™コネクトは、装着初日3回以後12時間ごとに1日2回較正を、Dexcom G6は、較正も可能だが通常は不要、としている。ただし、いずれの場合も、血糖値そのものとの較差があることから、必要に応じてSMBGによる確認が望ましいと言えよう。FreeStyleリブレでは、装着されたセンサーに患者自身が測定器をかざすことで、瞬時にグルコース値を知り、食事・運動、さらに薬物の効果や影響を確認できる（FGM：Flash Glucose Monitoringという通称も用いられる）。SMBGと相補的に用いて血糖管理を向上される有用ツールである。アラート機能はない。一方、rtCGMでは、アラート機能を有し、また、アプリやインスリンポンプにより常に測定値を閲覧できる。

なお、別途4番目のCGM機器として、FreeStyleリブレPro（アボット社）も保険適用となり、14日間の測定を行い、後日医療機関においてスタッフとともにリーダーで読み取ったデータを閲覧・解析を行うことができる（それまでデータは見られない）。適応では、インスリン注射を行っていない2型糖尿病患者でも使用可能であり、他機種とは異なり、医療機関専用となっている。また最近、初めて、アラー

ム機能のついたFree Styleリブレ2を用いて、SMBG単独の場合を比較して、有意に血糖コントロールが改善したと報告された（MEJM：2022.10.5）。このFree Styleリブレ2は日本でもすでに認可され、近々使用が可能になると思われる。

* rtCGM：real time CGM
** isCGM：intermittently scanned CGM

a、b、c　○

d　×：較正は不要。ただし、適宜、SMBGと併用するのがよい。

e　○

正解▷d

---

43 糖尿病の疫学について誤っているのはどれか。

A
2007

a 小児1型糖尿病の有病率は1.5〜2/10,000人である。
b 40歳以上の2型糖尿病の有病率は約10％である。
c 網膜症の有病率は罹患期間が20年を超えると、80％になる。
d 網膜症が重症化し失明をきたす例は、年間約3,000人である。
e 腎症は20年の罹患期間で50％の有病率になる。

解説 「糖尿病の現状と課題：糖尿病の疫学指標」

 重要

　日本人の小児1型糖尿病の有病率は1万人あたり1.5〜2人、発症率は1年間に10万人あたり1.5〜2.5人で、世界のなかでも頻度が低い。8〜12歳で発症することが多く、思春期にピークがある。一方、日本人の小児・思春期における2型糖尿病の発症頻度は2.5〜3.5（対学童10万人・年）と高く、その80％以上は肥満とされる。

　日本人の2型糖尿病では、有病率は40歳以上で約10％とされており、糖尿病患者数は約1,000万人（2016年）である。40歳以降に起こりやすく、男性のほうが女性より多い傾向がある。

　糖尿病の細小血管症の疫学についても、重要なポイントは覚えておく必要がある。

　糖尿病神経障害の有病率は5〜60％といわれ、報告により大きな差がある。これは診断基準が統一されていないという理由からである。細小血管症のなかでは、神経障害が最初に出現

することが多い。なお、IGTの時期から神経障害が出現するとの報告もある（IGTニューロパチー）。

　神経障害、網膜症、腎症ともに、糖尿病の罹病期間が長ければ長いほど有病率も上がる。

　網膜症では罹病期間20年を超えると有病率は80％以上になる。重症になり失明してしまう患者も年間約3,000人とされている。

　腎症では臨床的タンパク尿を基準に据えると、20年の罹病期間で約20％の有病率で、糖尿病性腎症による透析患者数は133,103人（2020年末）で全体の39.5％、糖尿病性腎症による新規導入者は15,690人で全体の40.7％に当たり、透析導入の原因の第1位である。

a〜d　○

e　×：腎症は20年の罹患期間で20％の有病率になる。

正解▷e

44 国民健康・栄養調査の「糖尿病が強く疑われる者」の基準はどれか。

B
2015

a HbA1c ─────────── 6.5％以上
b 随時血糖値 ────────── 200mg/dL以上
c 空腹時血糖値 ───────── 126mg/dL以上
d 75gOGTT 2時間値 ───── 200mg/dL以上
e HbA1c 6.5％かつ随時血糖値 ─── 200mg/dL以上

解説 「糖尿病の現状と課題：糖尿病の疫学指標」

重要

厚生労働省が発表した「平成28（2016）年国民健康・栄養調査」によれば、2016年の段階で糖尿病の疑いが強い人は1,000万人と推計される。これは前回の平成24（2012）年の調査より50万人多く、過去最多である。また、糖尿病予備軍は1,000万人と報告されており、平成24年の調査より100万人減っている（図）。

国民健康・栄養調査では、採血条件・時間が必ずしも一定でない。したがって、糖尿病が強く疑われる人をHbA1c≧6.5％と定義している。そして、糖尿病の可能性を否定できない人（糖尿病の予備軍）を6.0≦HbA1c＜6.5％と定義している。なお、世界の糖尿病人口は、2019年現在で4億6,300万人（20〜64歳で約75％、65歳以上では約20％）と報告されている（国際糖尿病連合、2019）。

正解▶a

図 「糖尿病が強く疑われる者」、「糖尿病の可能性を否定できない者」の推計人数の年次推移（20歳以上、男女計）

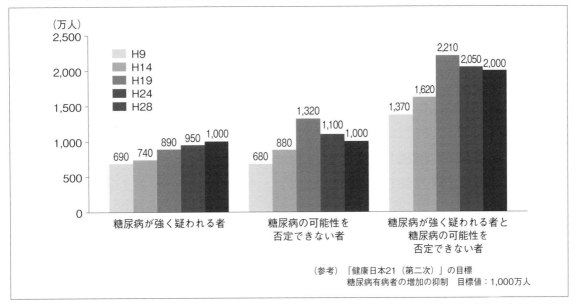

（参考）「健康日本21（第二次）」の目標
糖尿病有病者の増加の抑制　目標値：1,000万人

（厚生労働省：平成28年国民健康・栄養調査結果の概要より引用）

45 糖尿病の治療の未受診の理由について、最も多いのはどれか。

a 仕事あるいは家事が忙しいなど時間的制約のため。
b 痛みなどの自覚症状や特別な症状がないため。
c 医療機関までの距離が遠い、交通の便が悪いなど。
d 治療するのが面倒だから。
e 満足のいく治療や指導が受けられないため。

解説 「糖尿病の現状と課題：糖尿病の治療の状況」

「平成28（2016）年国民健康・栄養調査報告」では、20歳以上の糖尿病が強く疑われる者（HbA1c≧6.5％）が1,000万人おり、治療を受けている者の割合は76.6％であった（男性78.7％、女性74.1％で差はなし）。

「平成23（2011）年国民健康・栄養調査報告」（複数回答）における未受診の理由についての回答

割合は、a：11.5％、b：37.1％、c：1.6％、d：7.3％、e：2.9％であった。

糖尿病合併症を未然に防ぎ、減らすためには啓発活動の必要性がうかがわれる。

a、c、d、e ×

b ○

正解▶b

46 合併症の予防・治療のために勧められるその他の項目のコントロール目標について、正しいのはどれか。2つ選べ。

a 家庭血圧 ──────── 収縮期血圧140mmHg未満、拡張期血圧90mmHg未満
b LDL（悪玉）コレステロール ── 120mg/dL未満（計算値）
c HDL（善玉）コレステロール ── 40mg/dL未満
d non-HDLコレステロール ── 150mg/dL未満（計算値）
e 尿酸 ──────── 8.0mg/dL未満

解説 「合併症・併存疾患の治療・療養指導：大血管症（動脈硬化症）」

a ×：降圧目標は診察室血圧130/80mmHg未満、家庭血圧125/75mmHg未満（排尿後、朝食前、座位）とする。ただし高齢者の場合、外来通院可能で忍容性があれば、65〜74歳では130/80mmHg未満、75歳以上では140/90mmHg未満を目指す（**問213解説**参照）。

b ○：二次予防では、100mg/dLを目標と

する。なお、冠動脈疾患発症リスクの重複などがあれば、より厳格に70mg/dL未満を考慮すべきとされる。

c ×：40mg/dL以上である（**問216解説**参照）。

d ○：LDLコレステロールのコントロール目標＋30mg/dL未満を目標とする。

e ×：7.0mg/dL未満を目標とし、できれば6.0mg/dLが望ましいとされる。

正解▶b, d

47 2型糖尿病の病態と初診時の治療方針の立て方について、<u>誤っているのはどれか。2つ選べ</u>。

a 初診時に網膜症などの合併症を認めることはまずないので、眼科受診は後日でよい。
b 自覚症状に乏しいことを考慮して対策を考える。
c 基本的にインスリン作用不足があることを説明し、その解消を目指すことを理解してもらう。
d 体重の増加を抑えたい場合は、まずインスリン分泌促進系のスルホニル尿素(SU)薬で血糖改善を行う。
e 高齢者では、低血糖のリスクの少ない経口血糖降下薬から選択使用する。

解説 「糖尿病の基本治療と療養指導：薬物療法」

2型糖尿病の病態は、「インスリン分泌機能低下」+「インスリン抵抗性増大」の両者で成立する、と考えられている。まず、食事・運動療法で両者のバランスの適正化を進め、必要に応じて薬物療法が行われることになる。一般には、できるだけ低血糖を避け、目標値HbA1c 7.0未満とすべきである（高齢者の場合は個別に勘案し、この限りとしない）（**問149図**参照）。

a ×：2型糖尿病の場合、初診時にすでに網膜症、腎症、神経障害あるいは動脈硬化性疾患などを認める場合が少なくない。自覚症状がなくとも眼科受診は早

めに予定すべきである。安易な薬物治療による低血糖は諸合併症の悪化リスクとなる。

b、c ○

d ×：インスリン分泌促進系のスルホニル尿素(SU)薬は、強力なインスリン分泌促進薬であり、食欲亢進、そして体重増加も招きやすい。高齢者でなくても、低血糖のリスクは高い。

e ○

正解 > a, d

48 食事療法の目的と意義について<u>誤っているのはどれか</u>。

a 健常者と同様の日常生活を営むのに必要な栄養素を摂取すること。
b 糖尿病の代謝異常を是正し、合併症の発症と進展を抑制すること。
c 摂取すべき適正なエネルギー量は、目標体重（BMI 22）を保ちながら日常生活を送るために必要とされる量を目安とする。
d 各種栄養素のバランスを取り、いずれの栄養素も過不足のないようにする。
e 1日の指示エネルギー量を3食に分割する規則正しい食習慣は、著しい高血糖や低血糖の是正に役立つ。

解説 「糖尿病の基本治療と療養指導：食事療法の目的と意義」

重要

糖尿病の管理において、食事療法を中心とする生活習慣の是正が有効であることは確立している。食事療法はインスリン依存状態（1型な

ど）、インスリン非依存状態（2型など）にかかわらず、糖尿病治療の基本である（**表**）。特に食生活の欧米化が内臓脂肪型肥満を引き起こし、インスリン抵抗性を主病態とする糖尿病が増加したことを考えると、その予防・治療にお

いて肥満の是正が第一義的な意味を有するといえよう。ただし、異常所見の合計が最も少ないBMI 22に合わせて総エネルギー摂取量を計算してよいと従来考えられてきたが、BMIと総死亡率の関係をみると、わが国では（アジアでも）BMI 20～25の場合、また75歳以上の高齢者でBMI 25以上の場合でも死亡率の増加は認められていない。このような結果から望ましい体重は、患者の年齢、病態（フレイル、体組成、身長の短縮、摂食状況）などによって死亡率が異なることに配慮し、一律に標準体重をよしとしてきた従来の考え方を変更し、各人の目標体重の個別化を図ることが必須の課題となった。

a、b、d、e　○

c　×：死亡率の低い健康的な体格を考えると、BMI 22は一律に厳守すべき基準とはいえない。

正解 ▷ c

表　「糖尿病の食事療法：栄養素バランスのとれた食品構成」

エネルギー比率
炭水化物（4kcal/g）　　タンパク質（4kcal/g）　　脂質（9kcal/g）
40～60%[注1]　　　　　　：20%以下　　　　　：炭水化物、タンパク質を差し引いた残り
ただし　■食物繊維は20～25g/日以上を目指す（野菜 350～400g）。
　　　　■ビタミンやミネラルにも配慮する（鉄分、カルシウムなど）。
　　　　■高血圧・腎臓病などの合併があれば、食塩 6g/日未満とする。
　　　　■脂質は魚や植物油に多く含まれるn-3系多価不飽和脂肪酸（ごま油、なたね油など）を多めに摂る。
　　　　■単純糖質（砂糖、ブドウ糖、果糖など）を多く含む食品（菓子、清涼飲料水）は避ける。

注1）：2019年より現行のように改められた（日本糖尿病学会 編・著：糖尿病治療ガイド2022-2023, p.50参照）。
付記：①「健康食品」を求めるのではなく、「健康的食べ方」を学ぼう（早食いの戒めも）。
　　　②食事の回数・時間に配慮しよう（3分割食。朝食抜きはダメ）。
　　　③サプリや飲み物（清涼飲料水など）は内容をよく吟味しよう。
　　　（日本糖尿病学会 編・著：糖尿病食事療法のための食品交換表　第7版. 日本糖尿病協会・文光堂, 東京, 2013, p6-8. を基に作成）

49　栄養食事指導上、誤っているのはどれか。

New 2023

a　高齢者においても、BMIで簡便に体格を評価できる。
b　非肥満者でも、メタボリック症候群の症候・所見を持つ者では死亡率が高い。
c　BMIでみても、体脂肪率でみても、死亡率はU字型の関係を示す。
d　朝食を抜く食習慣は、2型糖尿病の発症リスクとなる。
e　管理栄養士による包括的な栄養食事指導は、血糖コントロール改善に有用である。

解説「糖尿病の基本治療と療養指導：食事療法」

　健常人で総死亡率が最も低いBMIは、20～24.9の範囲にあり、2型糖尿病でも同様であったが、75歳以上の高齢者ではBMI 25以上でも死亡率の増加は認められていない（日本人の食事摂取基準2020年版）。

a　×：高齢者で身長の短縮に伴い、BMIでは体格を正しく評価し得ないことも考慮しなければならない。特に75歳以上の高齢者では、フレイル、（基本的）ADL低下、併発症、体組成、身長の短縮、摂食状況や代謝状況の評価を踏まえ、目標体重を適宜判断しなければならない（個別化）。

b、c　○

d　○：朝食を抜くと、昼食・夕食の過食につながり、肥満、メタボリックシンドローム、そして2型糖尿病の発症を招くと考えられる。早寝早起き朝ご飯、そし

て、朝食に少なくなりがちなタンパク質を十分に摂ることで筋量・握力にもよい効果がみられたと報告されている（柴田重信：時間栄養学. さかえ 62（4）：33, 2022）。

e　○：近年、食習慣の多種化、患者の高齢化などもあり、患者の理解度や行動変化

を評価しつつ、患者の意向も受け入れ、実行性の高い継続的な栄養食事指導が望まれる。初期から、指導スキルに富んだ管理栄養士が関わることが推奨される。

正解 ▶ a

---

50 食事療法の基本的事項について誤っているのはどれか。2つ選べ。

2019

a　総エネルギー摂取量の適正化と栄養素バランスをとる。
b　目標体重は標準体重（BMI 22）を達成することである。
c　エネルギー産生栄養素バランスの比率を適正にする。
d　炭水化物（糖質）と脂質は1g 4kcal、タンパク質は1g 9kcalのエネルギーを産生する。
e　1日の総エネルギー摂取量の算出には、身体活動量を勘案する。

解説「糖尿病の基本治療と療養指導：食事療法」　　　　（問48解説参照）

重要

　従来、体重をもっぱら標準体重（BMI 22）に近づけることを主眼とした食事療法が進められてきたが、『糖尿病診療ガイドライン2019』（日本糖尿病学会編）により、標準体重ではなく、年齢や病態、身体活動量などを勘案して「目標体重」を個別化して設定し、それに基づき総エネルギー摂取量を算定すべきことが定められた（表）。これは肥満度と総死亡率との関係の見直

しなどにより、一律にBMI 22が最適な体重とはいえない事実によるものである。ただし、肥満は血糖コントロールや身体機能などに悪影響を及ぼすことから、減量には絶大な効果があることを忘れてはならない。

a、c、e　○
b　×：目標体重の個別化に留意。
d　×：脂質は1g 9kcal、タンパク質は1g 4kcalである。

正解 ▶ b, d

表　「総エネルギー摂取量の算出方法」

〈総エネルギー摂取量の目安〉
総エネルギー摂取量（kcal/ 日）＝目標体重（kg）*1 ×エネルギー係数（kcal/kg）

〈目標体重（kg）の目安〉
総死亡が最も低いBMIは年齢によって異なり、一定の幅があることを考慮し、以下の式から算出する。
・65歳未満：[身長（m）]2 ×22
・65歳から74歳：[身長（m）]2 ×22〜25
・75歳以上：[身長（m）]2 ×22〜25*2

〈身体活動レベルと病態によるエネルギー係数（kcal/kg）〉
（1）軽い労作（大部分が座位の静的活動）：25〜30
（2）普通の労作（座位中心だが通勤・家事、軽い運動を含む）：30〜35
（3）重い労作（力仕事、活発な運動習慣がある）：35〜
高齢者のフレイル予防では身体活動レベルより大きい係数を設定できる。また肥満で減量を図る場合には身体活動レベルより小さい係数を設定できる。いずれにおいても目標体重と現体重との間に乖離がある場合は、上記（1）〜（3）を参考に柔軟に係数を設定する。

*1：原則として年齢を考慮に入れた目標体重を用いる。
*2：75歳以上の後期高齢者では現体重に基づき、フレイル、（基本的）ADL低下、合併症、体組成、身長の短縮、摂食状況や代謝状態の評価を踏まえ、適宜判断する。

（日本糖尿病学会 編・著：糖尿病診療ガイドライン2019, 南江堂, 東京, 2019, p35. より転載）

栄養素の配分に関して正しいのはどれか。

a 炭水化物のエネルギー比率は指示エネルギー量の50～60%とする。
b 脂質異常症(高コレステロール血症)を合併する場合のコレステロール摂取量は100mg/日以下を目指す。
c 飽和脂肪酸は7.0%以下(エネルギー比率)を目指す。
d 食物繊維は10g/日以上を目指す。
e 食塩量は男女問わず10g/日未満を目指す。

解説 「糖尿病の基本治療と療養指導：食事療法」

表参照。ただし、本表は、非糖尿病患者も含めたより広い範囲を対象にしたものであり、いくつかの点で日本糖尿病学会の推奨とは異なる点があることに留意する。

a ×：炭水化物のエネルギー比率は55～60%であったが、2013年より50～60%に変更され、さらに2019年より40～60%に改定された。

b ×：脂質異常症(高コレステロール血症)を合併する場合には、コレステロール摂取量は200mg/日未満を目指す。高コレステロール血症のない場合には、従来、男性750mg/日未満、女性600mg/日未満とされてきたが、エビ

デンスが得られていないことから「日本人の食事摂取基準(2020年版)」では控えられた。

c ○

d ×：食物繊維は1日20g以上を目指す。野菜は1日350g以上の摂取を目標とする。

e ×：「日本人の食事摂取基準(2020年版)」では、高血圧予防の観点から18歳以上の男性7.5g/日未満、女性6.5g/日未満に変更された。なお、高血圧あるいは顕性腎症以降の腎症を合併する場合は、男女とも6.0g/日未満に制限する。

正解 > c

表 「動脈硬化性疾患予防のための食事指導」

1. 過食に注意し、適正な体重を維持する
●総エネルギー摂取量(kcal/日)は、一般に目標とする体重(kg)＊×身体活動量(軽い労作で25～30、普通の労作で30～35、重い労作で35～)を目指す
2. 肉の脂身、動物脂、加工肉、鶏卵の大量摂取を控える
3. 魚の摂取を増やし、低脂肪乳製品を摂取する
●脂肪エネルギー比率を20～25%、飽和脂肪酸エネルギー比率を7%未満、コレステロール摂取量を200mg/日未満に抑える
●n-3系多価不飽和脂肪酸の摂取を増やす
●トランス脂肪酸の摂取を控える
4. 未精製穀類、緑黄色野菜を含めた野菜、海藻、大豆および大豆製品、ナッツ類の摂取量を増やす
●炭水化物エネルギー比率を50～60%とし，食物繊維は25g/日以上の摂取を目標とする
5. 糖質含有量の少ない果物を適度に摂取し、果糖を含む加工食品の大量摂取を控える
6. アルコールの過剰摂取を控え，25g/日以下に抑える
7. 食塩の摂取は6g/日未満を目標にする

＊18歳から49歳：[身長(m)]^2×18.5～24.9kg/m^2、50歳から64歳：[身長(m)]^2×20.0～24.9kg/m^2、65歳から74歳：[身長(m)]^2×21.5～24.9kg/m^{2}とする

(日本動脈硬化学会 編：動脈硬化性疾患予防ガイドライン2022年版. p.101，表3-5，2022. より許可を得て転載)

52 糖尿病の食事療法で誤っているのはどれか。2つ選べ。

a 総死亡が最も低いBMIは年齢によらず22である。
b 65歳未満の目標体重(kg)は身長(m)²×22で求める。
c 65歳以上の目標体重(kg)は原則として身長(m)²×22〜25で求める。
d 普通の労作に対するエネルギー係数(kcal/kg)は25〜30である。
e 一般的には、指示エネルギー量の40〜60%を炭水化物、タンパク質は20%まで、残りは脂質で摂取するのがバランスのよい比率とされている。

解 説 「糖尿病の基本的治療と療養指導：食事療法」

重要

　従来、総死亡が最も低いBMIは年齢によらず22とされてきたが、『糖尿病診療ガイドライン2019』（日本糖尿病学会編）より大きく変更された。すなわち、総死亡が最も低いBMIは年齢によって異なり、一定の幅があることを考慮し、目標体重(kg)は**問50表**のように年齢別に算出する。

　目標とする体重や摂取すべきエネルギー量は、年齢や病態、身体活動量などによって異なることを考慮し、個別化が図られ、特に高齢者については裁量の幅が大きくなった（**問260**の臨床問題も参照のこと）。

a 　×

b〜c、e 　○

d 　×：普通の労作のエネルギー係数は30〜35である。

正 解 ▶ a, d

53 指示エネルギー量のエネルギー産生栄養バランスの比率で正しいのはどれか。

a 炭水化物55〜60%、タンパク質15〜20%、脂質20〜30%
b 炭水化物50〜60%、タンパク質20%まで、脂質20〜30%
c 炭水化物40〜50%、タンパク質30%まで、脂質10〜20%
d 炭水化物40〜60%、タンパク質20%まで、脂質20〜30%
e 炭水化物40〜70%、タンパク質20%まで、脂質10〜30%

解 説 「糖尿病の基本治療と療養指導：食事療法」

重要

　三大栄養素がエネルギーを産生する栄養素であることから、従来の「三大栄養素バランス」から「エネルギー産生栄養素バランス」に呼称が変更された。これは健康人の場合であるが、「日本人の食事摂取基準（2020年版）」（2020年度から2024年度まで使用）に準拠するもので、一般的には、指示エネルギー量の40〜60%を炭水化物から摂取し、タンパク質は20%まで、残りは脂質で摂取するのがバランスの良い比率とされている（日本糖尿病学会編・著：糖尿病治療ガイド2022-2023，文光堂，東京，p.49-52，2022）。

　詳しくはタンパク質摂取比率は、18〜49歳では13〜20%、50〜64歳では14〜20%、65

歳以上では15〜20％とする。高齢者においては、フレイルの発症も考慮し、1.0g/kg体重／日以上に留意して指導する。ただし、腎機能低下例では摂取過剰にならないように注意する。

脂質摂取比率は20〜30％とし、飽和脂肪酸

は1％以下とする。なお、脂質が25％を上回る場合は、飽和脂肪酸を減らし、植物性の不飽和脂肪酸(オリーブオイル、なたね油など)を増やすなど、脂肪酸組成に留意する。

正解 ▶ d

---

54 『糖尿病治療ガイド2022-2023』で示されている初診時の食事療法のポイントの説明について、**誤っている**のはどれか。

New 2023

a 腹八分目とする —— ただし、現体重と目標体重に乖離のある場合には、柔軟に対処する。
b 食品の種類はできるだけ多くする —— ただし、果物は1日1単位(80kcal)程度に制限する。
c 動物性脂質(飽和脂肪酸)は控えめに —— 飽和脂肪酸は7％エネルギー以下を推奨する。
d 食物繊維を多く含む食品(野菜、海藻、きのこなど)を摂る —— 1日20g以上を摂取する。
e 単純糖質を多く含む食品の間食を避ける —— 嗜好飲料・菓子については、カロリーオフ表示なら制限する必要はない。

解説「糖尿病の基本治療と療養指導：食事療法」

食事療法に際しては、これまでの食習慣を聞き出し、明らかな問題点がある場合は、まずその是正から進める。

一般に、非糖尿病者を含めて、適正な食事(いわゆる腹八分目)に延命効果のあることが知られている(動物実験においても、餌を70％にしたとき、最も寿命が長いと報告されている)。典型的には、肥満のある2型糖尿病患者にみられる減量効果は絶大で、具体的には体重が減少し始める前から血糖コントロールは改善する。したがって、HbA1c は血糖値より遅れて低下してくる。これも血糖上昇を抑制するが、食物繊維は1日に20〜25g摂取することが望ましいとされ、食品交換表 表6の野菜は1日350g以上食べるように推奨されている。

なお、1型糖尿病においても肥満を有する場合は少なくなく、肥満はインスリン需要を増大させることから(インスリン抵抗性亢進)、適正な食事療法は欠かせない。減量速度は1カ月に2kg以内にとどめ、リバウンドにも注意しつつ、運動療法も併用する。

a〜d ○
e ×：エネルギー表示については、食品100gあたり(飲用に供する食品であれば100mLあたり)5kcal未満であれば、エネルギーを含まない(無、ゼロ、ノン、レスなど)の旨が表示でき、20kcal以下であれば、カロリーオフ、低カロリーの表示ができるので注意する。

正解 ▶ e

55 エネルギー係数（kcal/kg目標体重）の目安について誤っているのはどれか。

2021

a 普通体重、65歳未満で軽い労作：22〜25
b 普通体重、65歳未満で普通の労作：30〜35
c 普通体重、前期高齢者で重い労作：35以上
d 肥満、前期高齢者で重い労作：30〜35
e 痩せ、後期高齢者で軽い労作：30〜35

解説 「糖尿病の基本治療と療養指導：食事療法」

問50表を参照。

a ×：25〜30である。
b〜e ○：目標体重を個別化して目安を設定し、活動レベルと病態からエネルギー係数を勘案することになる。肥満の減量を考える場合には所定の数値より低く、また後期高齢者で痩せであればサルコペニアを予防するため、より高いエネルギー係数を用いてよい。

正解 ▷ a

56 体重調整あるいは減量について誤っているのはどれか。

2019

a 腹八分目（あるいは腹七分目）とする。
b 総死亡率の最も少ないBMI（目標体重）は年齢によって異なる。
c 肥満者の場合には、まず3％の体重減少を目指す。
d 1型糖尿病では、減量効果はみられない。
e 糖尿病薬には、血糖改善とともに減量にも有効と報告されているものがある。

解説 「糖尿病の基本治療と療養指導：食事療法」

問54参照。

a、b ○

c ○：肥満の程度に応じて個々に目標体重を設定するが、BMIが25以上の肥満の人は当面、現体重の3％減を目指す。日本肥満学会では、3〜6カ月で3％減を目標としている。なお、BMIが35％以上の高度肥満では、現体重から5〜10％以上の減量を目標としている。

d ×

e ○：その作用機序からみて、GLP-1受容体作動薬（胃内容物排泄抑制、食欲抑制を介して）とSGLT2阻害薬（尿糖排泄増加を介して）には、減量に効果が認められている。なお、α-GI薬も体重が増加しにくいとされる（その開発途上で抗肥満薬を目指した経緯もある）。

正解 ▷ d

肥満者（45歳、男性、175cm、80kg、BMI 26.1、事務職）に対する減量指導において、誤っているのはどれか。2つ選べ。

2021

a　妻に協力してもらい、1日の指示エネルギー量を1,200kcal未満とする。
b　体重1kgの増減は、6,000～7,000kcalのエネルギーの蓄積・消費に相当する。
c　当面の体重管理目標を10%減とし、1日の指示エネルギー量を1,800kcalとする。
d　目標体重は、標準体重（BMI 22）に相当する67kgとする。
e　1日200～300kcalの運動を勧める。

解説　「糖尿病の基本治療と療養指導：食事療法」

　体重1kgの増減には、6,000～7,000 kcalのエネルギーの蓄積・消費に相当する。したがって、1食1単位（80 kcal）の食べすぎで、1単位（80 kcal）×3食×30日＝7,200 kcalとなり、1カ月に1kgの体重増加をもたらす。ただ、極端な減食は現実的ではなく、栄養学的にも問題があると考えられている。食品交換表においても、1日15単位（1,200kcal）が最低の指示単位となっている。

a　×：低エネルギー食などは原則として入院して行う。なぜなら、1,200 kcal/日

のエネルギー摂取で長期にわたって栄養素バランスのとれた食事を摂るのは困難とされているからである（ビタミン、ミネラルの不足など）。

b　○

c　×：まず、体重管理目標は3%減で開始する。その後、状況が許せば5～10%減を考慮する。

d、e　○

正解　a, c

食品交換表について正しいのはどれか。2つ選べ。

B
2017, 2018

a　4群6表と調味料に分類され、Ⅰ群は表1（穀物、いも、豆[大豆を除く]）と表2（くだもの）である。
b　こんにゃくは表1に分類される。
c　チーズは乳製品であり、表4に分類される。
d　牛乳はⅢ群（脂質を多く含む食品）の表5に分類される。
e　砂糖は調味料に分類される。

解説　「糖尿病の基本治療と療養指導：食事療法」

重要

　食品交換表（表）は、主に含まれる栄養素によって食品を4群6表に分類し、食品の含むエネルギー量80kcalを1単位と定め、同一表内の食品を同一単位で交換摂取できるようにつくられている。例えば、表1の1単位の穀物（ごはん）

50g（茶碗約1/2杯）＝ゆでうどん80g（干しうどん20g）＝6枚切り食パン1/2枚は好きなものどれを選んでもよい。異なる表の食品と交換してはいけない。

　特別な食品としてアルコールがあるが、エネルギー量も高く（1g当たり7kcal）、代謝も異なるため、他の食品とは交換できない。1日アル

コール摂取量は25g程度までに制限し、飲まない日を週2日以上とること。また、Ⅳ群（表6）に多く含まれる食物繊維は1日20g以上を勧める。

a ○

b ×：表6である。日常摂取する量ではエネルギー量はわずかなため、食べる量を計る必要はない。

c ×：チーズは他の乳製品と比較してタンパク質が2倍多く、表3に分類されている。

d ×：Ⅱ群（タンパク質を多く含む食品）の表4である。ちなみに牛乳（普通牛乳）は120mL（コップ約1/2杯）が1単位で、脂質はⅢ群表5の食品の約半分にすぎない。

e ○：小さじ1杯3gでコーヒーに2杯（6g）入れると、24kcal（0.3単位）である。

問31〜60

正解 ▶ a, e

表 「食品分類表」

Ⅰ群：炭水化物を多く含む食品
表1　穀物、いも、炭水化物の多い野菜と種実、豆（大豆を除く） 表2　くだもの
Ⅱ群：タンパク質を多く含む食品
表3　魚介、大豆とその製品、卵、チーズ、肉 表4　牛乳と乳製品（チーズを除く）
Ⅲ群：脂質を多く含む食品
表5　油脂、脂質の多い種実、多脂性食品
Ⅳ群：ビタミン・ミネラルを多く含む食品
表6　野菜（炭水化物の多い一部の野菜を除く）、海藻、きのこ、こんにゃく
調味料：みそ、みりん、砂糖など

（日本糖尿病学会 編・著：糖尿病食事療法のための食品交換表　第7版．日本糖尿病協会・文光堂，東京，2013, p13. より抜粋して作成）

---

59 1日の指示単位が20単位（1日1,600kcal、炭水化物55%）の場合、単位配分で誤っているのはどれか。2つ選べ。

A
2017

a 表1は1食4単位、1日合計12単位とする。
b 表2は1日1単位とする。
c 表3は1食1単位、1日合計3単位とする。
d 表4は1日1.5単位（牛乳180mL）とする。
e 表5は1日1.5単位とする。

解説「糖尿病の基本治療と療養指導：食事療法」

図参照。

a ×：表1と表2（果物1単位）を合わせると、炭水化物（糖質）が13単位（1,040kcal）、エネルギー比率が65%となり、多すぎてしまう。表1は1食3単位、1日合計9単位とするのがよい。

b ○

c ×：1食1単位、1日合計3単位では、1日のタンパク質摂取量が少なすぎる。1日合計5単位とするのが通常量である（例えば、朝1、昼1、夕2単位）。

d、e ○

正解 ▶ a, c

図 「食事療法の実際（1日1,600kcal、炭水化物55%の場合）」

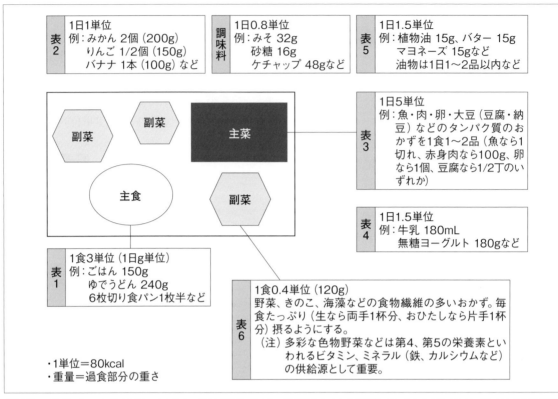

（河津捷二，藤原江美：これだけは知っておきたい糖尿病教室，第4回　糖尿病のための食事療法(1). さかえ 57：58-60, 2017より改変引用）

60　カーボカウントについて誤っているのはどれか。2つ選べ。

C
2018

a　血糖コントロールに視点をおいた食事療法である。
b　脂質量に着目した食事療法である。
c　基礎（基礎カーボカウント）と応用（応用カーボカウント）がある。
d　1型糖尿病患者が対象である。
e　糖質制限食とは異なる。

解説　「糖尿病の基本治療と療養指導：食事療法」

a　○：従来のエネルギーコントロールとバランスのよい栄養素の補給を目的とした食事療法とは異なり、血糖コントロールに視点をおいた食事療法であり、糖尿病の食事療法の1つとして注目されている。

b　×：炭水化物（糖質）・タンパク質・脂質はエネルギーの基となる栄養素であり、

これらは、消化・吸収された後に代謝の過程で血糖に影響を及ぼす。特に、食直後の血糖値は食事に含まれる糖質量によって強く影響を受け、糖質量が多いほど血糖値が上昇する。したがって食直後の高血糖を防ぐには、摂取する食品のエネルギー量だけではなく、糖質量にも着目することが大切である。

なお、さらに詳しくは、炭水化物は糖質［多糖類（でんぷん）、単糖類（ブドウ糖・果糖など）、二糖類（砂糖など）、オリゴ糖など］と食物繊維（セルロースなど）に区分される。ここでの「カーボカウント」とは、「糖質カウント」を意味する。

c ○：基礎編（基礎カーボカウント）とそれに基づく応用編（応用カーボカウント）がある。「基礎カーボカウント」とは、毎食の糖質量をできるだけ一定にすることで血糖値の急激な上昇や低下を防ぎ、食後血糖値を安定させる方法である。また、「応用カーボカウント」は摂取する糖質量と食前に測定した血糖値から、その都度インスリンの投与量を決定し、食後血糖を安定させる方法である。医師は、「糖質用インスリン」と「補正用インスリン」の2つに分けてインスリン量を決定していく。

d ×：「基礎カーボカウント」はすべての糖尿病患者が対象となり、「応用カーボカウント」は強化インスリン療法やインスリンポンプ療法中の糖尿病患者が対象である。

e ○：炭水化物（糖質）のみを制限して血糖コントロールを図る「糖質制限食」とは異なる。ただ極端な糖質制限は、どうしてもタンパク質と脂質の摂取過多につながり、注意を要する。腎症や動脈硬化症の進行を助長するおそれがあるため推奨できない。食事療法は、基本的には、炭水化物（糖質）だけに着目するのではなく、タンパク質や脂質・その他の栄養素のバランスや摂取量にも配慮して行うべきものである。

正解 ▷ b, d

---

61 食事療法（献立と盛り付け指導）において正しいのはどれか。

B
2012

a グリセミックインデックス（GI）を考慮して食品を選択することは有効である。
b 表6の食品（野菜、海藻、きのこ、こんにゃく）の1/3以上は、緑黄色野菜を摂るようにする。
c 個別の盛り付けとするよりも、なるべく大皿盛りにし、個人の裁量に任せる。
d 満腹感が得られるように、スープ、汁類は毎食必ず組み入れる。
e 表2の果物はGIが低く、糖尿病の管理に有効である。

解説 「糖尿病の基本治療と療養指導：食事療法」

血糖上昇指数（グリセミック インデックス：GI）とは、炭水化物を含む食品の食後血糖上昇の度合いを示す指標である。具体的には、50gのブドウ糖またはパン摂取後2時間までの血糖上昇面積を100として、同量の炭水化物を含む食品を摂取した後2時間の血糖上昇面積の割合で表す。

$$GI(\%) = \frac{\substack{\text{食品中の炭水化物} \\ 50\,g\,\text{負荷による血糖上昇面積}}}{\substack{\text{食パンかブドウ糖中の炭水化物} \\ 50\,g\,\text{負荷による血糖上昇面積}}}$$

a ×：GIの低い食品を摂ると、糖尿病の発症リスクが低減するとの報告があり、血糖上昇を緩やかにし、インスリンの過剰分泌を抑制すると考えられるが、

死亡率などとの関係は明らかでなく、糖尿病の管理上、明らかな有効性は認められていない。

b ○

c ×：食べる量がわかりやすくなるため、なるべく個別の盛り付けにする。

d ×：水分量が多く満腹感の助けになるが、カロリー、食塩の摂りすぎになり、毎食摂るのは必ずしも好ましくない。

e ×：果物は、ブドウ糖(グルコース)に比して果糖(フルクトース)の含量が多いため、GIは低くなる。しかし、血中に吸収された果糖は血糖値として検出されなくても、エネルギー源となる。したがって、ビタミンやミネラルの補給を考慮しても、1日1単位摂取にとどめる。また、果糖は高尿酸血症(痛風)や動脈硬化の促進因子ともなり、必ずしも好ましくない。なお、砂糖(シュガー)はブドウ糖1分子と果糖1分子が結合したものであることを覚えておく。

正解 ▶ b

---

62 糖尿病の食事療法について誤っているのはどれか。

2021

a 加工食品などで炭水化物量のみが表示されている場合は、炭水化物量≒糖質量とみなしてよい。
b 外食・中食は高エネルギーの傾向がある。
c 外食では全量を摂取せず、残す習慣をつける。
d 極端な偏食は血糖コントロールにも悪影響を及ぼす可能性がある。
e 嫌いな食べ物があっても、積極的に摂取することで慣れるように指導する。

解説 「糖尿病の基本治療と療養指導：食事療法」

a〜d ○

e ×：嫌いな食べ物がある場合は、患者個々に適応した代替食品を提案したり、食べやすくなる調理法について指導したりする。

正解 ▶ e

63 アルコールについて誤っているのはどれか。

A
2006
2002にも
類似問題あり

a エネルギーは約7kcal/gである。
b アルコール関与の低血糖は遷延・再発する。
c 「表1」との交換はしない。
d 指示エネルギーの枠内で日本酒で2合飲んでもよい。
e 1単位はワイン100mLくらいである。

解説 「糖尿病の基本治療と療養指導：食事療法」

アルコールの摂取量は、1日25gまでを目安とするとされる（日本糖尿病学会編・著：『糖尿病治療ガイド2022-2023』）（5％：ビール中瓶1本500mL＝25g、15％：日本酒1合180 mL＝27gに相当）。なお、アルコールは、エネルギー量が1g約7kcalと高く、代謝も異なるので、食品分類表に含まれていない。したがって、表1の食品（例えば、ごはんなど）と交換してはいけない。飲酒は糖尿病治療上、好ましくない結果（表）をもたらす場合は禁止であり、あくまでも主治医が認める場合のみ飲んでもよい。WHOによれば、（一般健常者において）男性は1日30g、女性は1日20g（純アルコールとしての重量）まで許容しているが、個人差もあり、肥満、脂肪肝、肝障害、膵炎などの原因と

もなるので、それらを勘案して指導する必要がある。スルホニル尿素（SU）薬内服中あるいはインスリン療法中の患者では低血糖を、ビグアナイド薬内服中の患者では乳酸アシドーシスを誘発する危険性があることに留意する。

a〜c、e ○

d ×：日本酒は1合弱で2単位（75mLで1単位）である。すなわち、2合は4単位強となり多すぎる。主治医が認める場合、1〜2単位（0.5〜1合/日）の飲用を許可してもよいが、2単位以内を厳守し（1日25g程度まで）、最低週2日は飲まない日を作るよう指導する。

正解 ▶ d

表 「アルコール・飲酒の弊害」

1. 飲酒による食事療法の乱れ
2. 飲酒による摂取カロリーの増加（肥満）   } 血糖コントロール悪化、肥満
3. インスリン分泌の抑制とインスリン抵抗性を招く
4. 高血圧の悪化
5. 脂質異常症の悪化（特に高トリグリセリド[中性脂肪]を招く）
6. 高尿酸血症の悪化
7. 肝障害（脂肪肝を含む）
8. 膵疾患（急性膵炎、慢性膵炎、膵癌を含む）
9. アルコール依存症
10. 生活の乱れ（自制心喪失）

64 嗜好品について正しいのはどれか。2つ選べ。

A
2007

a　カフェインやタンニンの多く含まれるものは摂りすぎに注意する。
b　コーヒーはミルクや砂糖を入れなければ、制限なく飲んでよい。
c　人口甘味料使用のお菓子は、制限なく食べてよい。
d　清涼飲料水は、エネルギーの少ないものは制限なく飲んでよい。
e　1単位のお菓子は、ビスケット20gなどである。

解説「糖尿病の基本治療と療養指導：食事療法」

　コーヒーは砂糖やミルクなどを入れなければ、エネルギーがゼロなので、飲んでも構わないが、特に胃潰瘍や心疾患のある場合には、摂りすぎに気をつける。清涼飲料水は原則禁止とする。人工甘味料使用のお菓子は、エネルギーが低いので少量ならよいが、糖尿病患者用であっても、まず医師や医療スタッフに相談する。まずは、食品内容の表示をよくみることが肝心である（**問67解説**参照）。

a　○：カフェインが中枢神経を興奮させ、脳の働きが活発化する。

b　×：ミルクや砂糖なしなら、エネルギーがゼロなので飲んでも構わないが、摂りすぎに気を付ける。カフェインは中枢

神経を興奮させる。

c　×：人工甘味料使用のお菓子は、エネルギーが低いので少量ならよいが、むやみに摂取することは食習慣を崩すことにつながる。甘味への依存を助長する危険性もある。

d　×：原則禁止とする。甘さに対して鈍感になるからである。仕方がないときは低エネルギーのもの（カロリーゼロのもの）を少量摂る。大量摂取による清涼飲料水ケトーシス（症候群）の危険性がある。

e　○

正解▶a, e

65 いわゆる健康食品やサプリメントなどについて正しいのはどれか。

**C
2016**

a　糖尿病患者では、一般健常者より多くのビタミン類を摂取する必要がある。
b　ビタミンDサプリメントは、血糖コントロールを改善し、骨粗鬆症予防の観点からも勧められる。
c　ビタミンC、Eは抗酸化作用を有し、積極的に多量摂取すべきである。
d　EPAとDHAは、糖尿病における心血管疾患の予防に有用である。
e　人工甘味料は上手に使えば、肥満対策に有用となる可能性がある。

解説「糖尿病の基本治療と療養指導：食事療法」

重要

　いわゆる健康食品については、一般的意味合い以上の意義はない。すべての食品が、食品と

して認められているものは、有用・安全と考えられるものとなっている（非健康食品というものはありえない）。糖尿病の食事療法の基本は、適正なエネルギー量を有し、そして栄養素のバ

ランスがよい食事の摂取である。したがって、これらの基本を守ることで、健常者同様の日常生活を営むのに必要な栄養素を摂取することができる。日常生活における正しい食生活が一番大切であることを説明すること。

a〜d ×：補助的にビタミンやEPA、DHAなどを摂取することの臨床的・薬理的有用性は確立していない。特に多量に追加的に摂取するメリットはないとされ

る。場合によっては、大量摂取による副作用も危惧されることに注意。

e ○：人工甘味料は、ショ糖の摂取量を抑え、体重や血糖コントロールに資する可能性がある。一方、ショ糖や果糖を用いた清涼飲料水はメタボリックシンドロームのリスクとなるため注意。

正解 ▶ e

66 補食と間食について正しいのはどれか。2つ選べ。

A 2010, 2012

a 運動前の補食にブドウ糖を摂る。
b 運動の途中で低血糖になったときはチーズを摂る。
c 間食は指示エネルギー以外で摂る。
d 補食は指示エネルギー以外で摂る。
e 食後高血糖が長時間上昇する場合には間食を控える。

解説 「糖尿病の基本治療と療養指導：食事療法」

　果物にはブドウ糖や果糖、ショ糖（砂糖）の含有量が多いものもあるので注意する。なお、間食とは1日の指示摂取エネルギー量（指示単位）の範囲内で摂取するものをいう。補食とは血糖の変動が大きい場合や特別に強い運動を実施するときに、エネルギー補充および低血糖対策として必要なエネルギーを、1日の指示エネルギー量にプラスして、血糖変動の是正を図るものである。ただし、運動によるエネルギー消費は容

易ではなく、摂りすぎに注意する。

a ×：運動前の補食には（消化・吸収の遅い）牛乳、卵、チーズ、クッキーがよい。
b ×：運動の途中で低血糖になったときには吸収が速やかな砂糖、ブドウ糖、ジュースなどを摂る。
c ×：間食は指示エネルギー以内で摂る。
d、e ○

正解 ▶ d, e

67 エネルギー表示について正しいのはどれか。2つ選べ。

C 2013

a 低カロリーは100g当たり30kcal未満を指す。
b 無糖は100g当たり5g未満を指す。
c ゼロカロリーはノンカロリーと同じ意味である。
d 「甘さ控えめ」は糖質0.5g未満を示す。
e ナトリウムを食塩の量（g）に換算するには、ナトリウム（mg）×2.54÷1,000である。

a　×：低カロリーとは食品100g当たり（飲用食品では100mL当たり）20kcal未満である。

b　×：食品100g当たり（飲用食品では100mL当たり）糖質が0.5g未満であれば無糖の表示ができる。

c　○：ゼロカロリー、ノンカロリーは食品100g当たり（飲用食品では100mL当たり）5kcal未満である。

d　×：「甘さ控えめ」は味覚に関する表示であり、栄養表示ではない。エネルギーが少ないかどうかはこの表示自体ではわからない。

e　○：**問68**を参照。

正解 ▶ **c, e**

68　塩分について正しいのはどれか。

2005

a　ナトリウム量表示で、1,000mg(＝1g)は食塩相当量で1.0gに相当する。
b　ナトリウム量表示で、1,000mg(＝1g)は食塩相当量で1.5gに相当する。
c　ナトリウム量表示で、1,000mg(＝1g)は食塩相当量で2.0gに相当する。
d　ナトリウム量表示で、1,000mg(＝1g)は食塩相当量で2.5gに相当する。
e　ナトリウム量表示で、1,000mg(＝1g)は食塩相当量で3.0gに相当する。

解説 「糖尿病の基本治療と療養指導：食事療法」

　糖尿病の合併症（腎症、網膜症）存在下、高血圧合併がある場合、塩分制限が必要である。『高血圧治療ガイドライン2019』（日本高血圧学会編）によれば、生活習慣の修正項目は**表**のようになっており、食塩制限は6g/日未満（ナトリウム表示量で2.4g/日）となっている。すなわち、食塩1g＝ナトリウム（Na）400mg(0.4g)である。

正解 ▶ **d**

表　「生活習慣の修正項目」

1	食塩制限 6g/日未満
2	野菜・果物の積極的摂取* 飽和脂肪酸、コレステロールを控える 多価不飽和脂肪酸、低脂肪乳製品の積極的摂取
3	適正体重の維持：BMI［体重(kg)÷身長(m)²］25未満
4	運動療法：軽強度の有酸素運動(動的および静的筋肉負荷運動)を毎日30分、または180分/週以上行う
5	節酒：エタノールとして男性20〜30mL/日以下、女性10〜20mL/日以下に制限する
6	禁煙

生活習慣の複合的な修正はより効果的である。
＊：カリウム制限が必要な腎障害患者では、野菜・果物の積極的摂取は推奨しない。肥満や糖尿病患者などエネルギー制限が必要な患者における果物の摂取は80kcal/日程度にとどめる。

（日本高血圧学会 高血圧治療ガイドライン作成委員会編：高血圧治療ガイドライン2019. 日本高血圧学会, p64. より引用）

69 身体運動とエネルギー代謝について誤っているのはどれか。

A
2004

a 動作筋では、安静時に比べて十数倍のエネルギーが消費される。
b 安静空腹時の筋のエネルギー源は遊離脂肪酸である。
c 中等度以下の運動では遊離脂肪酸と糖質ともに筋のエネルギー源となる。
d 運動の強度が増すにつれて、遊離脂肪酸の利用比率が増加する。
e 運動は、エネルギー発生に酸素を利用する「有酸素運動」と酸素を利用しない「無酸素運動」とに分類される。

解説 「糖尿病の基本治療と療養指導：運動療法」

重要

　筋のエネルギー源は、安静空腹時においては遊離脂肪酸であり、最大酸素摂取量（$\dot{V}O_2max$）40～60％程度までの中等度以下の運動においては遊離脂肪酸と糖質の両方である。乳酸閾値（LT）を超えて、運動の強度が増すにつれ、エネルギー源として糖質の利用比率も増え、最大運動では糖質のみが筋のエネルギー源となる。なお、運動療法の最大のメリットは、急性効果もあるが、長期間継続後の慢性効果（トレーニング効果）によるインスリン抵抗性の改善にある。ただ、この効果は3日以内に低下し、1週間で消失する。

　運動療法の指導においては、運動の「種類」、「強度」、「時間」、「頻度」などを決定する（**問70**

表参照）。まずは、$\dot{V}O_2max$の40～60％程度で軽く息がはずむくらいの中等度運動（有酸素運動という）を指導する。これ以上の無酸素運動（きついと感じる強度の運動）となると、無酸素性作業閾値（AT）を超え、インスリン拮抗ホルモンの分泌を招き、かえって血糖値を上昇させる。ATを超えるような運動では血中乳酸値も増加し、この変化のポイントを乳酸閾値（LT）という。なお、レジスタンス運動（筋トレなど）は無酸素運動に分類される（**問37**参照）。

a～c、e ○
d ×：中等度以上の運動では、筋グリコーゲン由来のブドウ糖が主たるエネルギー源となる。

正解 ▶ d

70 運動療法について誤っているのはどれか。

A
2019

a $\dot{V}O_2max$が80％の運動とする。
b 脈拍で運動強度を設定する。
c レジスタンス運動は関節疾患の予防に有効である。
d 20分以上持続が望ましい。
e 頻度は週に3～5日以上行う。

解説 「糖尿病の基本治療と療養指導：運動療法」

重要

a ×：$\dot{V}O_2max$の40～60％程度（AT強度）で軽く息が弾むくらいの中等度運動

b ○：予測最大心拍数を(220 − 年齢)で求め、運動強度を最大運動予備能の40〜60％に設定する。よって、目標心拍数は以下のKarvonen法で求める。
[(220 − 年齢) − (安静時心拍数)] × 40〜60％ + 安静時心拍数

c ○：レジスタンス運動は関節疾患の予防に有効であるばかりでなく、基礎代謝量

（有酸素運動)を指導する。

の維持・増加にも重要である。

d ○：運動持続時間は、糖質・脂質の効率のよい燃焼のためには中等度の強度の有酸素運動を20〜60分間行うことが一般的には勧められる。

e ○：運動の実施頻度は週に3〜5日以上行うよう指導する。

正解 ▶ a

表 「運動療法の効果とその機序」

Ⅰ 運動の種類	
A. 有酸素運動	中等度の運動までは筋肉は酸素とブドウ糖を取り込み、エネルギー源とする(この際、インスリンがこの働きを促進する)。酸素の供給に見合った強度の運動のことで、継続して行うことによりインスリン感受性が増大する。歩行、ジョギング、水泳などの全身運動
B. レジスタンス運動	おもりなどの抵抗負荷を与えて運動し、筋肉量を増し、筋肉を増強するもの(強く行えば無酸素運動)。腹筋運動、腕立て伏せ、スクワットなど

注1：A、Bともに強度を上げると無酸素運動となり(相対的に酸素が不足してくる)、臨床的には血中クレアチンホスホキナーゼ(CPK)の上昇をみる場合もある。
注2：水中歩行は、両者がミックスされた運動で、肥満あるいは高齢糖尿病患者にも安全で有効である。

Ⅱ 運動の効果	
A. 急性効果	①運動を始めると、まもなく血糖値が下がってくる ②やや遅れて、その日の夜間に低血糖を起こすことも ③ストレス解消(爽快感)
B. 慢性効果	①インスリン抵抗性の改善(血糖値とHbA1cの改善・維持) ②体力の改善・維持・増強(筋・骨格ともに) ③基礎代謝の増加 ④動脈硬化・老化防止(高血圧、脂質異常症の改善) ⑤QOLの改善、認知症予防など

71 有酸素運動として正しいものはどれか。2つ選べ。

New
2023

a ジョギング
b 水泳
c スクワット
d 片足立位保持
e 大腿四頭筋伸ばし

解説「糖尿病の基本治療と療養指導：運動療法」

a、b ○：有酸素運動は、酸素の供給に見合った強度の運動で、継続して行うことにより、インスリン感受性が増大する（インスリン抵抗性の改善）。中強度の有酸素運動が勧められ、簡易的には、心拍数が50歳未満では100～120拍／分、50歳以上では100拍／分未満を目安として行う。不整脈や血圧の過上昇（収縮期血圧180mmHg以上）などに注意。

週に150分かそれ以上、週に3回以上、運動をしない日が2日間以上続かないよう指導する。ウォーキング（速歩）は約20分で、軽いジョギングは約10分で、水泳は約5分で80kcal消費する（体重60kgの場合）（**問74表**参照）。

c ×：レジスタンス運動に分類される。腹筋、ダンベル、腕立て伏せなど。

d ×：バランス運動に分類される。転倒防止に有効である。

e ×：ストレッチングに分類される。

正解 a, b

---

72 運動療法について**誤っている**のはどれか。**2つ選べ。**

2021
2004に類似問題あり

a 3METs（メッツ）の歩行を体重60kgの人が30分行うと、90kcalの消費エネルギーとなる。
b 高齢者などで有酸素運動ができない場合、レジスタンス運動だけでも血糖コントロールに役立つ。
c 週に150分以上の中強度の有酸素運動は、1日で行えばそれでもよい。
d 座位時間が30分を超えた場合、一度立ち上がって軽い運動を行うと血糖コントロールに役立つ。
e 運動強度を簡易的にみる場合、50歳以上では1分間に100～120拍とする。

解説「糖尿病の基本治療と療養指導：運動療法」

安静座位時の代謝量（酸素摂取量で約3.5mL/kg/分相当）を1METと表現し、運動強度の基準として用いられる（**問75解説、表**も参照）。

a ○：運動の消費エネルギー（kcal）は、運動強度の指標であるMETs（metabolic equivalents）を用いて計算できる。例えば、3METs（70m／分の歩行）×体重60kg×0.5時間（30分）＝90kcalの消費エネルギーとなる。なお、安静時の消費エネルギーは1METと定義される。

b ○：同時に有酸素運動を組み合わせると、さらによい効果が得られる。

c ×：週に150分以上の（3日以上にわたり、活動がない日が連続して2日を超えないように）中等度～強度の有酸素運動を行うことが勧められる。

d ○

e ×：運動強度は、心拍数で設定する場合、簡易的には、50歳未満で100～120拍／分、50歳以上では100拍／分未満を目安とする。目標心拍数はKarvonen法で求める（**問70解説**参照）。

正解 c, e

73 運動時のメディカルチェックで全例に行うのはどれか。

a 安静時心電図
b 神経伝導速度
c 頸動脈エコー検査
d 下腿 - 上腕血圧比（ABI）
e 知覚検査

 「糖尿病の基本治療と療養指導：運動療法」

メディカルチェックは運動療法の適否に加え、効果判定に重要である。メディカルチェックには、全例に行うべき「問診」、「診察」、「検査」があり、合併症の状況に応じて検査を追加する。
a ○：必要に応じてHolter心電図、運動負荷試験を行い、運動による変化を把握する。
b ×：糖尿病神経障害が疑われる場合に行う。
c ×：大血管症が疑われる場合に行う。
d ×：大血管症が疑われる場合に行う。
e ×：糖尿病神経障害が疑われる場合に行う。

正解 ▷ a

74 1単位（80kcal）を消費する運動と時間（体重60kgの場合）で正しいのはどれか。2つ選べ。

a ウォーキング（70m/分） —— 20分間
b ジョギング ——————— 20分間
c 水泳（クロール、平泳ぎ） —— 15分間
d 自転車（平地、10km/時）—— 20分間
e テニス ————————— 20分間

 「糖尿病の基本治療と療養指導：運動療法」

図参照のこと。

正解 ▷ a, d

図 「1単位（80kcal）を消費する身体活動と時間の目安（体重60kgの場合）」

| 1単位 (80kcal) の運動と時間 |

ゆっくりとした
歩行・散歩
〈非常に軽い運動〉
約30分

歩行（ウォーキング）
（70m/分）
〈軽い運動〉
約20分

自転車
（平地、10km/時）
〈軽い運動〉
約20分

ジョギング・
テニス（練習）
〈中等度の運動〉
約10分

水泳
（平泳ぎ・クロール）
〈強い運動〉
約5分

●メモ●
①運動を始めるときは、楽にできるものから徐々に増やす。
②準備体操（ウォーミングアップ）と整理体操（クーリングダウン）も忘れずに。
③食後1時間くらいの時間帯に行うと運動の有用性が高くなる。ただし、食事療法のみの治療の患者で減量目的のときは随時可。
④糖尿病治療薬（特にインスリン注射）を使っている患者は早朝空腹時を避ける。なお、運動時の低血糖対策として、ブドウ糖などを携行する。
⑤体調をみながら、無理なく続ける（例えば、歩行20分以上をできれば毎日、など）。

（河津捷二、高橋純子：さかえ57：54-56, 2017 より引用改変）

75 1エクササイズに相当する身体活動で、運動の種目とMETsの値の組み合わせで誤っているのはどれか。

A
2009
2010に
類似問題あり

a　ゴルフ ──────── 4METs
b　自転車（平地） ──── 4METs
c　ジョギング ────── 6METs
d　水泳（平泳ぎ） ──── 8METs
e　歩行（ウォーキング）─ 2METs

解説 「糖尿病の基本治療と療養指導：運動療法」

重要

エクササイズ（METs・時）に関する出題である。従来の何時間で消費カロリーが何単位という記憶の仕方でなく、METsで覚えておく必要がある。安静座位時の代謝量が1METである。

厚生労働省による「健康づくりのための運動指針2006（エクササイズガイド）」では、身体活動を「運動」と「生活活動」に分け、エクササイズ（METs・時）という単位で表している（**表**）。METs×時間（METs・時）で算出され、例えば歩行（ウォーキング）は3METsなので、1エクササイズは1÷3METs＝0.33時間となり、20分が1エクササイズである。自転車は4METsなので1エクササイズは1÷4METs＝0.25時

間となり、15分が1エクササイズである。

2010年の出題では、歩行・自転車・ジョギング・テニス・水泳（平泳ぎ）のうちから4METsの運動を選ばせている。

生活習慣病や生活機能低下の予防効果がみられるのは、強度が3METs以上の身体活動を1週間に23エクササイズ（MET・時）行う。具体的には、歩行またはそれ以上の身体活動を毎日60分行う、となっている（厚生労働省：健康づくりのための身体活動基準2013）。これはおおまかにいって1日1万歩に相当する。

a〜d　○
e　×：歩行（ウォーキング）は3METs。約20分で1単位（80kcal）を消費する。

正解 ▶ e

表 「1エクササイズに相当する身体活動」

METs	運動の強さ	運動の種類	生活活動	時間
3	軽い	軽い筋力トレーニング、バレーボール	歩行（ウォーキング）	20分
4		速歩、ゴルフ	自転車、子供と遊ぶ	15分
6	中等度	軽いジョギング、エアロビクス	階段昇降	10分
8	強い（きつい）	ランニング、水泳	重い荷物を運ぶ	7～8分

（健康づくりのための運動指針2006．厚生労働省．より引用改変）

76 運動療法中に下記の症状が起きた場合に行う検査として適切なものを選べ。

2013

(1) インスリン注射をするようになってから発汗症状が増えた。
(2) 運動中に胸部痛を訴える。
(3) 靴を脱いでみたら靴ずれがあった。
(4) 最近、立ち上がりにくくなった。
(5) 発赤を伴って、急激に第1趾の基節骨付近が痛む。

a 体温	b X線検査	c 心電図	d 圧覚検査
e 下肢筋力テスト	f 血清尿酸値	g HbA1c	h 血糖自己測定

解説 「糖尿病の基本治療と療養指導：運動療法」

(1) 低血糖が疑われる症状であるので、血糖自己測定が適切である。

(2) 狭心症が疑われるので、心電図。可能であれば、運動負荷心電図も。

(3) 神経障害が疑われるので、圧覚や触覚の検査が正しい。モノフィラメントなどで判定する。神経伝導検査あるいは自律神経機能検査も参考となる。

(4) 筋力低下が疑われる。ただ、何らかの運動器疾患が疑われれば、整形外科への紹介受診を勧める。

(5) 第1趾の基節骨付近の疼痛・発赤は痛風が疑われる。尿酸を測定する。

正解

(1) h　(2) c　(3) d　(4) e　(5) f

77 三大合併症と運動の可否について誤っているのはどれか。2つ選べ。

B
2014

a 糖尿病性腎症第4期では、日常生活動作能力維持のための運動処方をする。
b 下肢の振動覚低下がある場合には、足の壊疽に注意する。
c 単純網膜症では運動療法の制限はない。
d 運動障害を有する場合、転倒予防に留意した指導をする。
e 糖尿病性腎症第2期では、体力を維持する程度の運動とする。

解説「糖尿病の基本治療と療養指導：運動療法」

　糖尿病合併症がある場合の運動処方には制約のあることに注意しなければならない。網膜症がある場合、バルサルバ型運動（息をこらえて力む運動）はいずれの病期でも行わないこと（表）。

a、b、d　○

c　×：単純網膜症では強度の運動処方は行わない。

e　×：糖尿病性腎症第2期では、原則として、通常通りの糖尿病の運動療法。ただし激しい運動で尿タンパク陽性となる場合、その運動を控える。

正解 c, e

表 「糖尿病三大合併症と運動の適否」

1. 糖尿病網膜症	
単純網膜症	強度の運動処方は行わない
増殖前網膜症	眼科的治療を受け安定した状態でのみ歩行程度の運動可
増殖網膜症	日常生活動作（ADL）能力維持のための運動処方と安全管理が必要（眼底出血直後の急性期には安静を保つ）
いずれの病期もバルサルバ型運動（息をこらえて力む運動）は行わない	

2. 糖尿病性腎症				
GFR区分 （mL/分/1.73m²）	CKDステージ			運動強度
	G1	正常または高値	≧90	5〜6METs以下
	G2	正常または軽度低下	60〜89	
	G3a	軽度〜中等度低下	45〜59	4〜5METs以下
	G3b	中等度〜高度低下	30〜44	
	G4	高度低下	15〜29	3〜4METs以下
	G5	末期腎不全（ESKD）	＜15	
運動は致死的なイベント（不整脈や虚血性心疾患、突然死）に関与する可能性があり、運動を指導する場合には十分な注意を要する。個々の患者の活動性、運動耐容能、循環器系のリスクなどを定期的に評価したうえで運動計画を立てることが望ましい				

3. 糖尿病神経障害		
知覚障害	触覚・痛覚・振動覚の低下	足の壊疽に注意。水泳、自転車の運動がよい
自律神経障害	起立性低血圧、心拍数の呼吸性変動の減少または消失	ADL能力維持のための運動処方と安全管理が必要
運動障害	筋力低下、バランス障害、歩行障害	転倒予防に関する指導、対応が必要

[（表内「糖尿病性腎症」について）腎疾患重症化予防実践事業生活・食事指導マニュアル改訂委員会編, 日本腎臓学会監修: 慢性腎臓病生活・食事指導マニュアル〜栄養指導実践編〜, 東京医学社, 東京, pp41-45, 2015. を参考に作成]

78 わが国で使用されている経口血糖降下薬の説明で誤っているのはどれか（単独使用時の場合とする）。2つ選べ。

a　DPP-4阻害薬 ──────── 体重への影響なし、低血糖リスク低い
b　ビグアナイド薬 ──────── 体重への影響なし、低血糖リスク低い
c　SGLT 2阻害薬 ──────── 体重への影響なし、低血糖リスク低い
d　スルホニルウレア(SU)薬 ── 体重増加、低血糖リスク高い
e　イメグリミン ──────── 体重増加、低血糖リスク高い

解説 「糖尿病の基本治療と療養指導：薬物療法」

近年の糖尿病治療薬の進歩に合わせて、2022年日本糖尿病学会「コンセンサスステートメント策定に関する委員会」から、「2型糖尿病の薬物療法のアルゴリズム」が報告された（**表，図**）。安全な実行性の高い血糖管理達成のための一助としたい。なお、初回処方の頻度およびコスト

についても言及されている。

a、b　○
c　　×：体重減少をもたらす
d　　○
e　　×：体重不変、低血糖リスクは低い

正解 ▶ c, e

表 「安全な血糖管理達成のための糖尿病治療薬の血糖降下作用・低血糖リスク・禁忌・服薬継続率・コストのまとめ—本邦における初回処方の頻度順の並びで比較—」

考慮する項目	DPP-4阻害薬	ビグアナイド薬	SGLT 2阻害薬	SU薬	α-グルコシダーゼ阻害薬	チアゾリジン薬	グリニド薬	GLP-1受容体作動薬	イメグリミン
血糖降下作用	中	高（用量依存性あり）	中	高	食後高血糖改善	中（肥満者では効果大）	食後高血糖改善	高	中
低血糖リスク（単剤において）	低	低	低	高	低	低	中	低	低
体重への影響	不変	不変〜減	減	増	不変	増	増	減	不変
腎機能	一部の腎排泄型薬剤では減量要 重篤な腎機能障害では禁忌	腎障害例では減量要 重篤な腎機能障害では禁忌	重篤な腎機能障害では効果なし	要注意（低血糖）		重篤な腎機能障害では禁忌	要注意（低血糖）	エキセナチドは重篤な腎機能障害では禁忌	eGFR 45mL/min/1.73 m² 未満には非推奨
肝機能	ビルダグリプチンは重篤な肝機能障害では禁忌	重篤な肝機能障害では禁忌	重篤な肝機能障害では禁忌			重篤な肝機能障害では禁忌	要注意（低血糖）		重度肝機能障害のある患者での臨床試験なし
心血管障害		心筋梗塞など循環動態不安定な症例では禁忌		重症低血糖のリスクに特別な配慮が必要					
心不全	一部の薬剤では心不全リスクを高める可能性あり	禁忌				禁忌			
服薬継続率	高（特に週1回製剤）	中（消化器症状など）	中（頻尿、性器感染症など）	中（体重増加、低血糖など）	低（服用法、消化器症状など）	中（浮腫、体重増加など）	低（服用法、低血糖など）	中（注射、服用法、消化器症状など）	中（消化器症状）
コスト	中	低	中〜高	低	中	低	中	高	中

（日本糖尿病学会コンセンサスステートメント策定に関する委員会「2型糖尿病の薬物療法のアルゴリズム」. 糖尿病 65（8）: 419-434, 2022.より許可を得て転載）

図 「2型糖尿病の薬物療法のアルゴリズム」

インスリンの絶対的・相対的適応

いいえ ↓　　はい → インスリン治療

目標HbA1c値の決定
「熊本宣言2013」・「高齢者糖尿病の血糖コントロール目標（HbA1c値）」を参照

▼

Step 1

病態に応じた薬剤選択

非肥満	肥満
［インスリン分泌不全を想定］	［インスリン抵抗性を想定］

非肥満	肥満
DPP-4 阻害薬, ビグアナイド薬, α-グルコシダーゼ阻害薬*, グリニド薬*, SU 薬, SGLT2 阻害薬†, GLP-1 受動態作動薬†, イメグリミン	ビグアナイド薬, SGLT2 阻害薬, GLP-1 受動態作動薬, DPP-4 阻害薬, チアゾリジン薬, α-グルコシダーゼ阻害薬*, イメグリミン

推奨薬剤は太字で記載
＊：食後高血糖改善　　†：やせの患者では体重減少に注意

インスリン分泌不全、抵抗性は、糖尿病治療
ガイドにある各指標を参考に評価し得る

■日本における肥満／非肥満の定義
肥　満：Body mass index 25kg/m² 以上
非肥満：Body mass index 25kg/m² 未満

▼

Step 2

安全性への配慮
別表の考慮すべき項目で赤に該当するものは避ける

例1）低血糖リスクの高い高齢者にはSU薬，グリニド薬を避ける
例2）腎機能障害合併者にはビグアナイド薬，SU薬，チアゾリジン薬，グリニド薬を避ける
　　　（高度障害ではSU薬，ビグアナイド薬，チアゾリジン薬は禁忌）
例3）心不全合併者にはビグアナイド薬，チアゾリジン薬を避ける（禁忌）

▼

Step 3

Additional benefitsを考慮するべき併存疾患

慢性腎臓病*	心不全	心血管疾患
SGLT2阻害薬†, GLP-1受容体作動薬	SGLT2阻害薬†	SGLT2阻害薬, GLP-1受容体作動

＊：特に顕性腎症　　†：一部の薬剤には適応症あり

▼

Step 4

考慮すべき患者背景
別表の服薬継続率およびコストを参照に薬剤を選択

薬物療法開始後は、およそ3か月ごとに治療法の再評価と修正を検討する

目標HbA1cを達成できなかった場合は、病態や合併症に沿った食事療法、運動療法、生活習慣改善を促すと同時に、Step 1に立ち返り、薬剤の追加等を検討する

（日本糖尿病学会コンセンサスステートメント策定に関する委員会「2型糖尿病の薬物療法のアルゴリズム」．糖尿病65（8）：419-434, 2022．より許可を得て転載）

注：上図記載の「別表」は、前ページ掲載の表「安全な血糖管理達成のための糖尿病治療薬の血糖降下作用・低血糖リスク・禁忌・服薬継続率・コストのまとめ―本邦における初回処方の頻度順の並びで比較―」を指す。

79 2型糖尿病の経口血糖降下薬の服用上の注意点に関連して 誤っているのはどれか。

a α-グルコシダーゼ阻害薬 ──────── 必ず毎食直前に服用する。
b SGLT 2 阻害薬 ──────── 1日1回、朝食前または朝食後に服用する。
c DPP-4阻害薬 ──────── 1日1～2回、食前あるいは食後服用いずれも可。
d GLP-1受容体作動薬(経口薬：リベルサス) ──── 1日1回、朝食直前服用。
e スルホニル尿素(スルホニルウレア：SU)薬 ──── 1日1～2回、食前あるいは食後服用いずれも可。

解 説 「糖尿病の基本治療と療養指導：薬物療法」

重要

a ○：食後の服用では効果が大きく減弱する。

b ○：翌朝の尿糖は強陽性を示し、また1,5-AGの検査結果は血糖コントロールの参考とならないことを指導する。

c ○：食前あるいは食後服用いずれも可

d ×：1日のうちの最初の食事または飲水の前に、空腹の状態でコップ半分の水(約120mL以下)とともに1錠服用すること。また、服用時および服用後、少なくとも30分は、飲食および他の薬剤の経口摂取を避けること。分割・粉砕

および噛み砕いて服用してはならない。したがって、起床時に服用することが勧められる。

e ○：基本的には食前服用とされていた。原理的には食前服用のほうが食後服用より有効性が高い可能性があるが、大差はないと思われる。なお、速効型インスリン分泌促進薬(グリニド薬)は、1日3回、必ず食直前に投与することで期待する血糖コントロールの改善を得ることができる。

正 解 ▷ d

80 経口血糖降下薬の副作用・服薬指導について正しいのはどれか。2つ選べ。

a スルホニル尿素(SU)薬 ── 体重増加 ──────── 2型糖尿病妊娠時にも適用
b ビグアナイド薬 ──────── ケトアシドーシス ── ヨード造影剤使用時、注意
c チアゾリジン薬 ──────── 血尿のチェック ──── 浮腫・体重増加のチェック
d DPP-4阻害薬 ──────── 水疱性類天疱瘡 ──── 消化器症状のチェック
e SGLT2阻害薬 ──────── 乳酸アシドーシス ── 水分補給指導

解 説 「糖尿病の基本治療と療養指導：薬物療法(経口血糖降下薬)」

a ×：妊娠に際しては、薬物投与が必要な場合にはすべてインスリン療法をしなければならない。妊娠が予想される場合には、あらかじめインスリン療法に切り替えることも考慮する(計画妊娠)。

b ×：注意すべきはケトアシドーシスではなく、乳酸アシドーシスである。また、ヨード造影剤を用いる検査を行う場合には、あらかじめ前日あるいは造影日に休薬し、ヨード造影剤投与後48時

間は再開しない。

c ○：膀胱癌発症リスクを高めたとの報告がある。また、浮腫・体重増加を認めることがある。女性では骨折のリスクが報告されている。

d ○：急性膵炎の報告もある。便秘などの消化器症状にも注意する。

e ×：注意すべきは、脱水、ケトーシス（尿糖強陽性とともに尿ケトン体陽性も）、さらにケトアシドーシス（正常血糖ケトアシドーシス）である。

正解 ▶ c, d

表「わが国で使用されている主な経口血糖降下薬」

	種類	製品名（一般名）	主な作用・注意点・副作用
インスリン分泌非促進系	1. α-グルコシダーゼ阻害薬（α-GI）	・アカルボース（グルコバイ） ・ボグリボース（ベイスン） ・ミグリトール（セイブル）	小腸粘膜上皮の二糖類分解酵素（α-グルコシダーゼ）を阻害し、食後高血糖を遅延させる。食直前に服用。1型を含めインスリンとの併用可。腹部膨満・放屁あり。開腹手術歴がある場合は要注意。
	2. SGLT2阻害薬	・イプラグリフロジン（スーグラ） ・ダパグリフロジン（フォシーガ） ・ルセオグリフロジン（ルセフィ） ・トホグリフロジン（デベルザ） ・カナグリフロジン（カナグル） ・エンパグリフロジン（ジャディアンス）	腎のブドウ糖再吸収を阻害して血糖を改善する。体重減少・血圧低下も期待。頻尿・多尿を生じるので、適度に水分補給。脱水、尿路感染症に注意。 血中ケトン体が異常高値を示すことがある。インスリン注射療養中の患者ではケトアシドーシスに注意し、シックデイの時は服薬を中止するよう指導する。
	3. チアゾリジン薬	・ピオグリタゾン（アクトス）	PPARγに作用してインスリン抵抗性を改善。ときに、浮腫（女性に多い）、体重増加あり。
	4. ビグアナイド薬（BG薬）	・メトホルミン（メトグルコ、グリコラン） ・ブホルミン（ジベトス）	肝糖新生抑制、末梢のインスリン抵抗性改善を介して、血糖降下。高齢者や腎機能低下時は慎重投与。乳酸アシドーシスに注意。時に、下痢・腹痛あり。
血糖依存性インスリン分泌促進系	5. イメグリミン	・イメグリミン（ツイミーグ）	ミトコンドリアへの作用を介して、インスリン分泌促進（膵β細胞）とインスリン抵抗性改善（肝）をもたらす。世界初出。時に、悪心・下痢・便秘などあり。
	6. DPP-4阻害薬	［1日1〜2回投与］ ・シタグリプチン（ジャヌビア、グラクティブ） ・ビルダグリプチン（エクア） ・アログリプチン（ネシーナ） ・リナグリプチン（トラゼンタ） ・テネリグリプチン（テネリア） ・アナグリプチン（スイニー） ・サキサグリプチン（オングリザ） ［週1回投与］ ・トレラグリプチン（ザファテック） ・オマリグリプチン（マリゼブ）	小腸由来のインクレチン（GLP-1、GIP）を分解するDPP-4（ジペプチジルペプチダーゼ4）を阻害して、インスリン分泌促進、そしてグルカゴン分泌抑制により血糖改善。SU薬併用時は、低血糖に注意し、SU薬の減量を検討する。 まれながら、副作用として、急性膵炎、水疱性類天疱瘡、間質性肺炎などがある。 時に、軽度の消化器症状（便秘など）。
	7. 経口GLP-1受容体作動薬	・セマグルチド（リベルサス）	膵β細胞膜上のGLP-1受容体に結合して血糖依存的にインスリン分泌を促進。注射薬同様に、体重減少効果あり。起床時、食事・飲水の前にコップ半分の水で服用。その後30分以上、飲食・他剤服用不可。 時に、悪心・下痢などあり。
血糖非依存性インスリン分泌促進系	8. スルホニル尿素（SU：スルホニルウレア）薬	・グリベンクラミド（オイグルコン） ・グリクラジド（グリミクロン、グリミクロンHA） ・グリメピリド（アマリール）	膵β細胞膜上のSU受容体に結合してインスリン分泌を促進。いずれも低血糖を生じうるので、初回投与時の説明が大切。遷延性低血糖もあり（特に高齢者、腎機能低下者）。体重増加あり。
	9. 速効型インスリン分泌促進薬（グリニド薬）	・ナテグリニド（スターシス、ファスティック） ・ミチグリニド（グルファスト） ・レパグリニド（シュアポスト）	作用機序はSU薬と同じだが、速効性（毎食直前服用が重要）。食後高血糖の是正を期す。食後低血糖に注意。
	10. 配合薬	（2021年8月現在、10種類あり）	服薬アドヒアランスを高められる。配合薬を第一選択薬として用いてはならない。

※登録商標マークの表示は省略。

81 下記の糖尿病治療関連薬剤のうち、設問に合致するものはどれか。

(1) インスリン抵抗性を改善するため、特に肥満のある2型糖尿病で頻用される。ときに、軟便・下痢を起こすことがある。
(2) インスリン分泌を促進して食後の血糖上昇を抑制するため、食直前5〜10分以内に服用するように指導する。低血糖にも注意する。
(3) 尿糖排泄を促進して血糖改善を図る。水分摂取を促し、脱水に注意する。
(4) 糖尿病末梢神経障害に適応がある。尿の黄染をみる。
(5) 血糖依存性にインスリン分泌を促進し、単独使用では低血糖は起こしにくい。便秘などの胃腸症状をみることがある。

a インスリン	b ビグアナイド(BG)薬	c スルホニル尿素(SU)薬
d α-グルコシダーゼ阻害薬	e グリニド系薬	f DPP-4阻害薬
g SGLT2阻害薬	h アルドース還元酵素阻害薬	

解説 「糖尿病の基本治療と療養指導：薬物療法」

　近年、糖尿病治療薬は多彩となり、より強力に血糖改善が図られるようになった。療養指導に際しては、どのような薬剤が使われているのかを知り、それぞれの特徴をふまえた指導・注意をしなければならない。

*アルドース還元酵素阻害薬（エパルレスタット）：神経障害の自覚症状を改善し、神経機能悪化を抑制する。

正解

(1) **b** ビグアナイド(BG)薬
(2) **e** グリニド系薬
(3) **g** SGLT2阻害薬
(4) **h** アルドース還元酵素阻害薬
(5) **f** DPP-4阻害薬

82 単剤で低血糖を起こすおそれのある経口血糖降下薬はどれか。2つ選べ。

a スルホニル尿素(SU)薬
b α-グルコシダーゼ阻害薬
c DPP-4阻害薬
d グリニド薬
e SGLT2阻害薬

解説 「糖尿病の治療：薬物療法（経口血糖降下薬）」

重要

　初診後、一定期間（通常2〜3カ月程度）食事療法と運動療法を励行させた後、なお血糖コントロールが不十分な場合に経口血糖降下薬の投与を開始する。患者個人の糖尿病の病態（インスリン分泌不全、インスリン抵抗性、食後高血糖が複雑に絡み合っており、その程度もさまざまである）を考えて薬剤を選択する。薬剤の作用機序、適応、用法、副作用などを十分に認識

して使用する必要がある。特に、インスリン分泌を刺激する血糖降下薬は低血糖を引き起こすことがあるため、患者に低血糖の注意をあらかじめ十分に指導しておくことが求められる。

a ○：血糖値に関係なくインスリン分泌を促進し、低血糖を招く危険性がある。

b、c ×

d ○：グリニド薬は速効型インスリン分泌促進薬である。SU薬と同様の機序により、特に食後の低血糖を招く危険性がある。

e ×

正解 ▷ **a, d**

---

83 インスリン依存状態の1型糖尿病において、インスリン療法と併用してよい経口血糖降下薬はどれか。

2021

a ビグアナイド薬
b チアゾリジン薬
c スルホニル尿素(SU)薬
d DPP-4阻害薬
e SGLT2阻害薬

解説 「糖尿病の基本治療と療養指導：薬物療法(経口血糖降下薬)」

a、b ×：肥満傾向のあるインスリン抵抗性を有する2型糖尿病がよい適応であるが、非肥満例でも有効である。

c、d ×：基本的作用は、膵β細胞からのインスリン分泌促進にあり、インスリン依存状態(膵β細胞の枯渇状態)では、使用する意義はない。保険適用もなし。

e ○：インスリン製剤との併用において、1型糖尿病患者に用いて有効である。イ

ンスリン作用とは関係なく、高血糖時の尿糖排泄を促進するからである。イプリグリフロジン(スーグラ)とダパグリフロジン(フォシーガ)の2剤のみが「1型糖尿病(インスリン治療で効果不十分な場合)」の効能・効果を取得している。

正解 ▷ **e**

84 服薬指導について誤っているのはどれか。2つ選べ。

a ビグアナイド薬は、肺炎の診断がなされたら直ちに中止する。
b チアゾリジン薬は、膀胱癌やその疑いのある症例には投与しない。
c スルホニル尿素(SU)薬は、腎機能低下者には慎重投与(減量・中止)とする。
d DPP-4阻害薬は、低血糖を起こす危険性は低く、他剤との併用でも心配ない。
e SGLT2阻害薬は、腎機能正常であれば高齢者でも同様に投与してよい。

解説 「糖尿病の基本治療と療養指導：薬物療法(経口血糖降下薬)」

a ○：特に高齢者で心肺機能低下あるいは腎機能低下のある場合、投与量を減じるなどの慎重投与とする。肺炎となれば、中止を指示する。乳酸アシドーシスの危険性がある。

b ○：血尿などに注意。

c ○：SU薬は腎機能低下に伴い血中に停滞して作用が強く現れることがある。重症低血糖あるいは慢性的な遷延性低血糖(中枢神経症状などで精神科疾患の誤解を生じることもある)に注意する。

d ×：DPP-4阻害薬単独での低血糖の危険性は低いが、他にどのような血糖降下薬を併用しているかが問題である。

e ×：高齢者では、腎機能の問題だけでなく心肺機能にも潜在的危険性を有することは多い。体液量の減少を起こしやすく、脱水などの注意も、よりきめ細かく指示すること。

正解 ▷ d, e

85 諸検査・処置時に使用を控えるべき薬剤で誤っているのはどれか。

a 胃内視鏡検査時の生検 —— アスピリン(バイアスピリン®)
b 造影CT検査 —————— メトホルミン
c 運動負荷心電図検査 —— インスリン
d 抜歯 ———————— エイコサペタンエン酸(EPA：エパデール®)
e 腹部エコー検査 ———— スルホニル尿素(SU)薬

解説 「糖尿病の基本治療と療養指導：薬物療法」

重要

糖尿病患者においても高齢化もあって、多くの臨床検査が必要とされる。その際、糖尿病患者で多用される薬剤の使用を制限しなければならないことが生じる。

a ○：生検(バイオプシー)が必要となることに備えて、検査前3日間程度休薬する。

b ○：ヨード造影剤を使用する場合、メトホルミンは検査前後2日間休薬する。ただし、緊急の場合はこの限りでなく、注意して実施する。

c ×：運動負荷をするといっても短時間のことであり、インスリン注射を控える必要はない。

d ○：EPAは当日のみ休薬する。

e ○：空腹時に検査するので、SU薬に限らず
血糖降下薬は服用せずに来院させる。

ただし、降圧薬などの他剤は服用可。

正解 ▶ c

---

86 経口血糖降下薬の用法（内服法）について**誤っている**のはどれか。

a イメグリミン（ツイミーグ）──────── 1日2回（朝、夕）、食前食後投与はいずれでも可
b グリニド薬 ──────────────── 1日3回、毎食直前投与
c α-グルコシダーゼ阻害薬 ─────── 1日3回、毎食直前投与
d 経口セマグルチド（リベルサス）── 1日1回、起床時（食事・飲水前）、コップ半分の水で服用
e スルホニル尿素（SU）薬 ─────── 1日1～2回、食前30分前に服用

解説 「糖尿病の治療：薬物療法（経口血糖降下薬）」

a ○：食事摂取の影響を受けない。

b ○：速効型インスリン分泌促進薬（グリニド薬）は、食後投与では速やかな吸収が得られず効果が減弱する。食後の血糖上昇を効果的に抑制するために、ナテグリニドやレパグリニドは食直前10分以内、ミチグリニドカルシウムは食直前5分以内の「食直前」服用が必要であることを指導する。

c ○：α-グルコシダーゼ阻害薬は食物と混在することでその効果を発揮するため、食直前に飲まないと十分な効果が期待できない。したがって、食直前に服薬するよう指導する。

d ○：胃粘膜からの吸収率が低く、食事が入ると期待した効果が得られない恐れがある。服用してから少なくとも30分間は、飲食や他の薬剤の服用はしない。

e ×：食前または食後いずれでもよい。

正解 ▶ e

---

87 インクレチンについて**誤っている**のはどれか。

a インクレチンは腸管から分泌される。
b GLP-1はインスリン分泌促進作用がある。
c GLP-1は食欲増進効果がある。
d GLP-1は膵β細胞保護作用がある。
e GLP-1・GIPはジペプチジル・ペプチダーゼ-4（DPP-4）で分解される。

解説 「糖尿病の基本治療と療養指導：薬物療法（経口血糖降下薬、GLP-1受容体作動薬）」

重要

ブドウ糖を負荷する際に、経静脈的に投与するよりも経口的に投与したほうが膵臓からのインスリン分泌が大きいことが知られており、このような現象をもたらすインクレチンは消化管から分泌されるインスリン分泌刺激物質（ホルモン）の総称である。その後、インクレチンは、

問
61
～
90

GLP-1（glucagon-like peptide 1）とGIP（glucose-dependent insulinotropic polypeptide）であることが同定された。これらのインクレチンはジペプチジル・ペプチダーゼ-4（DPP-4）によって分解・不活性化されるが、2009年末からDPP-4阻害薬が開発され、経口血糖降下薬として糖尿病の治療に用いられるようになった。また、2010年7月からは、GLP-1受容体作動薬（GLP-1アナログ）も皮下注射薬として糖尿病の治療に用いられるようになった。さらに、2021年には、経口摂取可能なGLP-1製剤（経口セマグルチド）が発売となった。これらのインクレチン関連薬は、血糖依存的にインスリン分泌を促すとともに、グルカゴンの分泌を抑制する。これら薬剤の血糖低下作用はブドウ糖濃度依存性であり、単独投与における低血糖出現の可能性は低い。また、胃内容物排泄抑制および食欲抑制作用があり、体重が増加しにくい特徴もあり、

特にGLP-1受容体作動薬注射では、体重減少も期待できる。現在、週1回注射でよい製剤も開発され使用できる。さらに、近日中に、持続性GIP/GLP-1受容体作動薬（マンジャロ皮下注アテオス：一般名チルゼパチド）も販売予定となっている。

a ○：GIPは上部小腸に存在するK細胞から分泌され、GLP-1は下部小腸に存在するL細胞から分泌される。

b、e ○

c ×：GLP-1は中枢に働いて、食欲を抑制する効果がある。ただし、現実に減量効果を大きく期待するのは難しいようである。

d ○：動物実験では、GLP-1は膵β細胞保護作用が証明されている。

正解 ▶ c

---

88 **GLP-1受容体作動薬の特徴について<u>誤っている</u>のはどれか。** **B** 2014

a GLP-1作動薬はインスリン依存状態でも効果が得られる。
b 血糖自己測定（SMBG）を含めた自己管理を指導する。
c 長時間作用型GLP-1作動薬は空腹時血糖値を強く下げる。
d 短時間作用型GLP-1作動薬は胃排泄運動への影響が強い。
e GLP-1受容体作動薬単独投与の場合には、食事が不規則なときでも用量調節は不要である。

解説「糖尿病の基本治療と療養指導：薬物療法（GLP-1受容体作動薬）」

GLP-1受容体作動薬は膵β細胞膜上のGLP-1受容体に結合し、血糖値が高い場合により効果的にインスリン分泌促進作用を発揮する。空腹時血糖値と食後血糖値の両方を低下させる。

2020年11月時点で使用できるGLP-1受容体作動薬は、1日1～2回投与するもの（リラグルチド、エキセナチド、リキシセナチド）と週1回投与の徐放製剤（持続性エキセナチド、デュラグルチド、セマグルチド）に大別される。すべて皮下注射で自己注射できる製剤となってい

る。SMBGが保険適用となる。

a ×：GLP-1受容体作動薬はインスリンの代替薬ではない。インスリン依存状態（1型糖尿病患者など）への適応はない。インスリン治療からGLP-1受容体作動薬への切り替えは、インスリン依存状態にないことを確認したうえで慎重に行う。2型糖尿病でもインスリン依存状態ではインスリンからGLP-1受容体作動薬への切り替えは行うべきではな

い。

b ○：SMBGの保険適用が認められている。スルホニル尿素（SU）薬やインスリン製剤と併用する場合には低血糖に注意する。

c、d ○

e ○：GLP-1受容体作動薬は低血糖の心配も少なく、基本的に食事が不規則な場合でも用量調節は不要である。

正解 ▷ a

---

89 インクレチン関連薬について正しいのはどれか。2つ選べ。

C
2010

a DPP-4阻害薬やGLP-1受容体作動薬の単独投与では低血糖は起きにくい。
b DPP-4阻害薬とスルホニル尿素(SU)薬の併用は、低血糖を引き起こすので禁忌である。
c GLP-1受容体作動薬は皮下注射または経口で投与する。
d インスリン療法はGLP-1受容体作動薬で代替できる。
e GLP-1受容体作動薬は体重を増加させる。

解説 「糖尿病の基本治療と療養指導：薬物療法(経口血糖降下薬、GLP-1受容体作動薬)」

重要

インクレチン関連薬として、DPP-4阻害薬とGLP-1受容体作動薬がある（**表**）。なお、配合薬としてゾルトファイ配合注フレックスタッチ（インスリン デグルデク／リラグルチド）およびソリクア配合注ソロスター（インスリン グラルギン／リキシセナチド）がある。

a ○：DPP-4阻害薬やGLP-1受容体作動薬の血糖降下作用はブドウ糖濃度依存性であり、単独投与における低血糖出現の可能性は低い。

b ×：DPP-4阻害薬あるいはGLP-1受容体作動薬とSU薬を併用するときには、低血糖をきたさないようSU薬を減量し

て併用する。患者には低血糖の症状をあらかじめよく説明をしておく。

c ○

d ×：インスリン療法はGLP-1受容体作動薬で代替できない。1型糖尿病患者や2型糖尿病患者でもインスリンを大量に要する症例（罹病期間が長く、インスリン分泌が著減した場合など）で、GLP-1受容体作動薬に切り替えて数日後にケトアシドーシスをきたして死亡した症例が報告され、2010年秋に厚生労働省から注意喚起の緊急安全性情報が出されている。

e ×：GLP-1受容体作動薬は体重を増加させないか、減少させる。

正解 ▷ a, c

表 「DPP-4阻害薬とGLP-1受容体作動薬の違い」

	DPP-4阻害薬	GLP-1受容体作動薬
一般名(商品名)	シタグリプチン(グラクティブ、ジャヌビア) ビルダグリプチン(エクア) アログリプチン(ネシーナ) リナグリプチン(トラゼンタ) テネリグリプチン(テネリア) アナグリプチン(スイニー) サキサグリプチン(オングリザ) トレラグリプチン(ザファテック)＊＊ オマリグリプチン(マリゼブ)＊＊	リラグルチド(ビクトーザ) エキセナチド(バイエッタ) リキシセナチド(リキスミア) 持続性エキセナチド(ビデュリオン)＊＊ デュラグルチド(トルリシティ)＊＊＊ セマグルチド(オゼンピック)＊＊＊ セマグルチド(リベルサス)＊＊＊＊
投与経路	経口	皮下注射
作用機序	血中GLP-1、GIP濃度上昇による膵内分泌細胞への効果	膵内分泌細胞膜上の受容体への直接結合を介する効果と食欲抑制作用も
インスリン分泌(促進)	↑↑	↑↑↑
グルカゴン分泌(抑制)	↓	↓
胃排出遅延	±	＋＋
体重減少	あまり期待できない	期待できる
低血糖	可能性低い	可能性低い
副作用	軽い消化器症状(便秘傾向など)	悪心・嘔吐・便秘などの消化器症状

＊：週1回経口服用。＊＊：徐放性で、1回/週、朝食前投与。＊＊＊：徐放性で、1回/週、朝昼晩いつでも投与可。＊＊＊＊：本薬のみ経口投与。
注：商品名の登録商標マークは割愛

---

90 腎臓でのブドウ糖の再吸収やSGLT2阻害薬について誤っているのはどれか。

2015

a 尿中へのブドウ糖の排泄は、血糖が160〜180mg/dLを超えると陽性となる。
b SGLT2は腎臓の遠位尿細管にある。
c 糸球体で濾過されたブドウ糖の90%はSGLT2により再吸収される。
d 重度の腎機能障害では、SGLT2阻害薬は禁忌である。
e SGLT2阻害薬投与時には、脱水に伴う脳梗塞などの血栓・塞栓などの発現に注意する。

解説 「糖尿病の基本治療と療養指導：薬物療法(経口血糖降下薬)」

　腎臓の糸球体では1日に約180gのブドウ糖が濾過されるが、近位尿細管に発現するグルコースの再吸収を担うトランスポーターであるナトリウム・グルコース共輸送体2(SGLT2)で約90%のブドウ糖が再吸収され、近位尿細管のもう少し下流にあるSGLT1で約10%のブドウ糖が再吸収され、健常者では尿中にブドウ糖が排泄されることはない(図左)。糖尿病患者では、血糖上昇(160〜180mg/dL)に伴い、上記再吸収能力を超えるブドウ糖が濾過され、結局、尿糖出現をみることになる。

　SGLT2阻害薬を投与すると、SGLT2を介するブドウ糖の再吸収は完全に阻害されるが、SGLT1を介するブドウ糖の再吸収が亢進するので、尿中に約60gのブドウ糖が排泄される(図右)こととなり、血糖が低下する。尿浸透圧が高くなり尿量も増加するので、多尿・頻尿となり、口渇感も増すこととなる。このため、高齢者(特に渇中枢に障害があり渇きをあまり覚えない高齢者)や利尿薬服用中の患者では、本薬の投与により脱水をきたすので、脳梗塞などの血栓・塞栓症の発現に注意する。本薬の他の有

害事象として、低血糖、尿路・性器感染症（特に女性）、脱水、皮疹などがある。

a、c、e ○

b ×：SGLT2は腎臓の近位尿細管にある。

d ○：本薬は腎臓に作用する薬剤であるた

め、中等度の腎機能障害ではSGLT2阻害薬の有効性が低下し、重度の腎機能障害ではSGLT2阻害薬は無効となるため、投与は禁忌とされている。

正解 ▷ b

図 「腎臓における糖再吸収機構」

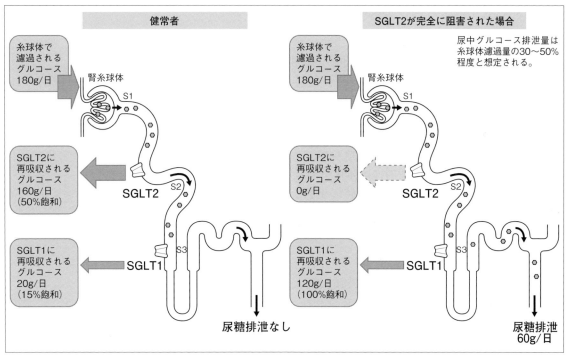

（Abdul-Ghani M.A. et al: Diabetes 62(10), 3324-3328, 2013. より引用改変）

91 SGLT2阻害薬について<u>誤っている</u>のはどれか。

a 糖質をこれまでより多めに摂取するよう説明する。
b 多尿や頻尿になることを伝える。
c 水分摂取を増やすよう伝える。
d 尿糖が陽性になることを伝える。
e 尿ケトン体が陽性になることがあるのを伝える。

解説 「糖尿病の基本治療と療養指導：薬物療法（経口血糖降下薬）」

食事から摂取されたブドウ糖が1日あたり60
～100g排泄されるので、尿糖は陽性となり、
多尿・頻尿がみられる。長期的には体重が3kg
くらいは減少し、血圧も数mmHg低下する。
したがって、従来の血糖降下薬と異なるベネ
フィットが期待されるが、脱水にならないよう
十分な水分摂取を勧める。

a ×：糖質をこれまでより多めに摂取したの
　　　では、本薬の血糖降下作用が減弱する。
　　　本薬を服用する場合、単剤では低血糖
　　　をきたさないが、極端な糖質制限食を
　　　行うと低血糖のリスクが生じるので、
　　　この点は患者にしっかり説明をする必
　　　要がある。
b ○：浸透圧利尿により多尿・頻尿となる。

c ○：高齢者や利尿薬内服中の患者では、特
　　　に夏季は、容易に脱水症状を起こし
　　　やすいので、十分な水分摂取（400～
　　　500mL/日）を勧める。脳梗塞を含む
　　　血栓塞栓症に注意する。
d ○：本薬の血糖降下作用の機序であり、もち
　　　ろん尿糖は陽性となる。なお、SGLT2
　　　阻害薬使用時には、尿糖や1,5-AGは
　　　血糖コントロールの指標とすることが
　　　できない。
e ○：ブドウ糖の尿中への排泄に伴い、脂肪
　　　がエネルギーとして使われることとな
　　　り、肝臓での脂肪酸の燃焼からケトン
　　　体が産生され、尿中へ排泄される。尿
　　　中ケトン体陽性、そして血中ケトン体
　　　増加に注意する。

正解 ▶ a

92 次の薬剤のうち，消化器症状をきたしやすいのはどれか。2つ選べ。

a α-グルコシダーゼ阻害薬
b GLP-1製剤
c SGLT2阻害薬
d スルホニル尿素(SU)薬
e ピオグリタゾン

重要

a ○：α-グルコシダーゼ阻害薬は、腹部症状（放屁の増加、腹部膨満・鼓腸）を高頻度にきたす。消化器症状を軽減するため、通常少量から開始し漸増する。腹部手術歴のある患者では腸閉塞に十分注意する。

b ○：GLP-1 製剤は胃の蠕動運動を抑制するため、嘔気、下痢、便秘などの胃腸障害が投与初期に認められる。低用量より投与を開始し、患者の状態に応じて用量の漸増を行う。まれに、急性膵炎が起こる可能性がある。腸障害が発現した場合、急性膵炎の可能性を考慮する。また、まれに腸閉塞が起こる可能性があるので、腹部手術や腸閉塞の既往のある患者には慎重に投与する。

c〜e ×

正解 ▶ a, b

---

93 強化インスリン療法について誤っているのはどれか。 2017

a 細小血管症（網膜症、腎症、神経障害）の一次予防（発症予防）に有効である。
b 細小血管症（網膜症、腎症、神経障害）の二次予防（進展抑制）に有効である。
c 大血管症（冠動脈疾患、脳血管障害、末梢動脈疾患）の二次予防に有効である。
d 血糖自己測定（SMBG）はインスリン療法に際し、血糖コントロールに有効である。
e 持続（連続）グルコースモニタリング（CGM）はどこでも扱え、SMBGより血糖コントロールに有効である。

解説「糖尿病の基本治療と療養指導：薬物療法（インスリン療法）」

インスリン頻回注射法（基礎インスリン＋追加インスリン：3〜4回／日）あるいはCSII[*1]とSMBGあるいはCGMを併用した場合を強化インスリン療法とよんでいる。これまでのDCCT[*2]あるいはUKPDS[*3]による検討から、1型でも2型でも、細小血管症の一次・二次予防に有効であった。大血管症の発症・進展抑制については、その有効性は劣るが、やはり一定の成績が得られており、できるだけ積極的に進めるべきものと考えられる。ただ、低血糖の悪影響を十分考慮して実施すること。CGMがSMBGより優れているとの根拠はいまだ十分に得られていないが、リアルタイムCGMはHbA1cの改善に有効で、同時に低血糖の頻度が減ったという。リアルタイムCGMを併用したインスリンポンプ療法（SAP：パーソナルCGM機能付きインスリンポンプ療法）も進んでいる。低血糖を感知して一時ポンプ機能を停止できる装置も開発され、夜間低血糖も減らせるようになってきた。なお、妊娠糖尿病のSMBGは、食前より食後測定のほうが母児の予後改善に有効であった。

[*1]CSII：インスリンポンプ療法。
[*2]DCCT：1型糖尿病の大規模臨床研究。
[*3]UKPDS：英国の2型糖尿病大規模臨床研究。

a〜d ○

e ×：わが国では、CGMの使用には保険診療上の算定要件もあり、現在、十分な検討が不足していると思われる。ただ、SMBGでは見逃される低血糖と高血糖をとらえられ、それらのリスクを回避できる可能性は高く、将来的には頻用されることになろう。なお、現在頻用されているFree Styleリブレのアラー

ム機能付き改良品（Free Style リブレ 2）が、近いうちに日本でも販売予定であるが、これを用いてSMBG単独使用時により有意なA1c改善が得られたと報告されている。

94　インスリンの絶対適応でないのはどれか。2つ選べ。

A 2010　B 2012

a　妊娠時および授乳産婦
b　全身麻酔を伴う手術時
c　膵全摘患者
d　肝障害、腎障害などの併発疾患を伴う場合
e　副腎皮質合成ステロイド使用時

解　説「糖尿病の基本治療と療養指導：薬物療法（インスリン療法）」

重要

　絶対的適応になるのは、1型糖尿病などのインスリン依存状態、糖尿病ケトアシドーシス、高浸透圧高血糖状態、膵全摘患者、慢性膵炎などによる膵機能廃絶者、重篤な肝障害・腎障害患者、糖尿病合併妊婦（妊娠糖尿病で食事療法だけでは良好な血糖コントロールが得られない場合も含む）、全身麻酔、手術時、重症感染症、重篤な外傷・火傷の受傷者、経口糖尿病薬にアレルギーをもつ患者などである。

　相対的適応になるのは、2型糖尿病で、食事療法、運動療法、経口糖尿病薬、GLP-1受容体作動薬（皮下注射）による血糖コントロールが不十分なとき、重篤な肝障害、腎障害などの併発疾患を伴うとき、ある程度多量の副腎皮質合成ステロイドを使用し血糖コントロールが不十分なときなどである。

a　○：妊娠前、妊娠中、周産期、授乳期の薬物療法にはインスリンを用いる。インスリン抵抗性の増大する妊娠中期以降には必要に応じてインスリンを増量し、分娩後には速やかに減量する。中止できる症例もある。

b、c　○

d　×：重篤な肝障害・腎障害を伴うときである。

e　×：ステロイドを使用時には経口血糖降下薬が効きにくくなるが、必ずしもインスリン療法の絶対適応ではない。

インスリン製剤についての記載で誤っているのはどれか。

a バイアル製剤、カートリッジ製剤、そしてプレフィルド／キット製剤の3つの剤型に大別される。
b 作用発現時間や作用持続時間によって、超速効型、速効型、中間型、混合型、配合溶解、そして持効型溶解インスリン製剤の6種に大別される。
c バイアル製剤は、単位目盛りのついた100単位製剤用インスリン専用注射器（シリンジ）を使用する。
d 速効型インスリン製剤は、レギュラーインスリンともよばれ、筋肉内あるいは静脈内注射にも用いられる。
e カートリッジ製剤は、いずれのインスリンペン型注入器にも使用可能である。

解説 「糖尿病の基本治療と療養指導：薬物療法（インスリン療法）」

重要

インスリン療法に際しては、日々改善され新しい製剤も出現しているので、それぞれについてよく習熟しておかなければならない。2020年には添加剤を加えてよりスムーズなインスリン吸収をもたらす超速効型インスリン製剤も開発され、保険適用となった（食事開始時に皮下注するが、場合によっては食事開始後20分以内に投与することもできる：フィアスプ®、ルムジェブ®）。当該2者は、作用発現時間がそれぞれ5〜6分速くなった。

a ○：バイアル製剤は、1本あたり10mL、1,000単位を含有し（インスリン濃度100単位/mL）、インスリンバイアル専用の注射器（シリンジ）を用いて使用しなければならない。プレフィルド製剤は3mL、300単位を含有し、インスリン薬液と注入器が一体化して使い捨てタイプとなっている（例外として、ランタス®XR注ソロスター®は300単位/mLの濃度のもの1.5mLで、1本

450単位含有）。交換できるカートリッジ製剤（3mL、300単位含有）にはそれぞれ専用のペン型注入器が用意されている。間違わないように注意すること。

b ○：6種類のインスリン製剤のうち、中間型と混合型は白濁しており、使用前に十分に混和して使用すること。作用が不安定とならないためである。

c ○：100単位製剤用のインスリン専用注射器（シリンジ）を用いなければならない。

d ○：糖尿病ケトアシドーシスなどに際し、静脈内持続注入（点滴）に用いる。ただし、災害時などの緊急時にはこの限りではない。なお、中間型インスリン（NPHインスリン）は静脈内注射に使用してはいけない。

e ×：カートリッジ製剤には、専用注射器の組み合わせが決まっている。プレフィルド製剤も同様だが、JISA型専用注射針を用いること。

正解 ▷ e

96 インスリン製剤で明らかなピークがないのはどれか。

a 超速効型
b 速効型
c 持効型
d 混合型
e 配合溶解

解 説 「糖尿病の基本治療と療養指導：薬物療法（インスリン療法）」

　超速効型、速効型はいずれも食後高血糖改善を目的とした作用ピークを認める（食後高血糖改善の"責任インスリン"である）。混合型は中間型に超速効型もしくは速効型を混合したもので、それぞれのピークを有する（白濁）。配合溶解インスリンは、超速効型と持効型溶解インスリンを混合したもので透明である（混和しないでよい）（表）。一方、2019年より持続型溶解インスリンとGLP-1受容体作動薬の配合注射薬も使用可能となり、低血糖が少なく血糖変動の少ない血糖管理が可能になると期待される。

正 解 ▷ c

表 「インスリン製剤の作用機作からみた分類」

超速効型	約10分で作用発現、3〜5時間持続、食直前注射、食後高血糖の改善の"責任インスリン"、無色透明 ＊2020年から添加剤を加えて初期吸収を速めた製剤も使用可能。 ＊＊静脈内投与可（CSII[注1]に用いられる）。
速効型	約30分で作用発現、5〜8時間持続、食前30分注射、食後高血糖の改善の"責任インスリン"、無色透明 ＊＊静脈内投与可（CSII[注1]に用いられる）。
中間型	約1〜3時間で作用発現、18〜24時間持続、空腹時高血糖の改善の"責任インスリン"、白濁
持効型溶解	約1〜2時間で作用発現、約24時間持続（トレシーバは42時間超）、空腹時高血糖の改善の"責任インスリン"、無色透明 ＊明らかなピークを示さないものもある[注2]。
混合型	超速効型もしくは速効型＋中間型、白濁
配合溶解	超速効型＋持効型溶解、無色透明

※注入器と製剤が一体化された使い捨てタイプのプレフィルド製剤（300・450単位入り）、専用のペン型注入器にセットして使うカートリッジ製剤（300単位入り）、専用のプラスチック注射器で使用するバイアル製剤（1,000単位入り）がある。広く使われているのはプレフィルド製剤で、すべての注射器に共通して使える注射針は細く（外径0.18mmのものも）、痛みもほとんどない。
注1）持続皮下インスリン注入療法
注2）トレシーバ注フレックスタッチ、ランタス、ダラルギン製剤

97

A
2018

下記インスリン製剤のうちあてはまるものはどれか。正しいものを選べ。

(1) ピークを認めない。
(2) 白濁している。
(3) 作用時間が最も短い。
(4) 作用発現が最も早く、かつ作用時間は最も長い。
(5) レギュラーインスリンとも呼ばれる。

a 超速効型　　b 速効型　　c 中間型　　d 持効型　　e 配合溶解

解説「糖尿病の基本治療と療養指導：薬物療法（インスリン療法）」

問96解説参照。

正解

(1) **d** 持効型
(2) **c** 中間型

(3) **a** 超速効型
(4) **e** 配合溶解
(5) **b** 速効型

98

2003

インスリン療法について正しいのはどれか。2つ選べ。

a 超速効型インスリンは、食前でも食後でも効果は同様に期待できる。
b 速効型インスリンは、毎食15分前に注射する。
c 超速効型インスリンは、速効型インスリンより吸収速度が速い。
d 中間型インスリンの作用持続時間は約24時間である。
e すべてのインスリンは、皮下注あるいは静注用として用いられる。

解説「糖尿病の基本治療と療養指導：薬物療法（インスリン療法）」

重要

　インスリン製剤として、速効型、中間型、持効型インスリンに加えて超速効型インスリンが使用可能となり、インスリン療法の幅が広がったといえる。多様な使い方でよりきめ細かな血糖コントロールが可能になったといえる（図）。

　速効型インスリンの作用の発現時間は約30分、最大作用時間は1〜3時間、持続時間は約8時間である。超速効型インスリンの作用の発現時間は10〜20分、最大作用時間は1〜3時間、持続時間は3〜5時間である。なお、2020年に

はよりスムーズなインスリン吸収をもたらす超速効型インスリン製剤が開発され、発売された。食事開始時の皮下注射を可とするものである。作用発現が超速効型そのままのものより5〜6分速い。

a 　×：超速効型インスリンでも、食直前に注射してこそ本来の効果が発揮できるものである。というのも、食事開始後10〜15分もすれば血糖上昇が開始されるからである。ただし、インスリン吸収速度が改善された新しい超速効型インスリン（フィアスプ®、ルムジェ

ブ®）については、食事開始時（2分以内）に注射する。場合によっては食事開始後（20分以内）に注射しても有効である。

b　×：30分前には注射する。

c、d　○

e　×：通常、静注用には速効型インスリン（レギュラーインスリンともいう）を用いる。NPH製剤である中間型インスリンは、静脈注射に用いてはならない。

正解　c, d

図　「インスリン製剤の剤型の特徴」
効果出現時間と作用持続時間の違いによっていくつかの種類がある。

＊混合型には速効型＋中間型と超速効型＋中間型の2種類、そして配合溶解には超速効型＋持効型溶解の1種類がある。
注）混合型インスリン製剤は、超速効型または速効型インスリンとそれぞれの中間型インスリンを種々の比率であらかじめ混合した製剤（懸濁）。一方、配合溶解製剤として、ライゾデグ®配合注フレックスタッチは、超速効型インスリン（ノボラピッド®）と持効型溶解インスリン（トレシーバ®）を3：7で配合したもの。透明である。
注2）インスリン吸収速度が改善された超速効型インスリン製剤もある（フィアスプ®、ルムジェブ®）。

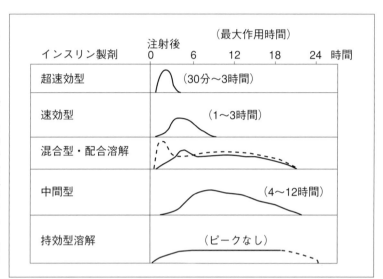

インスリン製剤	注射後 0　　6　　12　　18　　24　時間（最大作用時間）
超速効型	（30分～3時間）
速効型	（1～3時間）
混合型・配合溶解	
中間型	（4～12時間）
持効型溶解	（ピークなし）

99　インスリン療法について誤っているのはどれか。2つ選べ。

A
2014

a　1製剤を除き、すべてのインスリン製剤は1 mLあたり100単位である。
b　超速効型インスリンは、ヒトインスリンのアミノ酸配列を変えたインスリンアナログ製剤である。
c　インスリンの副作用で最も重篤なのはインスリンアレルギーである。
d　持続皮下インスリン注入療法（CSII）で速効型インスリンを用いるときは、食事の30分前に追加注入を行う。
e　超速効型インスリンは5～8時間、血糖降下作用が持続する。

解説　「糖尿病の基本治療と療養指導：薬物療法（インスリン療法）」

a　○：2015年9月に発売されたグラルギン製剤（ランタス®XR注ソロスター®）は300単位/mLである（3倍に濃縮されている）が、他のすべてのインスリン製剤は100単位/mLである。なお、これらのプレフィルド/キット製剤は1本300単位/3mLであるが、ランタス®XR注ソロスター®だけ450単位/1.5mL詰めである。

b、d　○

c　×：インスリンの副作用で最も重篤かつ重大なのは低血糖である。その他にインスリンアレルギー（じんま疹など）やインスリン抗体、インスリン脂肪異栄養症（脂肪萎縮、硬結など）、インスリン浮腫などがある。なお、インスリン皮下注射部位に生じる硬結や脂肪組織萎縮は、インスリン吸収に影響すること

もあり、同一部位への注射を避けるよう指導すること。

e ×：超速効型インスリンは約4〜5時間血糖降下作用が持続する。速効型インス

リンの作用持続時間が5〜8時間である。

正解 ▶ c, e

100 インスリンについて<u>誤っている</u>のはどれか。

a 注射部位は腹壁＞肩・上腕＞大腿＞臀部の順に吸収が速い。
b インスリングラルギンは部位による吸収の速さに差がない。
c 超速効型インスリンは速効型インスリンより部位による吸収の速さの差が小さい。
d インスリンバイアル10mLは1,000単位のインスリンである。
e バイアル製剤を使用して、速効型と中間型を混合する場合、先に速効型を吸い、混合後は1分以内に注射する。

解説 「糖尿病の基本治療と療養指導：薬物療法（インスリン療法）」

重要

　超速効型、速効型インスリンは静脈内投与もできるため、インスリンポンプ療法、持続皮下インスリン注入療法（CSII）にも使用される。中間型インスリン（NPHインスリン）は皮下注射に使用し、静脈注射に使用してはいけない。

a ×：注射部位は脂肪組織萎縮や皮膚の硬結などを防ぐため、毎回2〜3cmずつずらす。注射部位によっては、効き目が変化することがあるのに注意。注射部位は腹壁＞肩・上腕＞臀部＞大腿の順に吸収が速い。また入浴や運動（上腕・

大腿注射時）は吸収を速めることも覚えておく。

b〜d ○

e ○：所定の注射器を用いて、患者自身が、バイアル製剤を用いて、自由な割合で混合インスリンを作製できる。この際、速効型に中間型が混じって作用時間が変化するのを防ぐため、先に速効型を吸い、混合後は1分以内に注射する。現在はインスリンがすでに装填されているプレフィルド製剤（使い捨てタイプ）を用いるのが普通となった。

正解 ▶ a

101

インスリンポンプ療法（CSII または SAP）のメリットについて、誤っているのはどれか。2つ選べ。

2021
2014, 2019に
類似問題あり

a 不安定で大きな血糖変動を抑制できる。
b 無自覚性低血糖を軽減できる。
c 暁現象を軽減できる。
d 血糖自己測定（SMBG）を行わないで済む。
e 以前に使っていたペン型インスリン注入器は必要なくなる。

解説 「糖尿病の基本治療と療養指導：インスリンポンプ療法」

　現在、わが国で保険適用のあるインスリンポンプ療法には、持続皮下インスリン注入療法（CSII）とパーソナルCGM機能付きインスリンポンプ療法（SAP）とがある。基本的には十分動機付けられた、血糖コントロールが不安定な1型糖尿病患者などが対象であり、習熟したスタッフの十分な見守りが必要である。

a～c　○

d　×：SMBGを正しく行えるよう習熟しても

らい、高血糖や低血糖への対応のとき、また機器のトラブルに際してもSMBGを行い、適切に対処できなければならない。

e　×：従前のペン型インスリン注入器は常に携帯して、何らかのトラブルが生じた場合、臨機応変な対応ができるようにしておかなければならない。

正解▶ d, e

表　「CSIIの適応とその必須例」

1. CSIIが適応となる条件
(1)従来の頻回インスリン注射療法では血糖値が不安定で高血糖、低血糖もしくは無自覚性低血糖などを呈する成人1型糖尿病もしくは、インスリン分泌が著しく低下した2型糖尿病
(2)厳格な血糖コントロールが必要な、妊娠を計画中もしくは妊娠中の1型もしくは2型糖尿病
(3)小児の1型糖尿病
2. CSII適応例の必須条件
(1)CSIIを理解し、充分な動機を有する例
(2)インスリンポンプの操作、血糖自己測定などが正確に行える能力を有する例、小児糖尿病では保護者が充分に教育を受け、ポンプの操作を行うか、もしくは補佐できる例
(3)CSIIの充分な経験と技能を有する医療スタッフがおり、CSIIの継続的な教育やトラブルへの対応も十分に行える医療施設に通院中の例

(小林哲郎ほか：糖尿病57：403-415, 2014. より許可を得て転載)

102

持続皮下インスリン注入療法（CSII または SAP）の指導で誤っているのはどれか。2つ選べ。

B
2021

a 使用するインスリンは速効型のみである。
b インスリンの交換には、冷蔵庫に保管しておいたインスリンを用いる。
c バッテリーを交換する目安は1カ月である。
d 入浴、水泳などで、注入ポンプを取り外すのは短時間にとどめる。
e トラブルからの回復が困難であれば、すみやかにインスリンを皮下注射する。

解説 「糖尿病の基本治療と療養指導：インスリンポンプ療法」

　携帯型注入ポンプを用いて超速効型（あるいは速効型）インスリンを持続的に皮下投与する治療法のことを示す。この治療法に習熟した医療チームが提供するときに、血糖管理の改善や低血糖頻度の軽減といった治療効果を期待できる。プログラム機能により、血糖値が一定となるように基礎注入量を設定する。食事直前に摂取糖質を処理するための追加インスリンを投与する。SAP（sensor augmented pump）として使用した場合は、低血糖を知らせるアラート機能や、低血糖を予測してインスリン注入を自動的に止めるスマートカード機能により、頻回注射療法と比較して低血糖リスクが軽減されるというデータが報告されている。

a　×：使用するインスリンは、通常は超速効型である。

b　×：低温のインスリンを使用すると、注射器内に気泡ができることがある。冷蔵庫に保管しておいたインスリンは、室温に戻してから使用する。

c　○：インスリンポンプのみで通常1か月くらい、SAP機能付きで1〜2週で交換する。予備を備えておくよう指導する。

d　○：長時間はずす場合は、少量の速効型インスリンなどで補充する。

e　○：長時間はずしたままで経過すれば、高血糖やケトアシドーシスをきたすことが危惧される。インスリン注入の中断原因として注入ポンプの故障や設定ミス、バッテリー切れ、水没、電磁波、高温・低温による影響、針やチューブの抜け、チューブ内凝固による閉塞などが考えられる。

　その他、穿刺注入部位の感染やチューブ固定用の絆創膏によるかぶれなどや、穿刺注入部位の炎症などに注意する。穿刺注入部位が赤くなったり腫れたりすれば、すぐに抜去して別の部位に変えるよう指導する。

正解 ▶ a, b

103　インスリンの注射手技で正しいのはどれか。

2009

a　インスリンは、すべて10回以上ゆっくり振ってから注射する。
b　空打ちは、注射針を上向きにして行う必要はない。
c　注射針は、毎回変える必要はない。
d　インスリンを注入した後、5〜10秒後に針を抜く。
e　インスリン注入後は軽くもむのが原則である。

解説 「糖尿病の基本治療と療養指導：薬物療法（インスリン療法）」

　インスリン製剤の中で、透明の速効型や超速効型インスリン、持効型溶解インスリンは振る必要はない。白濁している懸濁インスリン製剤は十分に混和して使用する必要がある。空打ちは、どうしても混入してしまうことのある空気

（気泡）を抜くためであり、針を上向きにして、必要に応じて軽く叩き行わねば意味がない。もう1つの目的は、ペン型注入器などがきちんと作動しているか否かをチェックすることである。注射針は毎回取り替えるのが原則である。

ただし、注射針の使用回数については、緊急時、自己使用に限って支障がなければ、複数回の使用も可能である（回数が多くなると痛みが増す）。インスリン注射を完全なものにするため、注入後5〜10秒以上は針を抜かないよう指導する。注射部位をもむ必要はない。

正解 ▷ d

---

104 白濁しているインスリンはどれか。2つ選べ。

A 2021 2013に類似問題あり

a 持効型
b 混合型
c 配合溶解型
d 中間型
e 超速効型

解説 「糖尿病の基本治療と療養指導：薬物療法（インスリン療法）」

白濁した懸濁インスリン製剤（中間型インスリン、混合型インスリンおよび混合型インスリンアナログ製剤）は注射前に十分混和する。インスリンを均一に混ぜるため、往復10回以上、ゆっくり下に反転しながら振ること。混和しないと効力が不安定となり、血糖コントロールが悪化したり低血糖を生じる可能性がある。

ちなみに、2013年の設問は「注射前に十分に混和すべきインスリンはどれか。2つ選べ」であった。

正解 ▷ b, d

---

105 インスリン製剤の取り扱いについて誤っているのはどれか。2つ選べ。

2017

a 予備のインスリン製剤は、2〜8℃に保存する。
b インスリン製剤は、常に遮光保存が必要である。
c 使用開始後の有効な使用期間は、平均1カ月までである。
d バイアル製剤を使用するときは、普通の注射器に吸って使用する。
e 災害時や緊急時は、期限が切れて間もないものであれば使用してよい。

解説 「糖尿病の基本治療と療養指導：薬物療法（インスリン療法）」

重要

インスリン製剤は、使用中のものは室温で、未使用のものは冷蔵庫（2〜8℃）で遮光保存する。また、凍結や高温に弱く、インスリンの効力が不安定になるため、「冷蔵庫中の冷気の吹き出し口近くに保管しない」、「閉めきった自動車内に保管しない」、「飛行機では機内持ち込みの手荷物に保管する」ことが大切である。

適正に保管すれば未使用のインスリン製剤は記載されている使用期限まで使用できる。また使用開始後は、4〜8週間と製剤の種類によっ

て異なるので注意する（ランタス®XR：6週間、トレシーバ®：8週間、他の製剤：4週間）。通常は使用期限内に使用するのが原則であるが、緊急時には、期限が切れて間もないものであれば使用してよい。バイアル製剤を使用するときは、必ずインスリン専用の注射器（単位が表示されている：1目盛＝単位）を使用して注射する。インスリン使用単位の誤りをなくすためである。

a、b、e　　◯
c、d　　　×

正解 ▶ **c, d**

---

106 グルカゴン注射について<u>誤っている</u>のはどれか。

A
2019
2003に類似問題あり

a　皮下注射である。
b　大腿部が適している。
c　作用は一時的で60〜90分後には再び血糖値が低下する。
d　症状が改善したら糖質を補う。
e　グルカゴン注射で改善しない場合にはブドウ糖を静脈内投与する。

問
91
〜
120

解 説「糖尿病の治療：薬物療法（インスリン療法）」

重要

　グルカゴンは膵臓のα細胞から分泌されるペプチドホルモンであり、肝臓に作用して速やかにグリコーゲンの分解および糖新生を促進させ、ブドウ糖を肝臓から放出させる作用がある。この作用を利用して、意識消失などの重篤な低血糖の救急処置として用いられる。

　グルカゴンの注射に際してはグルカゴン製剤を溶解液で溶解させてから、注射器に吸い取った溶解液をグルカゴン製剤の瓶にゆっくり注入し、静かに回して溶解させる。その後に、肩、大腿、臀部などの筋肉内へ注射する。患者本人は注射できる状態にないので、家族や救急隊員に対して十分な注射指導を行う必要がある（特に、乳幼児期や学童期の患児の場合）。とはいえ、グルカゴンの注射が必要になることはそう頻回ではなく、慣れていないために処置の完了に5分程度を要する。2020年10月にグルカゴンの点鼻粉末剤（バクスミー®）が発売された。今後は誰でも簡単に20〜30秒で点鼻粉末剤を使用できることになり、利便性が向上した（**問137**参照）。

a　×：筋肉内注射である。

b　◯：筋肉内注射は、肩、大腿、臀部などへ行う。

c　◯：注射後10分以内に症状の改善が期待できるが、作用は一時的であり60〜90分後には再び血糖値が低下するおそれがある。

d　◯：症状が改善したら砂糖水などの糖質を補う。

e　◯：グルカゴン注射で改善しない場合は、至急医療機関へ搬送し、ブドウ糖を静脈内投与する必要がある。

正解 ▶ **a**

107　糖尿病患者が遭遇するスティグマの分類についての記述で、誤っているのはどれか。

a 「社会的スティグマ」とは、一般社会から受けるスティグマをいう。
b 「乖離的スティグマ」の背景には、非医療従事者の無理解がある。
c 「自己スティグマ」とは、自分自身を価値のない人間とみなすことである。
d 「経験的スティグマ」は実際のスティグマ体験に基づく。
e 「予期的スティグマ」ではスティグマを経験しないように回避行動をとる。

解説 「糖尿病患者の心理と行動：糖尿病患者の心理（スティグマとアドボカシー）」

　スティグマとアドボカシーについては、問8と問9の解説も参照。スティグマの要因によって、一般社会から受ける「社会的スティグマ」、主に医療従事者から受ける「乖離的スティグマ」、自分自身を価値のない人間とみなす「自己（セルフ）スティグマ」の3つに分けられ、さらにそれぞれ、実際のスティグマ体験に基づく「経験的スティグマ」とスティグマを経験しないように回避行動をとる「予期的スティグマ」に分けられる。

a ○

b ×：「乖離的スティグマ」とは、主に医療従事者から受けるスティグマをいう。乖離的スティグマの背景には医療従事者の糖尿病に対する知識不足や無理解がある。

c ○
d ○
e ○

正解 ▶ b

108　エンパワーメント（empowerment）の結果、得られる変化に合致しないのはどれか。2つ選べ。

a 朝食を摂らずに出勤していたことを改め、3回の食事をきちんと摂るようになった。
b 受診時にあれこれ質問したり、訴えたりしなくなった。
c 検査結果に対して、一喜一憂するようになった。
d 患者会に参加し、積極的に発言するようになった。
e 定期的な受診に苦痛を感じなくなった。

解説 「糖尿病患者の心理と行動：エンパワーメント」

　エンパワーメントとは、医療者側がもてる糖尿病に関する情報を正しくきちんと伝え、その結果として患者が何をすべきかを理解し、可能なことから自ら実行できるよう支援することである。糖尿病のような慢性疾患の場合、一時の検査結果の良否にのみ左右されず、長期的な視野に立って、できれば成功体験に基づく自己効力感（セルフエフィカシー）を高め、自信をもて

るように励ますことが必要である。
　すなわち、能動的な自己管理（セルフケア）行動の意義・効果について正しく認識してもらうことが必要で、その実行度（アドヒアランス：主体的に治療に取り組むこと、執着）が問われることになる。そして、指示された治療の遵守度（コンプライアンス：受け入れること、応諾）もよくなるよう支援しなければならない。

a ○：1日3回食（＋間食）とし、指示エネルギーを3回の食事にできる限り均等に分けるのは、食事療法の基本である。

b ×：患者と医療者側とは、自由な会話ができるような雰囲気でなければならない。

c ×：1回の検査結果に左右されず、長期的に考えられるよう支援する。

d、e ○

正解▶b, c

---

109 エンパワーメントアプローチについて誤っているのはどれか。

A
2015

a 「糖尿病やその治療に関して、最も難しいと感じていることは何ですか」とたずねる。
b 「〜についてどのように感じていますか」とたずねる。
c 「どんなことがしたいですか」とたずねる。
d 「効果がありそうな具体的方法についてよい考えがあります」と提案する。
e 「この目標を達成したことから何を学びましたか」とたずねる。

問
91
〜
120

解説 「糖尿病患者の心理と行動：エンパワーメント」

 重要

エンパワーメント法とは、患者自身の糖尿病管理能力を引き出す方法の1つである。エンパワーメントの基本的な考え方は「糖尿病療養において、意思決定の主体は患者自身であり、患者自身が問題点や改善策を考えて自己管理を行う」ということである。患者本人が自分のもっている能力に気付き、納得したうえで行動を変えていくことを目的とする。

医療者は、患者がさまざまな自己管理を自分でできるように必要な情報を提供することで支援する。

設問は患者の行動変化を援助するために重要な基本的な5つのステップに関するものである。

a ○：患者の視点から問題を特定する。

b ○：問題についての現在の感情を明らかにする。

c ○：行動目標を設定する。

d ×：提案するのではなく、患者自身が目標に応じた計画を立てる。

e ○：結果を評価する。

正解▶d

---

110 自己管理（セルフケア）行動を促すためになすべきことで誤っているのはどれか。

2019

a 似た状況の人がいることを話し、自己効力（感）（セルフエフィカシー）を高める。
b HbA1cの経時的推移をグラフで示し、成功体験をもってもらい、褒める。
c コンプライアンスの良否を判断し、その原因について患者と話し合う。
d コーチングにおいては、患者にとって最大限の力を出し続けるよう指導する。
e 最適な自己決定ができるように、各職種で根気よく知識の学習をくり返す。

糖尿病療養指導士のなすべきことに関連して、多くの考え方やモデルが提出されている。しかし結論的には、患者が理解し、セルフケア行動をし、良好な結果が得られるよう、あくまで終わることなく根気よく支援していかねばならない、ということを知ることであろう。

医学的知識を伝えるにあたっては、その理解度に応じた説明が必要であろう（小さな目標達成で成功体験を積み上げ、セルフエフィカシーを高めてもよい）。コンプライアンスについては、医師やスタッフが良否を判断し、それを高めるための方略を考えなければならない（減量目標を3kgから2kgにするなど、ステップバイステップ法で目標を引き下げてその効果を待つ）。コーチングにおいても、協働的パートナーシップを信頼あるものとすることが重要であり、一方的な指導は無理なことが多い。そして理想的には、自ら決めて実行してもらい、医療者側は体重や血糖値・HbA1cなどの管理目標がどの程度達成されているかを伝え、次のステップを一緒に考えるということになる。

正解 ▷ d

III セルフケアの実行度で誤っているのはどれか。

A
2015

a 食事療法 ──────── 80%
b 運動療法 ──────── 40～60%
c 血糖自己測定(SMBG) ── 80%
d 服薬 ──────────── 93%
e インスリン自己注射 ──── 97%

重要

セルフケア行動の実行度（アドヒアランス、コンプライアンス）は、セルフケア行動の種類によって異なる。食事療法 60%、運動療法 40～60%、SMBG 80%、服薬 93%、インスリン自己注射 97%程度であり、生活習慣の大きい変更を伴う治療法の実行度が低い。

異なるセルフケア行動間の実行度の関連性は低く、セルフケア行動の実行度は、時間とともに常に変化していく。セルフケア行動の実行度とHbA1cは相関するが、その関連性は強くない。HbA1cだけで患者の行動レベルを判断してはいけない。それぞれの実行度を記録などから評価する（糖尿病療養指導ガイドブック2014）。

a ×：食事療法の実行度はそれほど高くはなく、60%程度である。

b～e ○

正解 ▷ a

112 該当するのはどれか。

B
2015
2011, 2013, 2014
にも類似問題あり

(1)「糖尿病であることを職場に伝えていない」
(2)「この運動なら、私にもできそうだ」
(3)「夫の帰りが遅くて、つい食べてしまう」
(4)「このままだと糖尿病の合併症が起きるかもしれない」
(5)「自分が努力すれば糖尿病の合併症は防げる」

a	感情	b	ストレス	c	セルフエフィカシー	d	罹病性
e	重大性	f	利益性	g	障害性	h	逸脱

解説 「糖尿病患者の心理と行動：糖尿病患者のセルフケア行動」

重要

　健康信念モデル（ヘルスビリーフ）と変化ス
テージに関する問題である。
　健康信念モデルは疾病に対する認識が行動を
予測するとする理論で、以下の4つの要因がある。
① 罹病性とは「このままだと糖尿病の合併症が
　起きるかもしれない」と感じる程度。
② 重大性とは「糖尿病で合併症になったら大変」
　と感じる程度。
③ 利益性とは、合併症の予防など、セルフケア
　行動で得られると感じる利益の程度。
④ 障害性とは、セルフケア行動を実行するため
　に払う犠牲の程度。
　①〜③はセルフケア行動の促進要因に、④は

阻害要因になる。

正解

(1) **g** 障害性：糖尿病であることが会社にわ
　　　かると仕事に差し支える。
(2) **c** セルフエフィカシー：自分ができそう
　　　だという確信。
(3) **h** 逸脱：前熟考期を除く変化ステージの
　　　各時期に不適切な行動が起こることが
　　　ある。一度起こることを逸脱、習慣化
　　　すると再発ということになる。
(4) **d** 罹病性：合併症になりやすいという認識。
(5) **f** 利益性：セルフケア行動の利益／肯定
　　　的な考え。

113 変化ステージについて誤っているのはどれか。

A
2021

a　維持期：望ましい水準で行動している。
b　前熟考期：問題を抱えていることに気付いていない。
c　熟考期：問題を抱えている事実に抵抗と否定をしている。
d　実行期：望ましい水準で行動している。
e　準備期：行動を変化させる。

　下記に加え、完了期とは、健康的な行動をとる自己効力感が高く、行動の変化が達成され、習慣化した状態をいう。

a　○：維持期とは、望ましい水準で行動を継続しているステージである。とはいえ、意識していないとライフイベントなどによる一時的なつまずきや再発が起きる可能性はある。

b　○：前熟考期とは、問題を抱えているという事実に抵抗や否定をしているステージである。自分の行動がどのような結果をもたらすか十分な知識をもっていない。意欲もない。

c　×：設問の選択肢は前熟考期である。熟考期とは、自己の問題に気づき、問題の原因と解決法を理解しようとするステージである。わかっているが準備ができていない。迷ったり、遅らせたりする。意思決定バランスをともに考え、行動するための意思決定が必要とされる。

d　○：実行期とは、準備してきたことを、望ましい水準で行動するステージであり、問題行動に逆戻りしそうな気持ちや誘惑に立ち向かっている。

e　○：準備期とは、行動を変化させる前の最後の調整を行っているステージであり、行動をしているが望ましい水準で行動していない人も含まれる。

正　解▶c

---

114 行動変化のステージについて正しいのはどれか。2つ選べ。

B
2008
2002, 2007, 2012
にも類似問題あり

a　前熟考期 —— 食事療法をするつもりはない。
b　熟考期 —— 食事療法をしていないが、すぐに始めるつもりである。
c　準備期 —— 食事療法をしていないが、すぐに始めようかと思いつつも迷っている。
d　行動期 —— 食事療法を5カ月前からすでにやっている。
e　維持期 —— 食事療法を1年間やったので、少し休んでそのうちまた始めよう。

解│説 「糖尿病患者の心理と行動：糖尿病患者のセルフケア行動」

重要

　行動変化には5段階の「変化ステージ（stages of change）」がある（**問265図**参照）。

①前熟考期：行動変化を考えていない。
②熟考期：行動変化の意義は理解しているが、行動変化はない。
③準備期：患者なりの行動変化がある。すぐに始める。

④行動期：望ましい行動が始まって6カ月以内。
⑤維持期：望ましい行動が6カ月を超える。
⑥逸脱／再発：望ましい行動の失敗（逸脱）や後戻り（再発）。

a、d　○
b　×：準備期にあたる。
c　×：熟考期にあたる。
e　×：逸脱／再発にあたる。

正　解▶a, d

115 行動変化のステージについて誤っているのはどれか。2つ選べ。 A 2019

a 前熟考期 ── 3カ月以内に行動を考えていない。
b 熟考期 ── 3カ月以内に行動しようと考えている。
c 準備期 ── すでにいくつか行動している。
d 実行期 ── 行動してから6カ月経っていない。
e 維持期 ── 行動してから6カ月以上経っている。

解説 「糖尿病患者の心理と行動：糖尿病患者のセルフケア行動」

a ×：前熟考期では6カ月以内に行動を変えようとは考えていない。

b ×：熟考期では6カ月以内に行動を変えようと考えている。

c ○：準備期では、1カ月以内に行動を変えようと考え、その方向ですでにいくつかの行動段階を経ている。

d ○：実行期では、行動を変えてから6カ月未満しか経っていない。

e ○：維持期では、行動を変えて6カ月以上経っている。

正解 ▷ a, b

問 91 ～ 120

116 コンプライアンスとアドヒアランスについて誤っているのはどれか。 2021

a コンプライアンスの判断の基準は医療者側にある。
b ノンコンプライアンスの場合、すべての要因は患者側にある。
c アドヒアランスとは、必要な自己管理行動であると自身で選択したものを、自らが守ることである。
d コンプライアンスは受け身的な行動を指す。
e アドヒアランスは主体的な意味で使われる。

解説 「糖尿病患者の心理と行動：糖尿病患者のセルフケア行動」

a、c～e ○

b ×：ノンコンプライアンスの場合、すべての要因が患者側にあるのではなく、医療者と患者の信頼関係の不足や説明不足などが原因となっていたり、医療者の思い込みが大きかったりする可能性を考える。

正解 ▷ b

117 認知行動療法について**誤っている**のはどれか。

a 認知行動療法では、気分や感情、行動、認知に焦点をあてて問題を特定し、それらを断ち切るようにする。
b 認知行動療法では、行動療法的技法と認知的技法を組み合わせて用いる。
c 認知行動療法では、予測や判断、信念や価値観といったさまざまな認知的要因が個人の情緒や行動にどのような影響を及ぼしているかを重視する。
d 支援においては、情緒や行動に影響を及ぼしている認知的要因をあえて明確にしないことが重要である。
e 「考え方が変わることで気分や行動は変わる」ということを患者自身が繰り返し経験することで、「考え方を変えれば情緒や行動をコントロールできる」ということを自覚できるよう促す。

解説「糖尿病患者の心理と行動：糖尿病患者のセルフケア行動」

a〜c、e ○

d ×：支援においては、情緒や行動に直接的に介入するだけでなく、情緒や行動に影響を及ぼしている認知的要因を明確にする。そしてそれらを適応的な認知へと変容させていくことによって、情緒の安定や行動の修正を効果的に行っていくことを目的とする。

正解 ▷ d

---

118 習慣変容のための技法について該当するのはどれか。

（1）家族が食事に協力する。
（2）指導者がほめる。
（3）食事を自分で記録する。
（4）間食の誘いを断る練習をする。
（5）減量プログラムへ参加する。

a 目標設定 　 b セルフモニタリング 　 c 刺激統制法 　 d オペラント強化
e 食行動の修正 　 f 反応妨害、習慣拮抗法 　 g 社会技術訓練 　 h 認知再構成法
i 社会的サポート 　 j 再発予防訓練

解説「糖尿病患者の心理と行動」

重要

　代表的な習慣変容のための技法をよく理解しておくこと。これらは食事療法や運動療法を成功させるために重要である。肥満患者の行動療法が参考になっている。

正解 ▷

（1）**c** 刺激統制法：行動を変化しやすいように、周りの環境を整える方法である。例えば、ごはん茶わんをこれと決める、仲間と散歩することにする、など。

（2）**d** オペラント*強化：望ましい結果を得るために、好ましい行動の頻度を高め

る刺激を強化する方法。他者からの注目や賞賛による「社会的強化」と自ら成果をポイント化する「自己強化」がある。

*オペラント：ある条件下で自主的行為が生じることを意味する概念（造語）。

(3) **b** セルフモニタリング（自己監視）：体重、食事、身体活動、目標とした行動などを自分で観察し記録させる。確実なセルフコントロール（自己管理）の方法で

ある。

(4) **g** 社会技術訓練：食べ物の勧めを上手に断るなど、自分の考えを状況に合わせて表現するといった、社交場面でのふるまい方を訓練し学ぶ。

(5) **i** 社会的サポート：社会的関係の中でやりとりされる支援。対人関係を治療などに活用する。一緒に食事療法や運動療法に参加してもらうなど。

---

119 家族のライフサイクルで<u>誤っている</u>のはどれか。2つ選べ。

A 2019

a 新婚期、教育期、分離期、完成期の4つである。
b 家族は個人の成長・発達によって変化しない。
c DAWN2の結果では、「支援が得られている」と回答したわが国の糖尿病患者の割合は他国と比べて低い。
d 家族アセスメントを活用することが重要である。
e 家族のライフサイクルの各段階に課題が存在する。

解説 「糖尿病患者の心理と行動：心理・行動に配慮した支援」

重要

a ×：新婚期、養育期、教育期、分離期、成熟期、完成期の6段階である。

b ×：個人は家族の構成員であると同時に、家族は個人の成長・発達によって変化する存在である。

c ○：DAWN2は糖尿病に関する姿勢や願い、ニーズを明らかにする国際的調査研究であり、その結果では「支援を得られている」と回答したわが国の糖尿病患

者の割合は他国と比べて低かった。

d ○：家族アセスメントなどを活用し、家族を理解するとともに、どのような課題をもっているか、アセスメントすることが重要である。

e ○：個人の成長・発達において達成しなければならない課題が存在するように、家族のライフサイクルの各段階にも課題が存在することを理解する必要がある。

正解 ▶ **a, b**

120 悲嘆のプロセスの感情・身体症状・思考に該当するものを選べ。　**A** 2013

（1）ショック期の感情
（2）ショック期の身体症状
（3）ショック期の思考
（4）悲嘆期の感情
（5）悲嘆期の身体症状
（6）悲嘆期の思考
（7）解消期の思考

a	無感覚	b	怒り	c	罪悪感	d	泣く
e	食欲亢進	f	食欲低下	g	否認	h	冷静に過去を振り返る
i	自殺念慮に注意する	j	利用できる社会資源を与える					

解説 「糖尿病患者の心理と行動：悲嘆のプロセス」

　悲嘆のプロセスの感情・身体症状・思考をそれぞれよく覚えて、時期に応じた援助法を理解しておく。悲嘆のプロセスは正常な適応過程である。患者のペースに合わせて対応・援助しなければならない。

　悲嘆のプロセスは、以下の3期に分類される。

　ショック期：事実・現実を受容できない。感情的には無感覚であり、泣くなどの身体症状が現れ、否認の思考過程である。

　悲嘆期：事実を認め、悲しみにくれる。感情的には怒り、悲しみ、不安、抑うつなどがみられ、疲れ、不眠や食欲の低下などの身体症状が

現れ、罪悪感を感じたり自殺念慮の思考過程である。

　解消期：新しい適応を求める。冷静に過去を振り返ることができる思考過程である。

正解

(1)ショック期の感情	**a** 無感覚
(2)ショック期の身体症状	**d** 泣く
(3)ショック期の思考	**g** 否認
(4)悲嘆期の感情	**b** 怒り
(5)悲嘆期の身体症状	**f** 食欲低下
(6)悲嘆期の思考	**c** 罪悪感
(7)解消期の思考	**h** 冷静に過去を振り返る

糖尿病療養指導の基本的事項について誤っているのはどれか。2つ選べ。

a 個別指導に際し、PDCAサイクル法を採用して進めるとよい。
b 集団指導の一環として、日本糖尿病協会への加入を勧めるとよい。
c 糖尿病療養指導では、糖尿病医療チームのチームリーダーあるいはコーディネーターとして、他職種とも積極的に連携を図るのがよい。
d チームカンファレンス(スタッフ会議)は、何か問題が生じたり、バリアンスへの対応のため開くのがよい。
e 主治医は、各専門職メンバーへ個別に治療方針を示すのがよい。

解説 「糖尿病指導の基本(患者教育)」

重要

チームの重要性：患者の一生涯にわたる糖尿病治療の成否は、患者自身が治療法を十分に理解し、日常生活のなかで実践できるかどうかにかかっている。食事・運動療法の進め方をはじめとして、その治療内容は多岐にわたり、長期的視野に立ったものでなければならない。医療チームは、医師を最終責任者として、多くの職種にそれぞれの専門性を保ちながら加わってもらう。このために、糖尿病療養指導士(CDEJに加えてLCDEも)をはじめ、すべての職種に関与してもらってよい。施設によっては、健康運動指導士、臨床心理士、ソーシャルワーカー、事務職員などにも加わってもらい、他医療施設とのチーム編成もよい。

a ○：療養指導は、plan(計画を立てる)、do(実行する)、check(実行した結果を評価する)、action(修正してまた行動：うまくいっていないところを改善する)というサイクルを繰り返してい

く問題解決思考(法)で、より一層の効果を上げることができる。

b、c ○

d ×：チームカンファレンスは定期的に開催し、常に評価・修正を行いながら、よりよい療養指導により結果を出すよう努めるべきであろう。この際、患者のセルフケア行動の基本的項目(食事・運動療法はどの程度できているか、体重管理の状況はどうか、服薬やインスリン治療は正しく行われているか、合併症への認識はよいかなど)について、評価・修正を考慮することができる。

e ×：主治医の治療方針は、チームカンファレンスのときにメンバー全員に伝え、各専門職メンバー間の連携がうまくいくように総合的に勘案すべきである。もちろん、クリニカルパスの作成を含めた療養指導計画に際しても、チーム全員の参加が求められよう。

正解 d, e

122 患者教育とQOLで誤っているのはどれか。2つ選べ。

a QOLを損なうことが多い糖尿病治療においては患者教育は必須である。
b 何をもってQOLが良好とするかは患者本人の価値観によって決められる。
c さまざまな解釈ができることについては、療養指導士自身の経験を優先し、導いていく。
d 医療者は糖尿病の自己管理について知っていることを全部患者に話すべきではない。
e 動機付けが困難な理由の1つに「潜在的で無症候性の発症」がある。

解説 「療養指導の基本(患者教育):療養指導とQOL」

医療者は患者の個別性を理解したうえで、療養指導にあたらなければならない。QOLも然りである。食事療法やインスリン注射など、糖尿病の治療自体がQOLの低下につながることも多い。そのことを十分理解することが大切であり、cのような押し付けの教育はよくないことである。患者にとって選択肢が多いほうが

QOLの向上につながることがあるため、dのように医療者の尺度で進めるのは間違いである。
a、b、e ○
c ×:押し付けの教育になるのでよくない。
d ×:選択肢が多いほうがQOLの向上につながることがある。

正解 c, d

123 コミュニケーション技術の「開かれた質問」について正しいのはどれか。2つ選べ。

a 糖尿病と診断されてつらいですか?
b なぜ、そう感じるのでしょう?
c どんなことならできそうですか?
d 食事療法はしていますか?
e インスリン注射はきちんとしていますか?

解説 「療養指導の基本(患者教育):療養指導の原則」

「開かれた質問」とは、単にイエス(はい)やノー(いいえ)で答えることができない疑問詞で始まる質問である。患者の立場からみた光景が把握できるという利点がある。いくら質問しても「はい」や「いいえ」で終了してしまうと、後が続かず、具体的なものがみえてこないので注意する。

a ×:糖尿病をどう感じていますか?など。
b、c ○
d ×:3食のエネルギー配分はどうしていますか?など。
e ×:現在、外出時の低血糖対策としてどうしていますか?など。

正解 b, c

124 教育体制と教育計画の作成について誤っているのはどれか。2つ選べ。

a 患者教育には最低限、医師、看護師、管理栄養士を含めた3名以上の医療チームが必要である。
b 教育計画は、定期的に医療スタッフ会議(チームカンファレンス)を行い検討する必要がある。
c 糖尿病教室などの集団教育計画は、医療チーム独自で行ったほうが効率的である。
d 個別計画の作成は、医師の治療方針に基づき医師の指示で行う。
e 在宅医療患者には、医師と訪問看護師や在宅支援関係者など含めて、個別計画を作成する。

解説 「療養指導の基本(患者教育):指導体制と指導計画の作成」

　医療スタッフチームは医師、看護師、管理栄養士の三者が必須である。また、医療機関の特徴や事情により人数や割合は異なってくるが、目標や方針を決め、結束していかなければならない。そのうえで役割を明確にし、連携を図り、定期的な検討を行う必要がある。

　cは、糖尿病教室などは病院全体の協力がなければうまくいかないことが多いので、チーム独自では間違いである。日本糖尿病療養指導士(看護師、管理栄養士、臨床検査技師、薬剤師、

理学療法士)ばかりでなく、可能な限り健康運動指導士、臨床心理士、ソーシャルワーカー、医療事務従事者などにも加わってもらうことが大切である。

　dは、医師の治療方針に基づき、医療スタッフは個別指導を計画するが医師の指示だけで行うものではない。
a、b、e 　○
c、d 　　×

正解 c, d

125 教育の方法について誤っているのはどれか。2つ選べ。

a 初期教育は動機付けのチャンスであるため、患者-医療者間の良好な関係を築くことが大切である。
b 集団指導は個別指導に比べ、人手と時間がかかる。
c 個別指導は医療者から患者へ一方的な関わりになりやすい。
d 糖尿病教室は効率がよく、系統的に教育できる利点がある。
e 患者会などにおけるグループ討論は、患者同士の交流や情報交換に役立つ。

解説 「療養指導の基本(患者教育):療養指導の方法」

　患者教育を有効に行うには、タイミングやニーズをとらえ、必要な内容を提供することが大切である。また環境を整えて学習しやすく配慮することも大事である。個別指導を行う際は、プライバシーに配慮した場所を確保する。まだ、学習意欲が湧かない、その気にならない患者に対しては「なぜなのか?」ということを分析し、

意欲がもてるようなアプローチをする必要がある。待っているだけではだめなのである。
a、d、e 　○
b 　×:個別指導のほうが人手と時間がかかる。
c 　×:1対1で関わり、個々に対応できる利点がある。

正解 b, c

126 教育方法での知識習得率が一番高いのはどれか。

a 聴く
b 読む
c 見ながら話す
d 話す
e 体験

解説「療養指導の基本（患者教育）：集団指導の実際」

重要

　教育方法は、それぞれ、対象や教育目標、教育内容に合わせて選択する。24時間後の知識習得率について、Dale Eの調査によると以下の通りである。

・聞いたことで覚えている　　　　　10%
・読んだことで覚えている　　　　　30%
・見ながら話を聞いて覚えている　　60%

・話したことで覚えている　　　　　80%
・自分の行ったことで覚えている　　90%

　このように、学んだ内容から今後の目標を述べてもらったり、作業を取り入れることで、教育内容が残りやすい。教育方法については、それぞれの方法の長所・短所を活用して計画する。

a〜d　×
e　○

正解▶e

127 糖尿病の集団指導に関する記述で正しいのはどれか。2つ選べ。

a 患者個々の状況に合わせた指導ができる。
b 参加する人の数や特性に影響を受ける。
c 医療者と患者の相互作用を重視した関係がとりやすい。
d 患者同士の仲間作りのきっかけになり、相互作用が望める。
e 指導中の患者の反応に応じた対応がとりやすい。

解説「療養指導の基本（患者教育）：療養指導の方法」

　集団指導（法）としては、糖尿病教室と小児糖尿病サマーキャンプがあげられるが、食事（指導）会など機会をとらえて行われている。栄養指導の「集団栄養食事指導料」は、15人以下対象で保険点数80点が算定できる（それ以上の場合、適用されないので注意）。

　集団指導のメリットは、参加者に糖尿病の一般的な知識などの必要な情報を、共通して与えられることにある。人手や時間の節約にもなり、

効率的な指導ができる。また、患者間での相互作用も期待できる。

　なお、医療スタッフがすべてそろっていなくても、各論については各職種の専門性を尊重しつつ、特に医療法の存在にも配慮して幅広く漏れのない指導を心がけるとよい。

a　×：個々の状況に合わせた指導は行いにくい。
b、d　○
c　×：患者間での相互作用はとりやすい。

正解　b, d

---

128 小児糖尿病サマーキャンプについて正しいのはどれか。
2つ選べ。

C
2002

a　小児糖尿病についての社会啓発も、大きな目標の１つである。
b　2019年には、受講者は約5,000人であった。
c　インスリン療法中の小学生のみを対象としている。
d　糖尿病は自分一人であることを自覚してもらい、他の患者との接触を避けて、療養指導を行える。
e　インスリン注射や血糖自己測定（SMBG）を一人でもできることを学ぶ。

解説　「療養指導の基本（患者教育）：療養指導の方法」

　サマーキャンプは日本では昭和38年（1963年）、東大病院小児科の丸山博医師らが開始したものであるが（参加患者8人）、日本糖尿病協会主催で夏休みを利用して開催されている。2019年には、全国47カ所で、小中学生を中心に受講者1,140人（スタッフ約5,000人）が参加して行われた。2018年からは2型糖尿病患児の受け入れも始まっている。糖尿病は自分一人だけではないことを自覚し、強くたくましく生きる力を培うことが目的である。そのために、屋外活動やグループ討論なども含めて、各種行事が行われる。

a, e　○
b　×：受講者は約1,200人であった。
c　×：対象者は小中学生であるが、実際には一部高校生も含めて行われている。
d　×：糖尿病は自分一人だけではないことを自覚してもらうことは、大きな目的の１つである。

正解　a, e

---

129 糖尿病療養指導の基本について<u>誤っている</u>のはどれか。
2つ選べ。

2019

a　患者中心の医療のために、各医療スタッフはお互いに密接な連携を保ち、専門性を活かしたチームアプローチが必要である。
b　チームのリーダーには、その患者の病態・特性に最も適した専門職種のスタッフになってもらう。
c　チーム内ではリーダーである医師の指示の下、各専門職スタッフに具体的に詳細な指導の依頼がなされる。
d　問題解決への共同作業には患者を含めずにチーム全体で行う。
e　チーム内で共有すべき患者情報は常にやりとりして、カンファレンスなどでリーダーの医師の下で治療方針を決める。

解説　「糖尿病療養指導士の役割・機能：療養指導の基本」

　患者の診療開始にあたっては、チームメンバーが共有すべき患者情報が集められる。効率よく進めるため、まずアンケート形式で、各専門職種からの質問（必要項目）の回答を得ることが多いが、医師の診察時に集約され、必要に応じて各専門職スタッフに指導が依頼される。

チームアプローチにおいては、医療法に基づき医師がリーダーとなり、患者と医療スタッフ間で良好で緊密なコミュニケーションを図るよう努力しなければならない。問題解決への共同作業（カンファレンスなど）においては、適宜患者（その家族も）にも参加してもらって進めるのがよい。さらには、糖尿病療養をサポートするサービス部門の関係者にも参加してもらうのが好ましい。

正解 ▶ b, d

---

130 QOL調査票について誤っているのはどれか。

a　理解しやすい。
b　客観的に評価できる。
c　分析可能である。
d　再現性がない。
e　日常診療に還元できる。

解説 「糖尿病指導の基本（患者教育）：患者に関する評価」

糖尿病療養にはセルフケア（自己管理）行動が欠かせない。これは近年米国糖尿病学会や欧州糖尿病学会で提唱された「個別化した血糖管理アプローチ（Patient-centered approachあるいはPatient-centered care）」の基礎要件の1つとなるもので、患者の姿勢や期待される治療に対する努力・行動（アドヒアランス・セルフケア能力）である。セルフケア行動を実践してもらうためには、糖尿病患者の心理社会的評価を適切に行いながら、セルフエフィカシー（自己効力感：こうすればうまくいく、という感情）を高めていかねばならない。ここで、QOL（生活の質、患者本人の健康に関する価値観に基づく判断）を評価しながら対応する必要が生じることになる。患者の心理と行動を同時並行して理解しなくてはならない（QOLの評価）。すなわち、QOLには患者個人の生活状況（対社会的生活を含む）への感情、ライフスタイル（態度）、ストレスなどの主観的要素（心理的負担）と病態（合併症）、治療法などに対する客観的要素（身体的・物理的制約）があり、総合的に医療者側が判断することになる。

したがって、QOLの評価には設問のような条件が備わっていなくてはならない。HbA1cの経時的推移をグラフで示しながら一緒に考える（コミュニケーションを図る）など、きめ細かいケアアプローチも有用と思われる。この際、DCCT（1型糖尿病の大規模臨床研究）でも行われたように、エンパワーメント技術も要求される。

ちなみに、DCCTにおけるQOL評価は、
①満足（度）（satisfaction）に関して15項目
②衝撃・影響（力）（インパクト、impact）に関して20項目
③悩み（社会的・職業的、worry）に関して7項目
④悩み（糖尿病に関連したもの）に関して4項目
の合計46項目の調査がなされた。

(Diabete Care 11: 725, 1988)

a〜c、e　○
d　×：再現性は意味のある評価であることを示す。

正解 ▶ d

131 療養指導システムの評価について誤っているのはどれか。

a 療養指導システムの評価は、外来でも入院でも基本的に同じである。
b 症例検討の場であるスタッフ会議には、主治医の出席が必要である。
c 各職種が共通で利用できる資料として、クリニカルパスが代表的である。
d クリニカルパスは「落ちのない確実な指導が行える」などの数々の利点がある。
e 療養指導計画は糖尿病チームとしての方針であり、途中での変更は行わない。

解説 「療養指導の基本(患者教育):療養指導システムの評価」

a〜d ○

e ×:基本的な療養指導は糖尿病チームとしての方針でもある。よりよいものにするためにチーム内で議論し、評価しながら変えていくものである。ただし、基本的な指導の一貫性を保つこと。

正解 ▶ e

132 入院時の療養指導計画(特にクリニカルパス)について誤っているのはどれか。

a 達成目標が設定され、達成結果を評価できるようにする。
b 主治医が治療方針と退院目標を示す。
c 医療スタッフ(糖尿病チーム)会議は定期的に開き、主治医は事後報告を受けアドバイスする。
d クリニカルパスは、各職種の行動全体を把握できる、よいスケジュール表である。
e クリニカルパスは、種々のバリアンスにも対応できるように工夫する。

解説 「療養指導の基本(患者教育):療養指導システムの評価」

入院時の療養指導計画の評価にはクリニカルパスを作成すると便利であり、これを主治医の治療方針と退院目標の下、医療チーム全員で作成する。定期的なスタッフ会議には、主治医も含めて全員参加し、あらかじめバリアンスを含めて、種々の対応を協議するのがよい。落ちのない確実な指導を行える利点を有するスケジュール表ともなる。

* クリニカルパス(clinical path):疾病管理において必要とする臨床検査、処置、看護ケア、投薬などの介入を時間的変化に沿って介入別に一覧表とした総合看護ケア計画。
** バリアンス(variance):定型的なケアから逸脱するケース。

正解 ▶ c

133 療養指導士の自己評価で誤っているのはどれか。

a 新しい知識を得て、自らの療養指導に活かせたか。
b 療養指導士同士の相互評価の機会を得て、新たな課題を見出したか。
c 困難事例や初めて体験する療養指導は経験豊富な療養指導士に委ねたか。
d 実施した療養指導内容を患者が十分理解できたか。
e 行った療養指導を研究発表して評価できたか。

解説「療養指導の基本（患者教育）：療養指導士に関する評価」

　指導困難な事例や初めて体験する療養指導をも積極的に引き受け、先輩の意見を聞きながらも自ら工夫して療養指導を行うことが大切である。そして、行った療養指導の問題点を明確にし、プロセスと成果を分析していくことが必要である。

　ちなみに療養指導士の自己評価項目として、①新しい知識の獲得・導入はできているか

②スタッフ間の相互理解を図り、評価し合えているか

③体験による学習・向上はできているか

④研究発表への参加はできているか

などがある。そして、さらには患者からの評価（アンケート調査など）についても考えていく必要がある。

正解 ▶ c

134 患者教育の教材について誤っている組み合わせはどれか。2つ選べ。

a 人体模型 ——————————— 知識獲得のため
b フードモデル ——————————— 技能獲得のため
c 糖尿病カンバセーションマップ™ —— 動機づけのため
d 食品交換表 ——————————— 知識獲得のため
e インスリンの注入器具一式 ——————— 技能獲得のため

解説「療養指導の基本（患者教育）：教材の開発と活用」

　糖尿病の学習の段階において効果的に教材を開発、また用いて療養指導を進めていく。知識獲得のための教材と技能獲得のための教材と、動機付けのための教材など、患者の変化ステージに合わせた適切な教材を活用していくことが重要である。

a ○
b ×：フードモデルは知識獲得のための教材。
c ○：糖尿病カンバセーションマップ™は大きなスゴロクのような「会話のため

の地図」を囲み、患者や家族らが5〜10人程度のグループで話し合い、境遇をともにする患者の知識や体験から互いに学び合う糖尿病の学習教材で、従来の療養指導の補完的役割が期待されている。

d ×：食品交換表は技能獲得のための教材。
e ○

正解 ▶ b, d

135 乳幼児期の臨床的特徴について誤っているのはどれか。

A
2013
2006, 2007, 2008, 2014,
2016にも類似問題あり

a 乳幼児期は身体的に未熟で血糖値の変動が激しく不安定である。
b 低血糖症状を訴えることが困難で対応が遅れる危険性がある。
c 食事量や運動量が一定せず、血糖値が不安定になりやすい。
d 痙攣を伴うような重症低血糖は起こしにくい。
e 糖尿病の管理は完全に親、特に母親に依存する。

解説「ライフステージ別の療養指導：乳幼児期」

乳幼児患者の親への対応

親の心理的適応の過程は、ショック（罪業感・劣等感）、否認、悲しみ・怒り・不安（やり場のない悲しみ、怒り）、適応（義務感・責任感）、人生の再構築（病気との共存）である。

子どもが糖尿病であることを受け入れ、心理的に落ち着いて子どもに接することが大切である。特に母親は「自分のせい」だと思い込むことが多く、そのため子どもの糖尿病管理に身を入れすぎることもあるので、母親の気持ちを受け止め、育児全般は多少先のことなどを客観的観点からアドバイスする。また、母親だけに負担が偏らないように、家族みんなで支援するようアドバイスする（例：グルカゴン注射などは家族全員が手技を覚えておくことなど）。

乳幼児期の臨床的特徴

乳幼児期は身体的に未熟であり、かつ食事や運動の量が一定しないため、血糖値が不安定になりやすい。

また、低血糖など自らの症状を訴えることができないため、重症な低血糖を起こしたり、対応が遅れがちになりやすい。

a～c ○

d ×：痙攣を伴うような重症低血糖や低血糖の頻発状態を予防するために、すべての家族構成員がグルカゴン注射を行えるようにしておく。

e ○：家族全員の支援が重要である。母親だけに負担が集中しないように、父親にも発症初期から指導や教育を受けてもらう。

正解 ▶ d

1型糖尿病の子どもをもった親の心理的な適応で誤っているのはどれか。2つ選べ。

a ショック ──────── 無感覚・泣く
b 否認 ──────── 受容できない
c 悲しみ・怒り・不安 ── 抑うつ・罪悪感
d 適応 ──────── 病気とともに生きる
e 人生の再構築 ──────── 義務感・責任感

解説 「ライフステージ別の療養指導：乳幼児期」

　子どもが1型糖尿病を発症したとき、親の心理的適応として、ショック→否認→悲しみ・怒り・不安→適応→人生の再構築という過程を経る。親にとって大切なのは、子どもが糖尿病を発症した事実を受容すること、そして心理的に安定した状態で育児と疾患管理にあたることである。問120、問265解説にある「悲嘆のプロ

セス」と「行動変化のステージ」も参照のこと。
a～c　○
d　×：適応は「義務感・責任感」である。
e　×：人生の再構築は「病気とともに生きる」である。

正解 ▷ d, e

点鼻グルカゴン製剤について正しいのはどれか。2つ選べ。

a 室温で保存する。
b 空打ちしてから使用する。
c 点鼻容器の先端を鼻の穴に差し込んで、注入ボタンを押し切る。
d 1つの製剤で3回使用できる。
e 低血糖の症状が改善しないときには再度使用する。

解説 「ライフステージ別の療養指導：乳幼児期」「糖尿病の薬物治療：インスリン療法（グルカゴンによる低血糖への対応）」

　グルカゴン点鼻製剤としてバクスミー®点鼻粉末剤（以下、バクスミー®）が2020年10月に発売された。バクスミー®は低血糖を起こした患者の救急処置に用いる薬で、グルカゴンを3mg含む。この薬は鼻粘膜から吸収されるため、患者に意識がなく、薬剤を吸い込むことができないときでも使用できる。本薬は、さまざまな低血糖症状のうち、周りの人の助けが必要な低血糖状態になったときに看護者（家族など）が患者に使用することで、周りの人の助けが必要な

低血糖にも対処することが可能となる。従来のグルカゴン注射は完了まで5分程度を要するが、本薬の点鼻は容易であり、20～30秒で完了するので、従来の注射製剤に代わり、今後広く用いられるものと思われる。
　特徴として、携帯可能、3ステップで投与可能、1回使い切り、室温（30℃以下）で保存可能で、本剤を使用する直前に包装用フィルムをはがし、黄色の容器から点鼻容器を取り出す。親指を注入ボタンに当て、人差し指と中指で点鼻

容器の先端をはさみ、人差し指と中指が鼻に当たるまで差し込み、注入ボタンを最後まで押し込む。緑色の線が見えなくなるまで押し込むと、噴霧が完了する。

a ○：室温（30℃以下）で保存可能。
b ×：試し打ちはしない。

c ○：緑色の線が見えなくなるまで押し込むと、噴霧が完了する。
d ×：1回使い切り。
e ×：バクスミー®を追加投与しても効果は期待できないので、医療機関に搬送し、ブドウ糖の静脈内投与が必要である。

正解 ▶ **a, c**

---

138 学童期の糖尿病の生活指導で正しいのはどれか。2つ選べ。

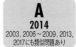
A 2014 2003, 2006〜2009, 2013, 2017にも類似問題あり

a 入学前に学校側へ医療機関の紹介状を出して説明する。
b 給食にはお弁当をもたせる。
c 体育の時間には運動量を予測して補食をさせる。
d 修学旅行の宿泊は個室にする。
e クラブ活動は禁止する。

解説 「ライフステージ別の療養指導：学童期」

重要

子どもが安全な学校生活を送ることができるよう、集団生活の中で疎外感をもたずに糖尿病の療養行動が行えるよう指導する。

特に、インスリン注射、血糖自己測定（SMBG）、低血糖対策、補食の摂り方などにつき、本人を加えて話し合っておく。サマーキャンプを活用して自己管理の方法を習得するのもよい。

a ○：1型糖尿病の場合、糖尿病の知識や治療・療養行動などについて学校側に説明し、情報の共有を図る。適宜、保健室を利用させてもらい、校医や養護教員にも協力してもらう。

b ×：給食は友達と一緒に食べることを優先させる。
c ○：子どもの運動量を予測することで、前もって朝食量を増やすことや、補食を準備することができる。また、運動量によってはインスリン注射量の調整を考慮する。
d ×：単独行動や個室での宿泊は避ける。また緊急時に備えて紹介状を持参させる。
e ×：運動クラブを含めて、クラブ活動は禁止する必要はないが、倦怠感が強く高血糖で尿ケトンが認められる場合などは運動を控えさせる。

正解 ▶ **a, c**

139　思春期の療養指導について誤っているのはどれか。

- a　飲酒、喫煙の有害性について指導を強化する。
- b　結婚に進展する際のパートナーへも指導する。
- c　糖尿病であることが自己評価を下げるものではないことを強調して支援する。
- d　20歳未満の場合は糖尿病と診断されると小児慢性特定疾患が申請できる。
- e　子供への遺伝については成因別に正確な疫学的情報を提供する。

解説 「ライフステージ別の療養指導：思春期」

　成長ホルモンや性ホルモンの影響で血糖コントロールが不安定であり、心理・社会的にも多くの課題を抱える時期である。成人期以降の療養行動のありかたや、合併症のリスクに重要な影響を与える時期である。生活や活動性の拡大が進む時期であり、周囲の介入が逆効果にもなりかねない。自立のための準備期であり、個人を尊重して「見守り、待つ」かかわりが必要である。

a　○：飲酒、喫煙の有害性、特に血糖コントロールを悪化させることや、血管合併症を進展させることなどを説明して指導を強化する。

b　○：恋愛から結婚への進展では、必要によってはパートナーを含めて妊娠や出産に対する知識や糖尿病に関する注意点を指導する。

c　○：糖尿病であることにより、劣等感をもったり、進学や職業選択、同性や異性との人間関係構築などに影響を及ぼさないよう（スティグマ）、適切な情報提供、経験者を介した交流などに努める（アドボカシー）。

d　×：18歳未満の場合は、糖尿病（1型のみならず2型、その他も含む）と診断されると、小児慢性特定疾患が申請（継続申請は20歳まで）できることを患者や家族に説明する。

e　○

正解 ▶ d

140　思春期の糖尿病について正しいのはどれか。

- a　黄体期に比べて、卵胞期に血糖管理が悪化しやすい。
- b　卵胞期に情緒不安となる。
- c　黄体期には甘いものが欲しくなる。
- d　黄体期にはインスリン感受性が高まる。
- e　女児の場合は初潮の前に、家族にだけ月経周期と血糖値の関係や妊娠の危険などについて説明しておく。

解説 「ライフステージ別の療養指導：思春期」

重要

　通常、卵胞期に比べて黄体期（排卵から月経開始まで）にインスリン感受性が低下し、血糖値は高くなる。月経前には感情的に不安定となり、甘い物を欲するようになるな

ど、食習慣に乱れが生じることもある。なお、初診時や血糖コントロール不良時に無月経を呈することも多いが、その改善によりやがて回復するものである。

a ×：卵胞期に比べて、黄体期に血糖管理が悪化しやすい。

b ×：月経前（排卵から月経開始まで）には情緒不安となりやすい。

c ○

d ×：黄体期にはインスリン感受性が低下して、インスリン抵抗性となる。

e ×：家族だけでなく、女児本人にも説明をしておく。

正解 ▶ c

---

141 妊娠糖尿病（GDM）について誤っているのはどれか。2つ選べ。

a 妊娠中の明らかな糖尿病も含まれる。

b 空腹時血糖値、75gOGTT 1時間血糖値、75gOGTT 2時間血糖値のいずれか2点以上を満たす場合に診断する。

c 巨大児が生まれるリスクが高い。

d ほとんどの例では分娩後に糖代謝異常は改善する。

e 母体は将来糖尿病になるリスクが高い。

解説 「ライフステージ別の療養指導：妊娠・出産」

重要

妊娠糖尿病（GDM）の定義を理解し、糖尿病合併妊娠と区別できるようにする（**問26表**参照）。なお、妊娠中の糖代謝異常は次の3つの病態に大別されていることを知っておくこと。

①妊娠糖尿病（gestational diabetes mellitus：GDM）

②妊娠中の明らかな糖尿病（overt diabetes in pregnancy）

③糖尿病合併妊娠（pregestational diabetes mellitus）

a ×：GDMの定義は「妊娠中にはじめて発見または発症した糖尿病に至っていない糖代謝異常」であるため、明らかな糖尿病は含まれない。すでに糖尿病と診断された状態で妊娠した場合は「糖尿病合併妊娠」となる。

b ×：75gOGTTにて、空腹時血糖値≧92mg/dL、1時間血糖値≧180mg/dL、2時間血糖値≧153mg/dLのいずれか1点以上を満たす場合、GDMと診断する。

c ○：GDMの母体から出生する児では、巨大児やHFD児（heavy-for-date infant）の頻度が高い。

d ○：ほとんどの例では、分娩後に糖代謝異常は改善する。ただし、長期的には糖尿病発症のリスクである。

e ○：母体は将来糖代謝異常や糖尿病になる率が高い。そのため、慎重な対応と経過観察が望まれる。

正解 ▶ a, b

142 妊娠糖尿病（GDM）になりやすい人で<u>誤っている</u>のはどれか。

a 妊娠前 BMI 25 以上
b 35 歳未満
c 巨大児の既往あり
d 家族に糖尿病
e 尿糖陽性

解 説 「ライフステージ別の療養指導：妊娠・出産」

糖尿病家族歴、肥満、過度の体重増加、尿糖
陽性、巨大児出産の既往、高齢（≧35歳）があ
る女性はGDMになりやすい。

a ○
b ×：35歳以上の方がGDMになりやすい。

c ○
d ○
e ○

正 解 ▶ b

---

143 母体の高血糖が胎児に与える<u>影響でない</u>のはどれか。

a 黄疸
b 低血糖
c 低Ca血症
d 低身長
e 巨大児

解 説 「ライフステージ別の療養指導：妊娠・出産」

妊娠糖尿病の母から生まれた児は巨大児や
HFD (heavy-for-date infant) 児が多くみられ、
それに伴い肩甲難産、分娩時外傷などを引き起
こしやすく、帝王切開手術のケースも多い。ほ
かに児の合併症として、奇形、低血糖、黄疸、
多血症、低Ca血症、呼吸障害などがある。ま
た将来、肥満や糖代謝異常を伴う可能性が高い。

a ○
b ○：母体の高血糖により、胎児も高血糖と
なる。したがって胎児の膵β細胞は過
形成となり、インスリン分泌は増加し、
高インスリン血症になっており、新生
児低血糖となる。
c ○
d ×：巨大児であり、身長も高い。
e ○

正 解 ▶ d

144 妊婦の糖尿病で胎児の奇形に影響を及ぼす週数はどれか。

a 8週
b 12週
c 16週
d 24週
e 36週

 解説 「ライフステージ別の療養指導：妊娠・出産」

重要

奇形の主な原因は高血糖である。妊娠8週（受胎後7週）までに奇形の有無が決定される。器官形成期（妊娠初期）の血糖コントロール不良が問題となることから、妊娠前からの血糖のコントロールが重要（計画妊娠）。

a ○
b〜e ×

正解 ▶ a

145 糖尿病合併妊娠について誤っているのはどれか。

a 妊娠中のインスリン需要量は1型でも2型でも増える。
b 妊娠中の血糖コントロールは厳格に行う。
c 非肥満妊婦の指示エネルギーは標準体重×30kcalとし、妊娠のそれぞれの時期に応じた付加量を加える。
d 肥満妊婦の指示エネルギーは標準体重×25kcalとし、妊娠のそれぞれの時期に応じた付加量を加える。
e 授乳期のエネルギー量は、標準体重×30kcalに授乳に必要なエネルギー量350kcalを付加する。

 解説 「ライフステージ別の療養指導：妊娠・出産」

重要

妊娠時にはインスリンの需要量が増す。しかし糖尿病の妊婦では、需要の増加に対応できず血糖コントロールを乱すことがあるので、母子ともに合併症を避けるため、きちんと血糖コントロールを行う。通常の食事療法だけでなく、妊婦自身の状態や胎児の発育状態に応じた栄養管理が求められる。個々の症例にあった食事内容を提案することも重要である。

a ○：糖尿病妊婦の妊娠時の最大インスリン需要量は非妊娠時に比べ、1型糖尿病では約1.5倍、2型糖尿病では約2倍となる。

b ○：空腹時血糖値95mg/dL未満、食後1時間値140mg/dL未満または食後2時間値120mg/dL未満、HbA1c 6.0〜6.5未満（妊娠週数や低血糖のリスクなどを考慮し個別に設定する）を目標とする。なお、妊娠中は貧血治療のために鉄剤を使用することも多く、HbA1cの値に影響することがある。一方、鉄剤の影響を受けず食後高血糖をよく反映するグリコアルブミン（GA）による評価も推奨されている（目標はGA＜15.8％）。ただし、GAは肥満の際、過小評価になる可能性もある。

c　○：非肥満妊婦（妊娠前体重BMI＜25）の
　　　エネルギー量は、目標体重×30kcal
　　　を基本とし、妊娠中に増大するエネル
　　　ギー需要量を付加する。付加量とし
　　　て、妊娠初期＋50kcal、妊娠中期＋
　　　250kcal、妊娠後期＋450kcalとする
　　　が体重増加を考慮して調節する。妊娠
　　　中全期間一律に200kcal付加する方法

　　　もある。
d　×：肥満妊婦（妊娠前体重BMI≧25）では
　　　妊娠全経過を通して標準体重×30kcal
　　　とし、付加量を加える必要はない。
e　○：母乳を与えない場合には付加量は必要
　　　ない（2016年の選択肢）。

 正解▷d

---

146 高齢者糖尿病患者について**誤っている**のはどれか。**2つ選べ。**

A
2021
2011, 2017にも
類似問題あり

a　死因は慢性血管合併症が多い。
b　糖尿病性昏睡はケトアシドーシスによるものが多い。
c　糖尿病合併症の頻度が高く、他の疾患の合併頻度も高い。
d　虚血性心疾患の発生とHbA1cの間に正の相関はみられない。
e　高次脳機能障害をきたす例が多い。

解説「ライフステージ別の療養指導：高齢期」

a　○：脳卒中などの動脈硬化性疾患、心疾患、
　　　糖尿病性腎症をきたしやすい。
b　×：高齢者は脱水や感染症を契機に高浸透
　　　圧高血糖状態になりやすい。
c　○

d　×：長年にわたり血糖コントロールが悪い
　　　と虚血性心疾患の発症率が高くなる。
e　○：認知機能の低下やうつ状態などの高次
　　　脳機能障害をきたす例が多い。

正解▷b, d

---

147 高齢者の栄養管理で**誤っている**ものはどれか。

A
2021
2007, 2017にも
類似問題あり

a　エネルギー摂取量の40～60％は炭水化物から摂取する。
b　タンパク質は6gに制限する。
c　目標体重は[身長(m)]²×22～25で算出する。
d　フレイルの予防のため身体活動レベルより大きいエネルギー係数を設定できる。
e　一人暮らしでは食事の宅配システムの利用を考慮する。

解説「ライフステージ別の療養指導：高齢期」

重要

a　○：栄養素摂取比率については、炭水化物

を40～60％エネルギー、タンパク質
20％エネルギー以下を目安とし、残り
を脂質とする。

b ×：タンパク質からのエネルギー摂取量は
20％以下を目安とする。

c ○：65〜74歳の前期高齢者では、［身長
(m)］²×22〜25で算出する。75歳以
上の後期高齢者では、［身長(m)］²×
22〜25で算出するが、現体重に基づき、

フレイル、(基本的)ADL低下、併発症、
体組成、身長の短縮、摂取状況や代謝
状態の評価を踏まえ、適宜判断する。

d ○

e ○

正解▶b

---

148 高齢者の食事療法について誤っているのはどれか。

2021
2007, 2017に
類似問題あり

a 65〜74歳の目標体重(kg)は身長(m)²×22で求める。
b 75歳以上の目標体重(kg)は原則として身長(m)²×22〜25で求める。
c 普通の労作に対するエネルギー係数(kcal/kg)は30〜35である。
d フレイル予防のために、身体活動レベルより大きいエネルギー係数(kcal/kg)を設定できる。
e フレイルやサルコペニア予防のため、重度な腎機能障害がなければタンパク質は十分な量を摂取させる。

解説 「ライフステージ別の療養指導：高齢期」

重要

『糖尿病診療ガイドライン2019』が刊行され
て以降、目標体重の考え方が大きく変わったの
で、しっかり理解しておく。

総エネルギー摂取量は、患者の年齢、病態な
どに応じて目標体重を個別に設定し、それに身
体活動レベルと病態を加味したエネルギー係数
を掛けて算出する。

高齢者の目標体重(kg)の目安は、下記のよ
うに変更されているため留意すること。

〈目標体重(Kg)の目安〉
総死亡が最も低いBIMは年齢によって異なり、一定の
幅があることを考慮し、以下の式から算出する。

65歳未満	［身長(m)］²×22
65〜74歳	［身長(m)］²×22〜25
75歳以上	［身長(m)］²×22〜25※

※：75歳以上の後期高齢者では現体重に基づき、フレイル、(基
本的)ADL低下、合併症、体組成、身長の短縮、摂取状況や
代謝状態の評価を踏まえ、適宜判断する。

(日本糖尿病学会 編・著：糖尿病診療ガイドライン2019. 南江堂,
東京, 2019, p.35. より転載)

高齢者のフレイル予防では、身体活動レベル

より大きい係数を設定できる。フレイル、サル
コペニア予防の観点から、重度な腎機能障害が
ない場合にはタンパク質は十分な量を摂取させ
る(問52、問260、の臨床問題も参照のこと)。

a ×：目標体重(kg)は、65歳未満は［身長(m)］²
×22であるが、65〜74歳は身長(m)²
×22〜25で求める。

b ○

c ○：軽い労作で25〜30、普通の労作で30〜
35、重い労作で35以上とする。

d ○：超高齢化社会を迎えて、フレイル予防
のために、身体活動レベルより大きい
エネルギー係数(kcal/kg)を設定でき
ることを忘れてはならない。

e ○：超高齢化社会を迎えて、フレイルやサ
ルコペニア予防のため、重度な腎機能
障害がなければタンパク質は十分な量
を摂取させる。

正解▶a

a すべての高齢者において最終的にHbA1c 7.0％未満を目指す。
b 年齢、認知機能、身体機能、併発疾患、重症低血糖のリスク、余命などを考慮して、個別に設定する。
c 認知機能・ADLの程度によってカテゴリーを3群に分けている。
d 多剤併用や重篤な併存疾患を有し、社会的サポートが乏しい場合には、8.5％未満を目標とすることも許容される。
e 重症低血糖が危惧される薬剤を使用している場合には目標下限値を下回らないようにする。

解説 「ライフステージ別の療養指導：高齢期」

重要

2015年4月、「高齢者糖尿病の治療向上のための日本糖尿病学会と日本老年医学会の合同委員会」が設置され、第59回日本糖尿病学会学術総会で「高齢者糖尿病の血糖コントロール目標（HbA1c値）」が発表された（**図**）。しかし、その後、高齢者の血糖管理目標のカテゴリー分類に使用可能な認知・生活機能質問票（DASC-8）の開発や食事療法におけるエネルギー指示量設定における「目標体重」の考え方の導入、サルコペニア診療ガイドラインの改訂などの進展が見られたため、さらに新たな治療薬に対応するため、『高齢者糖尿病治療ガイド2021』が発行されるに至った。基本的な考えは下記の通りである。
①血糖コントロール目標は患者の特徴や健康状態：年齢、認知機能、身体機能（基本的ADLや手段的ADL）、併発疾患、重症低血糖のリスク、余命などを考慮して個別に設定すること。
②重症低血糖が危惧される場合は、目標下限値を設定し、より安全な治療を行うこと。
③高齢者ではこれらの目標値や目標下限値を参考にしながらも、患者中心の個別性を重視した治療を行う観点から、**図**に示す目標値を下回る設定や上回る設定を柔軟に行うことを可能としたこと。

なお、**問276**に具体的症例を挙げ、HbA1cの上限値と下限値を問う問題が出題されているので参照のこと。

a ×：高齢者糖尿病においても、合併症予防のための目標は7.0％未満である。ただし、患者の特徴や健康状態を考慮して、個別に設定することが求められる。

b〜e ○

正解 ▷ a

図 「高齢者糖尿病の血糖コントロール目標（HbA1c値）」

患者の特徴・健康状態[注1]		カテゴリーⅠ		カテゴリーⅡ	カテゴリーⅢ
		①認知機能正常 かつ ②ADL自立		①軽度認知障害～軽度認知症 または ②手段的ADL低下，基本的ADL自立	①中等度以上の認知症 または ②基本的ADL低下 または ③多くの併存疾患や機能障害

重症低血糖が危惧される薬剤（インスリン製剤，SU薬，グリニド薬など）の使用	なし[注2]	7.0%未満		7.0%未満	8.0%未満
	あり[注3]	65歳以上75歳未満 7.5%未満（下限6.5%）	75歳以上 8.0%未満（下限7.0%）	8.0%未満（下限7.0%）	8.5%未満（下限7.5%）

治療目標は、年齢、罹病期間、低血糖の危険性、サポート体制などに加え、高齢者では認知機能や基本的ADL、手段的ADL、併存疾患なども考慮して個別に設定する。ただし、加齢に伴って重症低血糖の危険性が高くなることに十分注意する。

注1) 認知機能や基本的ADL（着衣、移動、入浴、トイレの使用など）、手段的ADL（IADL：買い物、食事の準備、服薬管理、金銭管理など）の評価に関しては、日本老年医学会のホームページ（http://www.jpn-geriat-soc.or.jp/）を参照する。エンドオブライフの状態では、著しい高血糖を防止し、それに伴う脱水や急性合併症を予防する治療を優先する。

注2) 高齢者糖尿病においても、合併症予防のための目標は7.0%未満である。ただし、適切な食事療法や運動療法だけで達成可能な場合、または薬物療法の副作用なく達成可能な場合の目標を6.0%未満、治療の強化が難しい場合の目標を8.0%未満とする。下限を設けない。カテゴリーⅢに該当する状態で、多剤併用による有害作用が懸念される場合や、重篤な併存疾患を有し、社会的サポートが乏しい場合などには、8.5%未満を目標とすることも許容される。

注3) 糖尿病罹病期間も考慮し、合併症発症・進展阻止が優先される場合には、重症低血糖を予防する対策を講じつつ、個々の高齢者ごとに個別の目標や下限を設定してもよい。65歳未満からこれらの薬剤を用いて治療中であり、かつ血糖コントロール状態が図の目標や下限を下回る場合には、基本的に現状を維持するが、重症低血糖に十分注意する。グリニド薬は、種類・使用量・血糖値等を勘案し、重症低血糖が危惧されない薬剤に分類される場合もある。

【重要な注意事項】糖尿病治療薬の使用にあたっては、日本老年医学会編「高齢者の安全な薬物療法ガイド」を参照すること。薬剤使用時には多剤併用を避け、副作用の出現に十分に注意する。

（日本老年医学会・日本糖尿病学会 編・著：高齢者糖尿病診療ガイドライン2017, p46, 南江堂, 2017.より許可を得て転載）

問 121～150

150

糖尿病における血糖コントロール目標のカテゴリーの組み合わせで**誤っている**のはどれか。2つ選べ。

A
2021

a　認知機能正常、かつADL自立 ——————————————カテゴリーⅠ
b　軽度認知機能障害、または手段的ADL低下、基本的ADL自立 ——カテゴリーⅡ
c　軽度認知症、または手段的ADL低下、基本的ADL低下 ————カテゴリーⅡ
d　中等度以上の認知症、または基本的ADL自立 ——————カテゴリーⅢ
e　中等度以上の認知症、または多くの併存疾患や機能障害 ————カテゴリーⅢ

解説「ライフステージ別の療養指導：高齢期」

問149に示した「高齢者糖尿病の血糖コントロール目標（HbA1c）」（図）のカテゴリーを記憶しているかを問う少し細かすぎる設問である。要は、認知機能正常では基本的ADLは自立しており、軽度認知機能障害〜軽度認知症になると基本的ADLは自立しているが手段的ADLが低下し、中等度以上の認知症で基本的ADLが低下し手段的ADLももちろん低下することを理解していれば、解ける設問といえる。

a　○：認知機能正常であれば基本的ADLは自立しており、カテゴリーⅠである。

b　○：軽度認知機能障害〜軽度認知症では、手段的ADL低下、基本的ADL自立でカテゴリーⅡとなる。

c　×：軽度認知機能障害〜軽度認知症では、手段的ADL低下、基本的ADL自立でカテゴリーⅡとなる。

d　×：中等度以上の認知症では、基本的ADLが低下し、手段的ADLももちろん低下して、テゴリーⅢとなる。

e　○：中等度以上の認知症、または多くの併存疾患や機能障害があれば、カテゴリーⅢとなる。

正解 c, d

151

高齢者における薬物療法にはより注意をはらう必要がある。単独で低血糖を**起こしにくい**薬剤はどれか。2つ選べ。

B
2019

a　インスリン製剤
b　スルホニル尿素（SU）薬
c　DPP-4阻害薬
d　グリニド薬
e　SGLT2阻害薬

解説「ライフステージ別の療養指導：高齢期」

高齢者における血糖コントロール目標は患者の特徴や健康状態：年齢、認知機能、身体機能（基本的ADLや手段的ADL）、併発疾患、重症低血糖のリスク、余命などを考慮して個別に設定する（問149図参照）。

インスリンやSU薬、グリニド薬を使用していない場合、血糖コントロール目標の下限は設けず、一般の糖尿病患者の血糖コントロール目標と同様である。一方、これら低血糖を起こしやすい血糖降下薬を服用している高齢者では、重症低血糖が危惧されるので、目標下限値を設定し、より安全な治療を行うことが重要である。

a、b、d　×

c　○：DPP-4阻害薬は食後に小腸から分泌されるインクレチンの分解を阻害し、膵臓からインスリンの分泌を高める。単独では低血糖を起こしにくい。

e　○：SGLT2阻害薬は近位尿細管でのブドウ糖の再吸収を抑制して、主に食後の高血糖を改善する薬剤である。ただし、SGLT2阻害薬は老年症候群（サルコペ

ニア、認知機能低下、ADL低下など）がある場合は慎重投与であり、SU薬、インスリンとの併用による低血糖、脱水、尿路・性器感染症、薬疹等に十分注意し、シックデイには休薬する。全身倦怠・悪心嘔吐・体重減少があれば正常血糖でもケトアシドーシスを引き起こすことがありうるので十分に注意する。

正解 ▶ c, e

---

152 高齢者糖尿病について誤っているのはどれか。

B
2013, 2014, 2017
2002, 2009 にも
類似問題あり

a　虚弱高齢者の血糖コントロール目標は、HbA1c 7.0％未満である。
b　理解力低下が予想される患者に対し、服薬・インスリン注射状況を確認する。
c　高齢者では低血糖により認知機能低下やうつ状態を呈することもある。
d　家族や介護者により、内服管理やインスリン注射を行うことも重要である。
e　極端な食事制限など、QOLを損なう可能性のある治療法は避ける。

解説 「ライフステージ別の療養指導：高齢期」

重要

　高齢者の血糖コントロール目標は、身体面、精神心理面、社会経済面の総合的評価（CGA）と、患者の年齢やQOLを勘案して決定する（**表**）。75歳未満の認知機能正常かつADL自立の高齢者では、特別の問題がなければ合併症予防のためにHbA1c 7.0％未満の血糖コントロールを目指すが、カテゴリーⅢに相当する虚弱高齢者ではHbA1c 8.0％未満に設定し、血糖を下げすぎないように留意する（**問149図**参照）。

　高齢の糖尿病患者では、極端な食事制限などでQOLを損なわないよう注意が必要である。また、介護者もしくは介護サービスの必要性を考慮する。家族によるサポートだけでなく、必要に応じて介護保険などの社会サービスも利用

し、服薬・インスリン注射の状況確認、さらには内服管理やインスリン注射を行うことも重要である。

a　×：虚弱高齢者では、血糖コントロール目標をとりあえずHbA1c 8.0％未満に設定し、血糖を下げすぎないような配慮が必要である。

b　○

c　○：高齢者の場合、低血糖発作の典型的な自覚症状ではなく、認知機能低下やうつ状態のような症状を呈することがあるので注意が必要である。特にSU薬（併用を含む）や持効型溶解インスリン使用時などである。

d、e　○

正解 ▶ a

表 「高齢者糖尿病における総合機能評価を行う場合の留意点」

●糖尿病でない高齢者と比べて認知症に約1.5倍なりやすい
●重症低血糖リスクが高まる

①身体機能
　・ADL ┌ 基本的ADL：更衣、移動など
　　　　└ 手段的ADL：買い物、服薬管理など
　・サルコペニア（歩行、バランス機能）：筋肉量、握力、歩行速度
　・フレイル
　・転倒骨折リスク
　・視力、聴力
　・口腔機能
②認知機能：中核症状として記憶、判断力、問題解決能力、実行機能の障害などがある
③心理状態（うつやQOL）
④栄養状態：糖尿病食事療法の遵守度に注意。過栄養だけでなく、低栄養、やせにも注意する
⑤薬剤：腎機能低下や多剤併用も多く、服薬アドヒアランスと重症低血糖リスクなどにも注意する
⑥社会・経済状況：キーパーソン、独居、家族・社会サポート、介護サービスの利用などへの配慮をする

---

153 手段的ADLについて誤っているのはどれか。2つ選べ。

2021

a　買い物
b　食事の準備
c　服薬管理
d　トイレの使用（排泄）
e　着衣（着替え）

解説　「ライフステージ別の療養指導：高齢期」

　高齢者糖尿病の治療においては、患者の日常生活動作（ADL）の自立度と認知機能を考慮して、安全な血糖コントロール目標を個別に設定する必要がある。

　ADLの自立の程度を評価する方法として、(1) 基本的ADL（人間が生活を送るために行う基本的な日常の活動）：食事、着衣（着替え）、移動、入浴、トイレの使用（排泄）、歩行・階段昇降など、および (2) 手段的ADL（基本的ADLより複雑で多くの労作が求められている日常の活動）：買い物、食事の準備、服薬管理、金銭管理、家事・洗濯、電話の利用、交通手段の利用など、がある。血糖コントロール目標設定上、認知機能とADLの評価は重要となる（問149図参照）。

a～c　○
d、e　×

正解 ▶ d, e

154 認知機能を評価するための検査はどれか。2つ選べ。

a 脳波
b 脳MRI
c 指鼻指試験
d 長谷川式簡易知能評価スケール
e MMSE(Mini Mental State Examination)

解説 「ライフステージ別の療養指導：高齢期」

高次脳機能障害には認知機能低下（記憶力、学習能力、集中力・注意力、思考力など）やうつ状態が含まれる。MMSEまたは長谷川式簡易知能スケールで認知機能の評価を行い、認知機能低下の原因を脳MRI(CT)などで調べる。

a ×

b ×：認知機能低下の原因を鑑別するのに有用である。
c ×：不随意運動の有無をみるテストである。
d、e ○

正解 ▶ **d, e**

---

155 誤っているのはどれか。

a サルコペニアでは、骨格筋量および筋肉機能の低下をきたす。
b 加齢によって生じるサルコペニアは身体機能の低下により、耐糖能が改善する。
c フレイルは高齢期に生理的予備能が低下し、ストレスに対する脆弱性が亢進する。
d フレイルが生じると、生活機能が障害され、要介護状態・死亡などを来す。
e ロコモティブシンドロームは、運動器の障害により移動機能の低下を来した状態をいう。

解説 「合併症・併存疾患の治療・療養指導：サルコペニア、フレイル、ロコモティブシンドローム」

超高齢化社会を迎え、健康長寿の妨げになるものとして、サルコペニア、フレイル、ロコモティブシンドロームがある。これらの概念とその予防や進展防止の意義を理解しておく。

「サルコペニア」は骨格筋量および筋肉機能（筋力または身体能力）低下を特徴とし、加齢に伴って生じやすい。身体機能とともに耐糖能を低下させ、糖尿病発症を助長する。

「フレイル」とはfrailtyの日本語訳で、高齢期に生理的予備能が低下することでストレスに対する脆弱性が亢進し、生活機能障害、要介護状態、死亡などの転帰に陥りやすい状態を示して

いる。運動機能低下により転倒しやすくなるような身体的問題のみならず、認知機能低下やうつなどの精神心理的問題、独居・経済的困窮などの社会的問題も含んでいる。

「ロコモティブシンドローム」（以下、ロコモと略）は日本整形外科学会が提唱した概念で、運動器（骨・関節・軟骨・筋肉など）の障害により移動機能の低下をきたした状態と定義されている。

サルコペニア・フレイル・ロコモの関係を整理すると図のようになる。これらの予防と治療には、食事と運動を中心とした生活習慣の改善が大きな役割を果たしていて、高齢糖尿病にお

ける血糖・血圧・脂質などトータルマネジメントと強く連関する。これらの早期発見、適切な介入により、高齢者のQOL向上を図ることも可能である。

a、c～e　○

b　×：高齢者で耐糖能が低下し、境界型や糖

尿病の患者数が増加することはよく知られている。サルコペニアでは骨格筋量が減少し、糖の利用が低下する。身体機能の低下も相まって、耐糖能を低下させ、糖尿病発症を助長する。

正解▶b

図　「フレイル・サルコペニア・ロコモティブシンドロームの関係」

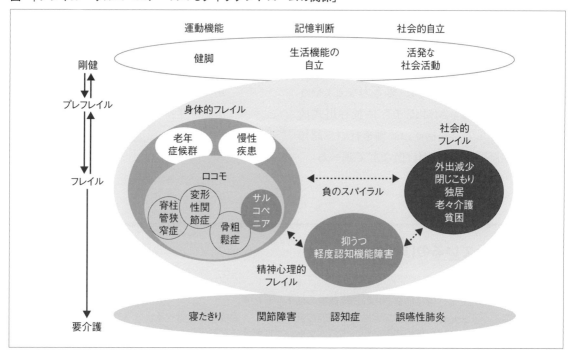

［原田　敦：ロコモティブシンドロームにおけるサルコペニアの位置付け．日本老年医学会ホームページ第2回プレスセミナー（2015年5月11日開催）資料より引用］

156　わが国の介護保険制度について正しいのはどれか。

2003

a　介護を必要としない社会をつくることを主目的とする。
b　介護を行う家族への金銭給付が基本である。
c　介護サービスの内容は要介護度ごとに法律で決められている。
d　要介護認定において主治医意見書は参考資料となる。
e　要介護と認定された者には急性期医療を行わない。

解説「ライフステージ別の療養指導：高齢期（介護保険制度）」

重要

介護保険の仕組みについて、よく理解しておく。図を覚えておくこと。

a　×：老後の介護を国民皆で支えることが主目的である。

b　×：要介護者への現物給付（介護サービス）が基本である。

c　×：要介護度ごとに定められているのは、介護サービスの給付額であり、介護サービスの内容ではない。

d　○：一次判定の結果と主治医の意見に基づき、介護認定審査会二次判定を行う。

e　×：急性期医療を行うのは当然であるが、この際の給付は医療保険からになる。

正解 ▶ d

図 「要介護認定とサービスの利用方法」

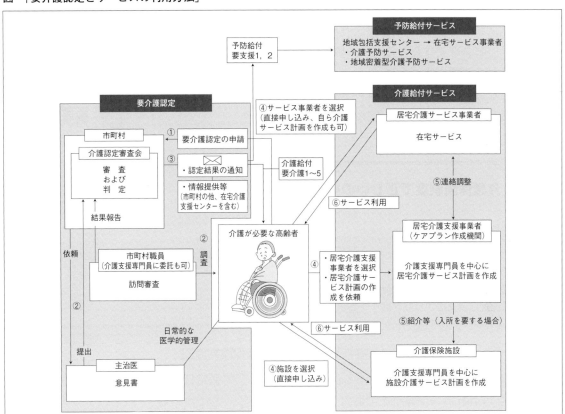

157 介護保険で正しいものはどれか。2つ選べ。

A
2021
2003, 2004, 2006
にも類似問題あり

a　保険の運営主体は国である。
b　要支援1～2、要介護1～5からなる。
c　65歳未満でも糖尿病の合併症がある場合は取得できる。
d　介護サービス費用は2割が利用者負担である。
e　介護保険は一定額のお金で支払われる。

 解説「ライフステージ別の療養指導：高齢期（介護保険制度）」

重要

介護保険サービスを受けるには市町村に申請を行い、主治医の意見書を参考に介護認定審査会による審査判定で要介護認定を受ける必要がある。

問
151
〜
180

a　×：運営主体（保険者）は市町村と東京23区である。

b　○

c　○：40歳以上65歳未満の医療保険加入で、政令で定められた16の特定疾病（**問160表**参照）により要支援や要介護状態になった（第2号被保険者）ときにサービスを受けられる。この際、主治医は介護認定審査会に「意見書」を提出しなければならない。

d　×：利用者負担は介護サービス費用の1割

負担が原則。低所得者に対しては自己負担分の上限を設ける。第1号被保険者のうち、一定以上所得者は2割負担（ただし月額上限あり）。

e　×：介護保険は要介護状態や要支援状態になった場合に、費用が支給されるのではなく、要介護度ごとに定められている現物給付（介護サービス）が受けられる。

 正解▷ b, c

---

158 介護保険制度で正しいのはどれか。2つ選べ。

A
2006
2003,2004,2009
にも類似問題あり

a　健康手帳を交付する。
b　65歳未満でも、特定疾病により要支援状態になった場合はサービスが受けられる。
c　介護認定は主治医が行う。
d　利用者自らがサービスの利用計画を作成することも可能である。
e　要介護認定は要支援から要介護1～5までの6段階がある。

解説「ライフステージ別の療養指導：高齢期（介護保険制度）」

a　×：高齢者の医療の確保に関する法律（旧老人保健法）の保健事業である。

b　○

c　×：介護認定は主治医の意見書を参考に介護認定審査会が行う。

d　○：通常は、本人とケアマネジャーで相談して決める。

e　×：要支援1、2から要介護1～5までの7段階がある。

 正解▷ b, d

---

159 ケアマネジャーについて誤っているのはどれか。

C
2014
2017にも
類似問題あり

a　保健・医療・福祉の分野で5年間の実務経験がある。
b　ケアマネジャーの資格は10年ごとに更新しなければならない。
c　実務研修受講試験に合格し、実務研修を終了した者。
d　サービスの利用計画については、基本的にケアマネジャーが計画する。
e　他の介護サービス事業者との連絡、調整などを取りまとめる。

重要

ケアマネジャー（正式名称は介護支援専門員）は、介護保険制度において要支援・要介護認定となった人のために、どのような介護サービスをどのくらい利用するかという計画（ケアプラン）を作成し、その管理・調整を行う。

ケアマネジャーになるためには、介護支援専門員の実務研修受講試験に合格しなければならないが、その受験資格は下記の通りである。

①法定資格（医師、歯科医師、薬剤師、社会福祉士、精神保健福祉士、介護福祉士、看護師、准看護師、保健師、助産師など）を所持して

おり、保健・医療・福祉の分野で5年以上の実務経験がある。

②社会福祉主事任用資格、ホームヘルパー2級課程修了、介護職員初任者研修課程修了のうちいずれかの資格を所持しており、5年以上の実務経験がある。

③上記資格がない場合、所定の福祉施設等での相談援助・介護等に従事した期間が10年以上ある。

a、c～e ○

b　×：ケアマネジャーの資格は5年ごとの更新制。

正解　b

---

160 第2号被保険者として介護サービスが受けられるのはどれか。2つ選べ。

a　65歳の医療保険加入者で要介護応対になった糖尿病性網膜症患者
b　56歳の医療保険加入者で要介護応対になった糖尿病性足壊疽患者
c　38歳の医療保険加入者で要介護応対になった糖尿病性腎症患者
d　46歳の医療保険加入者で要介護応対になった糖尿病性腎症患者
e　60歳の医療保険加入者で要介護応対になった糖尿病性網膜症患者

解説「ライフステージ別の療養指導：高齢期（介護保険制度）」

第2号被保険者とは、
①40歳以上65歳未満の医療保険加入、
②政令で定められた16の特定疾病*（**表**）により要支援や要介護状態になった、ときにサービスが受けられる。

＊：特定疾病とは、心身の病的加齢現象との医学的関係があると考えられる疾病であって次のいずれの要件をも満たすものについて総合的に勘案し、加齢に伴って生ずる心身の変化に起因し要介護状態の原因である心身の障害を生じさせると認められる疾病である。（介護保険法施行令第二条）

a　×：65歳以上は1号被保険者である。

b　×：特定疾病には該当せず、医療保険の対象である。

c　×：40歳未満で医療保険の対象である。

d　○

e　○

正解　d, e

表 「特定疾病」

①がん（医師が一般に認められている医学的知見に基づき回復の見込みがない状態に至ったと判断したものに限る）＊	⑧脊髄小脳変性症
	⑨脊柱管狭窄症
	⑩早老症
②関節リウマチ＊	⑪多系統萎縮症＊
③筋萎縮性側索硬化症	⑫糖尿病性神経障害、糖尿病性腎症および糖尿病性網膜症
④後縦靱帯骨化症	⑬脳血管疾患
⑤骨折を伴う骨粗鬆症	⑭閉塞性動脈硬化症
⑥初老期における認知症	⑮慢性閉塞性肺疾患
⑦進行性核上性麻痺、大脳皮質基底核変性症およびパーキンソン病＊	⑯両側の膝関節または股関節に著しい変形を伴う変形性関節症

＊：平成18年4月に追加、見直しがなされたもの

161 介護保険制度における介護給付サービスで<u>誤っている</u>のはどれか。

2002，2007，2008にも類似問題あり

a 訪問介護
b 特定介護予防福祉用具販売
c 訪問入浴介護
d 訪問リハビリテーション
e 住宅改修（手すりの取付けなど）

解説 「ライフステージ別の療養指導：高齢期（介護保険制度）」

　介護保険制度における主なサービス内容として、介護給付サービスと予防給付サービスの2種類がある（図）。

　介護給付サービスは要介護1から5までの者が対象で、居宅や施設における各種サービスが利用できる。

　予防給付サービスは要支援1・2の者が対象で、健康や生活機能を維持し、将来介護が必要にな

らないようにするための予防支援である。

[訪問サービス]

　なお、介護給付における訪問サービスには訪問介護、訪問入浴介護、訪問看護、訪問リハビリテーション、居宅療養管理指導などがある。

a、c〜e　○

b　×：これは予防給付サービスとして取り扱われる。

正解▶b

図　介護保険における在宅および施設サービス

予防給付を行うサービス	介護給付を行うサービス
介護予防サービス （訪問サービス） ・介護予防訪問入浴介護 ・介護予防訪問看護 ・介護予防訪問リハビリテーション ・介護予防居宅療養管理指導 ・介護予防特定施設入居者生活介護 ・介護予防福祉用具貸与 ・特定介護予防福祉用具販売 （通所サービス） ・介護予防通所リハビリテーション （短期入所サービス） ・介護予防短期入所生活介護（ショートステイ） ・介護予防短期入所療養介護	**居宅介護サービス** （訪問サービス） ・訪問介護（ホームヘルプサービス） ・訪問入浴介護 ・訪問看護 ・訪問リハビリテーション ・居宅療養管理指導 ・特定施設入居者生活介護 ・福祉用具貸与 ・特定福祉用具販売 （通所サービス） ・通所介護（デイサービス） ・通所リハビリテーション （短期入所サービス） ・短期入所生活介護（ショートステイ） ・短期入所療養介護 **施設サービス** ・介護老人福祉施設 ・介護老人保健施設 ・介護療養型医療施設 ・介護医療院
地域密着型介護予防サービス ・介護予防認知症対応型通所介護 ・介護予防小規模多機能型居宅介護 ・介護予防認知症対応型共同生活介護（グループホーム） **介護予防支援**	**地域密着型介護サービス** ・定期巡回・随時対応型訪問介護看護 ・夜間対応型訪問介護 ・地域密着型通所介護 ・認知症対応型通所介護 ・小規模多機能型居宅介護 ・認知症対応型共同生活介護（グループホーム） ・地域密着型特定施設入居者生活介護 ・地域密着型介護老人福祉施設入所者生活介護 ・複合型サービス（看護小規模多機能型居宅介護） **居宅介護支援**

※左欄（都道府県・政令市・中核市が指定・監督を行うサービス）／左下欄（市町村が指定・監督を行うサービス）

この他、居宅介護（介護予防）住宅改修、介護予防・日常生活支援総合事業がある。

（厚生労働省老健局：介護保険制度の概要 令和3年5月，より引用改変）

162　低血糖（症）について誤っているのはどれか。

C
2017, 2018

a 血糖値が70mg/dL以下なら、症状がなくても低血糖対策をとる。
b 低血糖症状には個人差があるが、各個人ごとに同様の症状が出現することが多い。
c 高齢者では、自律神経症状である発汗、動悸、手のふるえなどが出現しやすい。
d 高齢者では、重症低血糖は1回でも認知症のリスクである。
e 低血糖は、不整脈や狭心症（心筋梗塞）のリスクである。

重要

a ○：健常者の早朝空腹時血糖値は、60〜100mg/dL程度であるが、薬物治療中の糖尿病患者においては安全性を考慮して70mg/dL以下の場合、低血糖と判断して対処する。特に、インスリン療法中の患者については、血糖自己測定(SMBG)による判断もできるよう指導する(米国などの諸外国では、80mg/dL以下で低血糖対策をとるよう指導している)。具体的には、ブドウ糖を常に携帯し、低血糖と判断したら、まず10g(砂糖なら20g)服用し、約15分して症状(あるいはSMBGで70以下)が続くようであれば、もう一度追加する。それでも症状がおさまらないようであれば、近医を受診するか、救急車を要請する。

b ○

c ×：高齢者では、典型的な自律神経症状に乏しく、非典型的な中枢神経症状(ふらふら感、動作緩慢、ろれつがおかしいなど)を呈することもあり、注意する。

d、e ○

正解 ▶ c

---

163 低血糖の症状として誤っているのはどれか。

New
2023

a 足のしびれ
b 目のかすみ
c 手の振戦
d 冷や汗
e 動悸

解説「合併症・並存疾患の治療・療養指導：低血糖」

糖尿病の薬物療法中に最も高頻度にみられる急性合併症は低血糖である。一般に血糖が70mg/dL以下になると、生体は初期反応として交感神経系、特にカテコラミン、グルカゴン、成長ホルモン、コルチゾールなどの分泌増加を介して血糖値を上昇させようとし、交感神経症状が出現する。血糖値が50mg/dL以下の中等度の低血糖になると、中枢神経のブドウ糖不足の症状が出現する(図)。

主な自覚症状や他覚所見を、交感神経症状・中枢神経症状に分けて覚えておく(表)。

a ×：糖尿病性神経障害の症状である。
b ○：低血糖の中枢神経症状
c ○：低血糖の交感神経症状
d ○：低血糖の交感神経症状
e ○：低血糖の交感神経症状

正解 ▶ a

図 「低血糖症状」

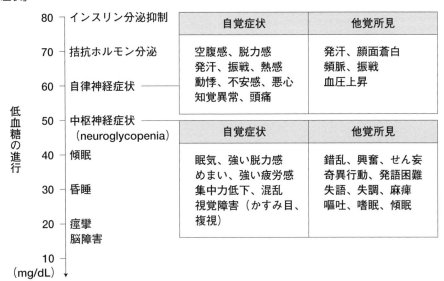

	自覚症状	他覚所見
	空腹感、脱力感 発汗、振戦、熱感 動悸、不安感、悪心 知覚異常、頭痛	発汗、顔面蒼白 頻脈、振戦 血圧上昇

	自覚症状	他覚所見
	眠気、強い脱力感 めまい、強い疲労感 集中力低下、混乱 視覚障害（かすみ目、複視）	錯乱、興奮、せん妄 奇異行動、発語困難 失語、失調、麻痺 嘔吐、嗜眠、傾眠

（日本糖尿病学会 編・著：糖尿病療養指導の手びき改訂第5版, 南江堂, 東京, 2015, p158. より転載）

表 「低血糖症状」

交感神経系の症状	脱力感、振戦、冷汗、不安感、動悸、頻脈、皮膚蒼白、刺激性の亢進など
中枢神経系の症状	空腹感、頭痛、目のかすみ、悪心、嘔吐、眠気（なまあくび）、意識障害、異常行動、昏睡など

164 低血糖の中枢神経症状はどれか。2つ選べ。

A
2019
2002, 2003, 2009, 2010, 2016, 2017, 2018にも類似問題あり

a 振戦
b 頭痛
c 目のかすみ
d 冷汗
e 皮膚蒼白

解説 「合併症・併存疾患の治療・療養指導：低血糖」

　一般に血糖が70mg/dL以下になると、生体は初期反応として交感神経系を刺激するとともに、特にカテコラミン、グルカゴン、成長ホルモン、コルチゾールなどの分泌増加を介して血糖値を上昇させようとし、交感神経症状が出現する。血糖値が50mg/dL以下の中等度の低血糖になると、中枢神経のブドウ糖不足の症状が出現する。血糖値が30mg/dL以下になると、痙攣発作、低血糖昏睡に至り、治療が遅れると死に至ることがある（**問163図**参照）。

　交感神経系の症状は冷汗、不安感、手指振戦、顔面蒼白、動悸など。中枢神経系の症状は頭痛、眼のかすみ、動作緩慢、集中力の低下など。次いで意識障害、異常行動、痙攣がみられ、さらに昏睡に至る（**問163表**参照）。

a、d ×

b、c ○

e ×：交感神経系の緊張により、血管が収縮

することにより起こる。

正解 ▷ b, c

165 低血糖を起こしやすい状態はどれか。2つ選べ。

B
2006, 2010

a 食事の量がいつもより多かったとき
b アルコールを多く飲んだとき
c 空腹時に運動をしたとき
d ストレス時
e ステロイドホルモンを増量したとき

解 説 「合併症・併存疾患の治療・療養指導：低血糖」

重要

　糖尿病治療に伴う副作用として、最も重要なものが低血糖である。インスリン療法時ばかりでなく、経口糖尿病薬（特にSU薬使用時）でも起こることがある。SU薬を食前に服用している場合きちんと食事を摂ること、SU薬に他剤（DPP-4阻害薬など）を併用する場合には低血糖の可能性につき話し、対処法についても説明しておくこと。

　高齢者で多いが、緩徐に低血糖が進行した場合、気付かれずに見当識や集中力低下をきたし、トラブルを生ずることもあるので注意したい（遷延性低血糖）。認知症類似の症状を呈したり、精神神経疾患と間違われることもある。低血糖を繰り返す場合、他疾患の併存も含めて一

応考慮すること（**表**）。

a ×：食事の量が多ければ低血糖は起きにくい。逆に食事の量が普段より遅れたり少なかったとき、食欲低下や下痢があるときなどは低血糖を起こしやすい。

b ○

c ○：過激な運動や、空腹時に運動したときや、特別な運動後の夜間などは、低血糖を起こしやすい（遅発性低血糖）。

d ×：ストレス時や感染症などがあるときには、高血糖になりやすい。

e ×：ステロイドホルモンを増量したときには、インスリン抵抗性が悪化し、高血糖になりやすくなる。

正解 ▷ b, c

表 「低血糖の原因」

1. インスリン過剰

1) 内因性インスリン分泌過剰
  (1) インスリンの自律性過剰分泌
    a) 膵β細胞腫瘍 (インスリノーマ)
    b) 膵β細胞過形成 (nesidioblastosis)
    c) 先天性高インスリン血症 (新生児持続性高インスリン低血糖症、PHHI)
  (2) インスリン分泌刺激薬による作用過剰
    ・スルホニル尿素 (SU) 薬や速効性インスリン分泌促進薬
    ・(グリニド) 薬の過剰投与
  (3) 反応性低血糖
    (胃切除後・初期2型糖尿病・機能性などが誘因)
2) 外因性インスリン過剰 (インスリン注射関与)
  (1) 治療目的インスリン過剰投与
  (2) 想定外インスリン投与
    ・詐病性低血糖 (factitious hypoglycemia)
    ・インスリン誤投与
3) インスリン代謝排泄遅延
  (1) インスリン抗体 (低親和性高結合能の抗体) の関与
    a) インスリン自己免疫症候群 (IAS)
      (チアマゾールなどSH基を有する薬剤やαリポ酸などの影響でインスリン治療歴ないし抗体が存在)
    b) インスリン抗体
      (インスリン治療後に生じた抗体が血糖値の変動に関与)
  (2) 腎不全
    ・インスリン分泌促進する薬剤やインスリンの排泄遅延

2. インスリン過剰を伴わないもの

1) ブドウ糖の産生または供給の不足
  (1) 低栄養 (栄養失調・神経性食思不振症など)
  (2) 肝不全
  (3) 敗血症
  (4) 心不全
  (5) ショック
  (6) 腎不全
  (7) 乳酸アシドーシス
  (8) 先天性酵素欠損 (糖原病)
  (9) アルコール多飲
2) インスリン拮抗ホルモンの分泌不全
  (1) 汎下垂体機能低下症
  (2) 成長ホルモン単独欠損症
  (3) ACTH単独欠損症
  (4) 副腎皮質機能低下症
3) インスリン様の血糖降下因子 (IGF II など)
  (1) 非膵β細胞腫瘍 (NICTH)
    [間葉系腫瘍 (線維肉腫・中皮腫・横紋筋肉腫など)、肝癌、副腎皮質癌、リンパ腫など]

3. 低血糖が報告されている代表的薬剤

・抗不整脈薬 (シベンゾリン、ジソピラミド、リドカインなど)
・非ステロイド性抗炎症薬 (インドメタシンナトリウムなど)
・ニューキノロン系抗菌薬 (シプロフロキサシン、レボフロキサシンなど)
・マクロライド系抗菌薬 (クラリスロマイシンなど)
・ST合剤
・アンジオテンシン変換酵素 (ACE阻害薬)
・その他

(岩倉敏夫：低血糖－重症低血糖の傾向と対策. 診断と治療(増刊号)104：144, 2016より改変引用)

問
151
〜
180

a 暁現象
b ソモジー効果
c 夕食後のジョギング
d 自律神経障害
e 腎障害

解説「糖尿病の基本治療と療養指導：薬物療法」

a ×：Dawn phenomenon。睡眠時から覚醒
する際に分泌される成長ホルモンやコ
ルチゾールなどの分泌亢進による血糖
上昇。健常者でも若干は観察される。

b ×：Somogyi effect。夜間の低血糖により
分泌されたインスリン拮抗ホルモン
（アドレナリンなど）の作用による反応
性の血糖上昇。

c ○：運動後十数時間後に生じることもある
低血糖（運動後遅発性低血糖など）。運
動量に応じて、適宜、運動前・運動中・
運動後のカロリー補給や補食を考える。

d ○：自律神経障害により、不安定型糖尿病

（ブリットル糖尿病）を生じ、高血糖と
低血糖をくり返すことがある（無自覚
性低血糖など）。血糖自己測定（SMBG）
の結果なども参考に、就寝前の補食な
どで対応する。

e ○：腎障害の悪化によるインスリン分解の
低下のため生じる低血糖。高齢者の場
合にも、経口血糖降下薬（スルホニル
尿素薬・グリニド薬とその併用）およ
びインスリン療法中に起こりうるた
め、減量・中止が必要となる。

正解 ▶ **a, b**

167 血糖低下作用を増強しない薬剤はどれか。2つ選べ。

B
2019
2013にも
類似問題あり

a　β遮断薬
b　サイアザイド利尿薬
c　ステロイド
d　ニューモシスチス肺炎治療薬
e　アルコール

解説「合併症・併存疾患の治療・療養指導：低血糖」

　低血糖を引き起こす要因として、血糖低下作用を増強しうる薬剤があるので、患者が他の併存疾患や合併症で服用している薬剤や嗜好品をチェックすることも忘れてはならない。β遮断薬（プロプラノロールなど）、エタノール、ニューモシスチス肺炎治療薬（ペンタミジン、ST合剤）、抗不整脈薬（ジソピラミド、シベンゾリン

など）、サリチル酸系薬（アスピリン）などが挙げられる。

a　×：血糖低下作用を増強する。β遮断薬は交感神経の活性化をブロックし、低血糖の症状を出にくくしたり、遷延化させたりすることもある。

b、c　○：血糖を高める方向に働く。

d、e　×：血糖低下作用を増強する。

正解 ▷ b, c

表　「血糖降下作用を増強する薬剤」

・インスリン製剤	・経口血糖降下薬　・プロベネシド　・ワルファリンカリウム
・サリチル酸薬（アスピリンなど）	・ピラゾロン系消炎薬（ケトフェニルブタゾン）
・プロピオン酸系消炎薬（ナプロキセンなど）	・アリール酢酸系消炎薬（アンフェナクナトリウムなど）
・オキシカム系消炎薬（テノキシカム）	・β遮断薬（プロプラノロールなど）
・モノアミン酸化酵素阻害薬	・三環系抗うつ薬（ノルトリプチリンなど）
・サルファ剤（スルファメトキサゾールなど）	・クロラムフェニコール
・テトラサイクリン系抗生物質	・脂質異常症治療薬（フィブラート系薬剤）
・抗不整脈薬（ジソピラミドなど）	・アゾール系抗真菌薬（ミコナゾールなど）
・蛋白同化ホルモン剤（メスタノロン）	・アルコール（エチルアルコール）

（勝部理早：薬物相互作用；糖尿病治療薬の薬物相互作用.　岡山医会誌2008；120：347-350.　より引用改変）

問
151
～
180

168 低血糖の対処法について誤っているのはどれか。

C
2002, 2009

a 低血糖のときは、砂糖またはブドウ糖を10〜20g摂取させる。
b もし、砂糖やブドウ糖がないときは、ジュースなどを飲ませる。
c グルカゴンの筋肉内注射をする。
d αグルコシダーゼ阻害薬を服用中の患者にはブドウ糖を摂らせる。
e 意識障害などがあっても、できるだけ早急に食事を摂らせる。

解説 「合併症・併存疾患の治療・療養指導：低血糖」

　低血糖を疑ったときは、可能ならばまず血糖自己測定で血糖値をみて、症状を確認する。低血糖であれば、直ちに砂糖20g程度もしくはブドウ糖10g程度を摂るか、もしくはそれ相当の糖質を含むジュースなどを摂る。その後15分以内に症状が回復しない場合は、再度糖質を摂る。症状が回復した場合でも、また低血糖になる場合もあるので、食事前のときは食事を摂り、食事まで1時間以上あるときは、米飯、パン、ビスケットなどの炭水化物を1〜2単位摂るようにする。

　重篤な低血糖で意識障害を起こしていたり、昏睡になっていたり、糖質の経口摂取が無理な場合は、病院（医療機関）でブドウ糖（50％ブドウ糖20〜40mL）の静脈注射を受ける。

　なお、低血糖発作時のグルカゴン製剤があるのであらかじめ処方しておいてもよい（グルカゴン筋肉内注射薬：グルカゴンGノボ、グルカゴン「イトウ」、グルカゴン点鼻粉末剤：バクスミー）（問106、問137参照）。

a ○：砂糖またはブドウ糖を10〜20gを摂らせる。

b ○：食事前であれば食事を摂らせる。

c ○：膵臓のα細胞から分泌されるグルカゴンは、肝臓からのブドウ糖放出作用をもつ。したがって、グルカゴンの注射後10分くらいから症状の回復が見込める。しかし、グルカゴンの効果は一時的で、60〜90分後には再び低血糖になることもありうる。症状が回復したら砂糖などの糖質を摂らせるようにする。

d ○：αグルコシダーゼ阻害薬を服用中（特にSU薬やインスリン注射と併用の場合）に低血糖になったときは、単糖類であるブドウ糖を10g程度与える。砂糖は二糖類であり血糖値の回復がブドウ糖に比べ緩やかであるので、ブドウ糖を摂らせる。

e ×：誤嚥や窒息を起こすので、意識障害などで自ら飲み込むことできないようなときは、無理やり食べ物などを口の中に入れないようにする。

正解 ▶e

169 糖尿病ケトアシドーシス（DKA）について誤っているのはどれか。

- a 肝臓におけるケトン体産生が増加する。
- b 尿中ケトン体が陽性となる。
- c ケトン体は酸性物質である。
- d 脱水が生じる。
- e 呼吸性アシドーシスが生じる。

解説「合併症・併存疾患の治療・療養指導：糖尿病ケトアシドーシス（DKA）」

　高度のインスリン作用不足は、急性代謝失調として、2つの急性合併症を引き起こす。糖尿病ケトアシドーシス（DKA）と高浸透圧高血糖状態であり、**表**に対比して記載してある。なお後者については、従来、高血糖高浸透圧昏睡あるいは症候群と述べられてきたが、昏睡は必ずしも多くなく、1つの病態としてこのように呼称されることが多くなった。

　まず、1型糖尿病などに多くみられるDKAの病態をよく理解しておくこと。

　病態の特徴はインスリン作用の欠乏によってもたらされる高血糖、ケトーシス、代謝性アシドーシス、脱水である。インスリン作用の欠乏により末梢組織でのブドウ糖利用の著明な低下が起こる。同時に肝臓での①ブドウ糖取り込みの低下、②糖新生の亢進、③グリコーゲン分解亢進によりブドウ糖産生の増加が起こる。つまり末梢組織でのブドウ糖利用の低下と肝臓でのブドウ糖産生増加によって高血糖状態が生み出される。

　また、インスリン作用の欠乏は脂肪組織での脂肪分解（脂肪→脂肪酸＋グリセロール）を亢進

させる。分解されたグリセロールは肝における糖新生に利用される。遊離脂肪酸の増加に伴い、肝臓への脂肪酸流入が増加し、肝臓におけるケトン体産生、再エステル化によるトリグリセリド合成が増加する。ケトン体は酸性であり、ケトーシスと代謝性アシドーシスが起こることになる。なお、糖尿病ケトアシドーシスの本態は高度のインスリン作用不足によるものであるが、最近SGLT2阻害薬使用による血糖値のあまり高くない「正常血糖ケトアシドーシス」もみられ、注意が必要である。

a 　○

b 　○：ケトン体産生が増加するため、尿中ケトン体は陽性となる。

c 　○：ケトン体は酸性物質であり、血液pHは酸性（アシドーシス）となる。

d 　○：著しい高血糖によって脱水が生じる。

e 　×：ケトン体の増加による代謝性アシドーシスが生じる。深く大きなクスマウル呼吸（クスマウル大呼吸とも）により呼気中にCO_2を排泄して少しでも呼吸性アルカローシスにして、代謝性アシドーシスを是正しようとしている。

正解 ▷ e

表 「糖尿病ケトアシドーシスと高浸透圧高血糖状態の鑑別」

	糖尿病ケトアシドーシス*	高浸透圧高血糖状態
糖尿病の病態	インスリン依存状態	インスリン非依存状態。発症以前には糖尿病と診断されていないこともある
発症前の既往、誘因	インスリン注射の中止または減量、インスリン抵抗性の増大、感染、心身ストレス、清涼飲料水の多飲、SGLT2阻害薬の投与	感染症、脱水、手術、脳血管障害、薬剤(副腎皮質ステロイド、利尿薬、高カロリー輸液、SGLT2阻害薬)、内分泌疾患(クッシング症候群、バセドウ病)、心疾患
発症年齢	若年者(30歳以下)が多い	高齢者が多い
前駆症状	激しい口渇、多飲、多尿、体重減少、はなはだしい全身倦怠感、消化器症状(悪心、嘔吐、腹痛)	明確かつ特異的なものに乏しい倦怠感、頭痛、消化器症状
身体所見	脱水(+++)、発汗(-)、アセトン臭(+)、Kussmaul大呼吸、血圧低下、循環虚脱、脈拍頻かつ浅、神経学的所見に乏しい	脱水(+++)、アセトン臭(-)、血圧低下、循環虚脱、神経学的所見に富む(痙攣、振戦)
検査所見 　血糖 　ケトン体 　HCO₃⁻ 　pH 　有効浸透圧 　Na 　K 　Cl 　FFA 　BUN/Cr 　乳酸	250～1,000mg/dL** 尿中(+)～(+++)、血清総ケトン体3mM以上 ≦18mEq/L 7.3以下 正常～300mOsm/kg 正常～軽度低下 軽度上昇、治療後低下 95mEq/L未満のことが多い 高値 増加 約20％の症例で＞5mM	600～1,500mg/dL 尿中(-)～(+)、血清総ケトン体0.5～2mM ＞18mEq/L 7.3～7.4 320mOsm/kg以上 ＞150mEq/L 軽度上昇、治療後低下 正常範囲が多い ときに低値 著明増加 しばしば＞5mM、血液pH低下に注意
鑑別を要する疾患	脳血管障害、低血糖、他の代謝性アシドーシス、急性胃腸障害、肝膵疾患、急性呼吸障害	脳血管障害、低血糖、痙攣を伴う疾患
注意すべき合併症(治療経過中に起こりうるもの)	脳浮腫、腎不全、急性胃拡張、低カリウム血症、急性感染症	脳浮腫、脳梗塞、心筋梗塞、心不全、急性胃拡張、横紋筋融解症、腎不全、動静脈血栓、低血圧

＊症状発現後1週間前後でケトーシスあるいはケトアシドーシスに陥る劇症1型糖尿病があるので注意を要する。
＊＊SGLT2阻害薬投与によって正常血糖でもケトアシドーシスを発症することもある。

(日本糖尿病学会 編・著: 糖尿病治療ガイド2022-2023, 文光堂, 東京, 2022, p83. より転載)

---

170 **糖尿病ケトアシドーシスの症状として誤っているのはどれか。**

A 2022 2002, 2016, 2021 にも類似問題あり

a 皮膚湿潤
b 消化器症状
c アセトン臭
d 脱水
e クスマウル大呼吸

解説 「合併症・並存疾患の治療・療養指導:糖尿病ケトアシドーシス(DKA)」

重要

糖尿病ケトアシドーシス(DKA)の症状とし

て特徴的なのは、著しい口渇、多尿、体重減少、倦怠感、意識障害、消化器症状(悪心・嘔吐、腹痛)である。

身体所見では、クスマウル大呼吸（代謝性アシドーシスに呼応した反応で、深大な呼吸が連続して続き呼気中にCO_2を排泄する）、アセトン臭、血圧低下、口腔乾燥、眼球陥没などが特徴的である。

検査所見として特徴的なのは、高血糖、尿中・血中ケトン体上昇（総ケトン体＞3mM）、アシドーシス（血液pH＜7.3）、HCO_3^-の低下、高カリウム血症、高アミラーゼ血症、高窒素血症、白血球増多などである（**問169表**を参照）。

a ×：脱水により皮膚は乾燥している。

b ○：悪心・嘔吐、腹痛などの消化器症状特徴的である。

c ○：呼気は甘酸っぱいアセトン臭がする。

d ○：著しい高血糖により高度な脱水をきたす。

e ○：代謝性アシドーシスを呼吸性アルカローシスで代償しようとして起こる緩徐で大きな呼吸。

正解 ▶ a

---

171 糖尿病ケトアシドーシス（DKA）の治療について正しいのはどれか。

B C
2007 2008
2017にも
類似問題あり

a 中間型インスリンを少量持続点滴静注する。
b 水分の経口摂取は制限しない。
c 大量の生理食塩水を点滴静注する。
d ブドウ糖をベースに点滴静注する。
e 重炭酸を点滴静注する。

解説 「合併症・併存疾患の治療・療養指導：糖尿病ケトアシドーシス（DKA）」

重要

輸液、電解質の補充、インスリンの投与が治療の原則である。速効型あるいは超速効型インスリンの少量持続静注法によって高血糖、アシドーシス、高カリウム血症を補正する。重炭酸は反応性アルカローシスを起こす場合もあるので、高度のアシドーシスの場合のみに使用する（原則として血液pHが7.0以上では行わない）。治療経過中に起こる可能性のある合併症として、脳浮腫、腎不全、低血糖、低カリウム血症、急性感染症（急性肺炎など）がある。これらにも注意する。

a ×：速効型あるいは超速効型インスリンを少量持続静脈内投与（0.1～0.2単位/kg/時間）する。

b ○：意識がしっかりしていれば水分を経口摂取させる。ただし、意識状態が悪い場合には、誤嚥が問題となるので経口摂取させない。

c ×：多くの場合は、脱水量を計算して算出された数リットルの生理食塩水を2日ほどかけて点滴静注する。ただ、いたずらに大量に急速に投与すれば、心不全が引き起こされる。

d ×：インスリンが不足している初期には、ブドウ糖の投与は高血糖を悪化させるため禁忌である。ただ、ある程度インスリンが補充され、血糖値が200mg/dL程度に落ち着いてくると、ブドウ糖を補給しないと低血糖が生じるようになり、後期には必要となる。

e ×：重炭酸はアルカローシスを起こす場合があるので、高度のアシドーシスの場

合のみに使う。

172 高浸透圧高血糖状態について正しいのはどれか。2つ選べ。

A
2017

a 著しい口渇感を訴える。
b 著しい脱水を認める。
c アシドーシスを認める。
d 尿ケトン体は強陽性である。
e 血漿浸透圧は300mOsm/L以上である。

解説 「合併症・併存疾患の治療・療養指導：高浸透圧高血糖状態」

重要

　従来、高血糖高浸透圧昏睡あるいは症候群と呼ばれていた病態である（**問169表**参照）。

　2型糖尿病の高齢者に多くみられる。感染症、高カロリー輸液、経管栄養、ステロイド、利尿薬、心血管障害、手術などが誘因で、医原性のものもある。夏期などの清涼飲料水の多飲にも注意が必要である。病態が悪化する理由の1つとして、高齢者に多くみられる「口渇感の低下」による脱水もある。回復した際は、インスリン治療の継続を必ずしも必要としない。

　著明な高血糖と脱水によって高血漿浸透圧を呈し、意識障害を起こす。血漿浸透圧に比例して意識障害の程度は種々みられる。糖尿病ケトアシドーシスよりインスリン欠乏の程度は低

く、脂肪分解亢進もみられないので、ケトーシスや代謝性アシドーシスはないかあっても軽度である。

　血漿浸透圧は下記の式で計算できる（直接測定ができない場合）。

血漿浸透圧＝2×Na（mEq/L）＋血糖値（mg/dL）／18＋BUN（mg/dL）／2.8

　　　　　　　　基準値：275～295mOsm/L

a、b ○：著明な脱水を認め、強い口渇感を訴える。

c ×：アシドーシスは認めないか、あっても軽度である。

d ×：ケトーシスは認めないかあっても軽度であり、尿ケトン体は－～±である。

e ×：おおむね350mOsm/L以上である。

正解 ▷ a, b

173 高浸透圧高血糖状態の検査所見として<u>誤っている</u>のはどれか。

A
2016

a 血液pH 7.15
b 尿ケトン体陰性
c 高血糖
d 脱水
e 高ナトリウム血症

解説「合併症・併存疾患の治療・療養指導：高浸透圧高血糖状態」

重要

　特徴的な検査所見は、著しい高血糖（多くは600mg/dL以上）、高浸透圧（350mOsm/L以上）、脱水、高窒素血症である。通常、アシドーシスを認めることはない。高ナトリウム血症を呈することが多く、高浸透圧に寄与している。

a　×：血液pHは酸性（アシドーシス）になることはない。

b　○：尿ケトン体も陰性である。

c　○

d　○：脱水により高窒素血症がみられる。

e　○

正解▶a

---

174 高浸透圧高血糖状態の治療について正しいのはどれか。2つ選べ。

a　生理食塩水を点滴静注する。
b　大量の速効型インスリンをワンショットで静注する。
c　重炭酸を点滴静注する。
d　高カロリー輸液を続ける。
e　感染症があれば抗生物質を点滴静注する。

解説「合併症・併存疾患の治療・療養指導：高浸透圧高血糖状態」

重要

　糖尿病ケトアシドーシス（DKA）と治療の原則は同じである。大量の輸液と速効型インスリンの少量持続静脈法を行う。高浸透圧への配慮を欠かさないようにする。また誘因となっている高カロリーの輸液の中止なども行う。

a　○：まず生理食塩水の輸液（500～1,000mL/時）で対応してよいが、その後血清ナトリウムが135mEq/L以上であれば、生理食塩水ではなく、1/2に薄めた低張の生理食塩水（いわゆる半生食）を点滴静注する。

b　×：当初10単位程度の速効型インスリンをワンショットで静注した後、少量持続静脈内投与（約0.1単位/kg/時間）を行う。大量の速効型インスリンのワンショットでの静注では、投与量の調節ができない。大量でも不足であれば高血糖が持続するし、過剰であれば低血糖をきたす。

c　×：アシドーシスはないので重炭酸は不要である。ケトアシドーシスの場合でも、アシドーシスが過度にならない限りは最近は投与しない。

d　×：高浸透圧高血糖状態をきたす誘因でもあり、続ければさらに悪化させる。

e　○：高浸透圧高血糖状態をきたす誘因ともなるので、抗生物質による治療を行う。

正解▶a, e

175 乳酸アシドーシスの関連事項として誤っているのはどれか。2つ選べ。

2017

a ビグアナイド薬の服用
b 腎機能障害（腎不全）
c シックデイ
d アニオンギャップの低下
e 若年糖尿病患者

解説 「合併症・併存疾患の治療・療養指導」

血中乳酸の著明増加（5.0mmol/L以上）による代謝性アシドーシス（血液pH 7.35未満）で、緊急対応が必要な重篤な病態である。糖尿病患者では、肝臓や腎臓で乳酸産出に傾いており、糖尿病患者のアルコール多飲とビグアナイド薬服用時に乳酸アシドーシスをきたすことが多い。頻度は高くないが、ショック状態ともなりやすく予後不良であり（死亡率25～50%）、注意が必要。

a、b ○：メトホルミンなどのビグアナイド薬は糖新生を抑制するため血中乳酸の濃度を上昇させる。特に低酸素状態の心血管・呼吸器疾患や、ビグアナイド薬の血中濃度上昇をもたらす腎機能障害時には使用しない（中止する）。血清クレアチニンが男性で1.3mg/dL以上、女性で1.2mg/dL以上、あるいはeGFR

30mL/分/1.73m^{2}未満の場合、また高齢糖尿病患者（特に75歳以上）には新規の投与はしない［日本糖尿病学会：ビグアナイド薬の適正使用に関するRecommendation, 2012（2014改訂）］。

c ○：感染症や下痢・嘔吐といった胃腸症状などのあるシックデイのときには、いったんビグアナイド薬を中止するよう指導しておく。

d ×：アニオンギャップは上昇する。下記計算式による。

アニオンギャップ（mEq/L）
$$= Na^+ - (Cl^- + HCO_3^-)$$

基準値12±2mEq/L

e ×

正解 ▶ d, e

176 糖尿病患者における感染症について誤っているのはどれか。

2021

a 糖尿病患者は感染症に罹患しやすく、重症化しやすい。
b 血糖コントロールが不良なほど易感染性が高まる。
c 糖尿病患者の感染症の中では最も頻度が高いのは呼吸器感染症である。
d 尿路感染症の原因菌の大部分はグラム陰性桿菌（大腸菌・クレブシエラなど）である。
e 手術などの観血的治療を受ける際には十分な感染症対策が望まれる。

糖尿病患者は感染症に罹患しやすく、重症化しやすい。一般に血糖コントロールが不良なほど易感染性が高まる。糖尿病患者の易感染性に関与する因子としては、好中球・免疫担当細胞機能低下、血行障害、神経障害などが挙げられる。逆に、感染症により血糖コントロールが増悪し、ひいては糖尿病昏睡の原因となることもある。

高頻度にみられる感染症としては、尿路感染症、呼吸器感染症、胆道感染症、皮膚感染症、

歯牙・歯周疾患などが挙げられる。糖尿病患者が手術などの観血的治療を受ける際には十分な感染症対策が望まれる。

a、d、e　○

b　○：血糖値が250mg/dL以上になると、好中球貪食能は急速に低下するとされる。

c　×：糖尿病患者の感染症の中で最も頻度が高いのは尿路感染症である。

正解 ▷ c

---

177 急性感染症について<u>誤っている</u>のはどれか。

B
2016
2003, 2004, 2007
にも類似問題あり

a 感染巣として尿路、呼吸器、皮膚などがある。
b 体温、食事・水分の経口摂取量、尿量、体重の変化、血糖値などを把握する。
c 十分に水分摂取を行う。
d 食後高血糖を防ぐため、分食にする。
e 食欲がなく食事が取れないときは、食事量に合わせて食後にインスリンを注射する。

問
151
〜
180

解 説 「合併症・併存疾患の治療・療養指導：感染症」

重要

糖尿病患者は細菌やウイルスなどに対する抵抗力が低下しており、感染症に罹患しやすく、また重症化しやすい。特に血糖コントロール不良の患者、高齢の患者、重篤な合併症がある患者などはこれが顕著である。尿路、呼吸器、皮膚、口腔内、耳鼻科領域、胆嚢などが感染巣となることが多い。

発熱を伴うときはインスリン抵抗性が増大し、高血糖が増悪しやすいので、血糖自己測定（SMBG）を頻回に行う必要である。初期対応としてはシック

デイルールに従う。安静と保温に努め、食欲がなくても水分と炭水化物を摂取し、インスリンを継続する。高熱や高血糖が持続し、水分と炭水化物の摂取ができないときは、緊急入院が必要である。

a〜c　○

d　×：妊娠糖尿病などの食事療法である。

e　○：食事量に合わせて、食後にインスリンを調節して打つ。中止してはいけない。SMBGをしていればインスリン注射量を決めるのに参考になる。

正解 ▷ d

178 COVID-19について誤っているのはどれか。

a 高齢者は罹患しやすい。
b 糖尿病患者は重症化しやすく、死亡率が高い。
c 血糖コントロールが不良なほど死亡率が高い。
d 密集・密閉・密接（いわゆる3密）を避けることは、感染の予防に必ずしも有効でない。
e 感染を抑制するためには標準予防策を徹底する。

解説 「糖尿病の検査」

重要

2019年12月、中国湖北省武漢市において原因不明の肺炎が発生したことが報道され、世界中で感染が報告され、爆発的に拡大した。重篤な急性呼吸器症候群コロナウイルス2（SARS-CoV-2）が分離され、WHOによりコロナウイルス疾患2019（COVID-19）と命名された。2022年10月29日時点で、世界では感染者 約6億3,000万例、死亡者 約660万人（米ジョンズ・ホプキンス大学）、わが国では感染者22,259,373例、死亡者46,645人（JX通信社/FASTALERT）に達している。

無症状にとどまる場合もあるが、発熱・咳嗽・息切れなどをきたす中等度の上気道呼吸器疾患を引き起こす。重篤なウイルス性肺炎をきたし、死に至る場合もある。いまだ不明な点も多いが、高齢者や男性で、高血圧や糖尿病患者で死亡率が高いことが明らかになっている。血糖コントロール不良群で重症化率や死亡率が高いことも報告されている。

新型コロナウイルス感染症に対するワクチンは2021年春頃からmRNAワクチンであるコミナティ（ファイザー社）とスパイクバックス（モデルナ社）の接種が可能となり、デジタル庁の集計によれば2022年10月時点で全国民の約77.6%が2回目の接種を完了している。3回目の接種率は約66.1%であり、60歳以上の高齢者と60歳未満で基礎疾患を有する者への4回目

の接種率は32.2%である。オミクロン対応の2価ワクチンを用いた5回目接種も始まっている。

治療薬としては、2020年に抗ウイルス薬・抗炎症薬・中和抗体薬が承認されてきた。2021年暮れに経口的に投与可能な抗ウイルス薬であるラモルヌピラビル（ラゲブリオカプセル：MSD）とニルマトレルビル・リトナビル（パキロビットバッグ：ファイザー社）が重症化リスクのある軽症から中等症Ⅰの患者に承認されている。

a ○：高齢者や男性は感染しやすく、死亡率も高い。

b ○：高血圧や糖尿病患者は感染しやすく、死亡率も高い。

c ○：糖尿病患者で空腹時血糖値が高いほど、すなわち血糖コントロール不良群で重症化率や死亡率が高い。

d ×：密集・密閉・密接（いわゆる3密）を避けることは、感染の予防に有効である。武漢や欧米での街ごとのロックダウンの後に、あるいはわが国での緊急事態宣言が出された後に感染者数が減少したことからその有効性は明らかである。

e ○：標準感染予防策（スタンダードプレコーション）とは、血液・体液・汗以外の分泌物・排泄物・損傷のある皮膚・粘膜に触れる際は、感染性の病原体を含む可能性を考慮し、手指衛生を行うと

ともに、適切なマスクやゴーグルの着用を含む個人用防護具を着用し、確実な交差感染対策と職業感染対策を行うことである。COVID-19の疑いのある患者の診察や、COVID-19陽性患者の診察・治療に際しては、医療従事者の感染予防に必須である。加えて、医療機関では清潔ゾーンと不潔ゾーンのゾーニングが、他の患者や医療従事者への感染拡大の防止の観点からきわめて重要である。

正解 ▷ d

---

179 血糖コントロール悪化を招く併存疾患について誤っているのはどれか。

2021

a 甲状腺機能亢進症(バセドウ病)
b 甲状腺機能低下症(橋本病)
c クッシング症候群
d 歯周病
e 膵癌

解説 「合併症・併存疾患の治療・療養指導：急性合併症」

a ○

b ×：バセドウ病および橋本病は代表的な自己免疫疾患であり、1型糖尿病としばしば合併することはよく知られている。しかし、2型糖尿病の場合も少なからず合併を経験する。橋本病は緩慢な進行を示し、頸部の甲状腺腫、あるいは総コレステロール値の異常高値などで発見されるが、血糖値の変化は目立たない(インスリン感受性が高まり、血糖値は低下傾向を示す)。疑われる場合には、まずTSHとFree T_4を測定し、必要に応じて甲状腺エコー検査を行う。

c ○：副腎皮質の機能亢進(コルチゾールなどの過剰分泌)により高血糖を生じる。薬剤として使用されるステロイドの血糖上昇作用も周知である。

d ○：糖尿病患者で歯周病が合併しやすいことはよく知られているが、歯周病そのものが血糖悪化を促進するので、その治療が必要である。

e ○：糖尿病患者では膵癌の併発が多いことが知られている。比較的急速な血糖悪化を示し、原因がはっきりしないときに注意する。

正解 ▷ b

180 細小血管障害について誤っているのはどれか。

a 糖尿病性神経障害
b 糖尿病性腎症
c 下肢動脈閉塞
d 糖尿病性網膜症
e 神経因性膀胱

解説「合併症・並存疾患の治療・療養指導：糖尿病性細小血管障害」

長期にわたる高血糖の結果、糖尿病特有の細小血管の障害（糖尿病性細小血管症）と、特有ではないが動脈硬化と関連した大血管症や白内障などの慢性合併症が発症する。三大合併症といわれる細小血管症には、糖尿病性神経障害、糖尿病網膜症、糖尿病性腎症がある。

a ○
b ○
c ×：大血管症である。
d ○
e ○：糖尿病性神経障害のうち、腎泌尿器系の自律神経障害により引き起こされる。

正解 ▷ c

181 糖尿病患者にみられる合併症について以下の設問にあてはまるものはどれか。

(1) 早期腎症期の指標である。
(2) 単純網膜症の病期である。
(3) 低血糖発作の治療に使用。
(4) 神経障害の原因の1つ。
(5) 1型糖尿病の初発症状の1つ。

a 硬性白斑　　b 新生血管　　c 硝子体出血　　d 微量アルブミン尿　　e 持続性タンパク尿
f ケトン体　　g ソルビトール　　h ブドウ糖　　i 生理食塩水　　j インスリン

解説「合併症・併存疾患の治療・療養指導：糖尿病細小血管症」

糖尿病には、特有な急性合併症と慢性合併症があり、療養指導の大きな目標として、合併症の発症予防と、進展の抑制がある。急性合併症においては、その発症予防と対処法について患者のみならず、家族そして患者を取り巻く社会にまで知識を普及させる必要がある。また、慢性合併症については、日頃の血糖コントロール

が重要であることを、患者自身がよく理解するよう指導する。

・硝子体出血：増殖網膜症の病期である。
・新生血管：増殖網膜症の病期である。
・持続性タンパク尿：顕性腎症期以降である。
・人工透析：透析療法期である。
・生理食塩水、インスリン：ケトアシドーシス

の治療に適応。

・ケトン体：著しい血糖コントロール不良の指
　標で、多くは1型糖尿病で血中・尿中に増加
　しやすい。

正解 ▷

(1)　**d**　　微量アルブミン尿
(2)　**a**　　硬性白斑
(3)　**h**　　ブドウ糖
(4)　**g**　　ソルビトール
(5)　**f**　　ケトン体

---

182 糖尿病性神経障害について誤っているのはどれか。

a　左右対称性で手袋靴下型に知覚鈍麻が起こる。
b　下肢から上行性に侵される。
c　運動神経から侵される。
d　自律神経も侵される。
e　顔面神経麻痺などの単神経障害もある。

解 説「合併症・併存疾患の治療・療養指導：糖尿病性神経障害」

　糖尿病患者で最も多く、最も早期から出現するのが糖尿病性神経障害である。その診断と分類については表1、2を参照。そのなかで末梢神経の多発神経障害（ポリニューロパシー）が最も多くみられる神経障害である（広汎性左右対称性神経障害）。下肢遠位部から対称性かつ上行性に侵され、足先のしびれ、足の痛み、知覚鈍麻などをを訴える（手袋靴下型）。感覚（知覚）神経から侵されるが、運動神経障害も出現することがある。自律神経も末梢神経同様、多発性

に障害される。顔面神経麻痺、動眼神経麻痺、外転神経麻痺などの単神経障害（モノニューロパシー）もある。

a　○：対称性に侵され、手袋靴下型の知覚鈍
　　　麻が特徴的である。
b　○：下肢遠位部から上行性に侵される。
c　×：より細い知覚神経から侵される。
d　○：自律神経も多発性に障害される。
e　○：顔面神経麻痺などの単神経障害もある。

正解 ▷ c

問
181
～
210

表1 「糖尿病性神経障害の分類と主な症状」

分類	症状
多発神経障害 　感覚運動神経障害 　自律神経障害 　急性有痛性神経障害	しびれ感、錯感覚、冷感、自発痛、アロディニア、感覚鈍麻 瞳孔機能異常、発汗異常、起立性低血圧、胃不全麻痺、便通異常（便秘、下痢）、胆嚢無力症、膀胱障害、勃起障害、無自覚低血糖など （治療後神経障害など）
単神経障害 　脳神経障害 　体幹・四肢の神経障害 　糖尿病筋萎縮 　（腰仙部根神経叢神経障害）	外眼筋麻痺（動眼・滑車・外転神経麻痺）、顔面神経麻痺など 手根管症候群、尺骨神経麻痺、腓骨神経麻痺、体幹部の単神経障害など 典型例は片側〜両側性臀部・大腿部筋萎縮・筋力低下を呈し疼痛を伴う

(日本糖尿病学会 編・著：糖尿病診療ガイドライン2019. 南江堂, 東京, 2019, p171. より許可を得て転載)

表2 「糖尿病性多発神経障害の簡易診断基準案」

必須項目（以下の2項目を満たす）

　1. 糖尿病が存在する
　2. 糖尿病性神経障害以外の末梢神経障害を否定しうる

条件項目（以下の3項目のうち2項目以上を満たす場合を"神経障害あり"とする）

　1. 糖尿病性多発神経障害に基づくと思われる自覚症状
　2. 両側アキレス腱反射の低下あるいは消失
　3. 両側内踝の振動覚低下（C128音叉にて10秒以下）

注意事項

糖尿病性神経障害に基づくと思われる自覚症状とは
(1)両側性
(2)足趾先および足底の「しびれ」、「疼痛」、「異常感覚」
(3)上肢のみの症状は取らない

参考項目（以下のいずれかを満たす場合は条件項目を満たさなくても神経障害ありとする）

　1. 神経伝導検査で2つ以上の神経でそれぞれ1項目以上の検査項目（伝導速度、振幅、潜時）の異常を認める
　2. 臨床的に明らかな糖尿病性自律神経障害がある（自律神経機能検査で異常を確認することが望ましい）

(糖尿病性神経障害を考える会2002年1月18日改訂)

糖尿病性神経障害について正しいのはどれか。2つ選べ。

A
2017

a 振動覚は足関節内果で音叉を用いて調べる。
b 振動覚障害例では足関節内果で音叉の振動を10秒以上感知する。
c 温覚は中枢側ほど強く低下している。
d 膝蓋腱反射は消失しない。
e 障害例では末梢神経伝導速度が遅くなる。

解 説 「合併症・併存疾患の治療・療養指導：糖尿病性神経障害」

重要

　末梢神経障害では、膝蓋腱反射やアキレス腱反射などの深部腱反射の低下、振動覚・触覚の低下、神経伝導速度の遅延などがみられる。振動覚の検査は足関節部内果において128Hzの音叉を用いて行う。一般（10秒以上）に比べ、神経障害例では短くなる。触覚や温度感覚、痛覚も中枢側から末梢にいくほど低下しているので、比較して神経障害の程度を確認する。末梢神経伝導速度の測定の仕方は筋電図計を用い、運動・知覚神経に電気刺激を与えて、その伝わる速度を測る。

a ○：振動覚の検査は足関節部内果において128Hzの音叉を用いて行う。

b ×：健常者では一般には10秒以上感知するが、神経障害例では短くなる。

c ×：触覚や温度感覚、痛覚も中枢側から末梢にいくほど低下している。

d ×：深部腱反射（膝蓋腱やアキレス腱反射）が消失する。脊髄以下の運動神経の障害である。

e ○：神経障害が進行すると、末梢神経伝導速度は遅くなる。

正解 ▷ a, e

表 「糖尿病性神経障害の検査」

1. 神経学的所見	筋力検査 腱反射−特に下肢腱反射
2. 知覚系機能検査	a) 振動覚閾値測定　C128音叉、振動覚計（TM31A, SMV-5） b) 温度覚検査
3. 神経伝導速度測定	運動神経：運動神経伝導速度（MCV） 感覚神経：感覚神経伝導速度（SCV） F波測定：F波伝導速度（FCV） 　　　　　　F波最小潜時
4. 自律神経機能検査	a) 起立時血圧変動 b) 心拍変動：安静時CV_{R-R}、深呼吸時、立位時変動、R-R間隔のパワースペクトル解析（FFT、MEM） c) 発汗試験 d) ^{123}I-MIBGによる心筋シンチ：心臓交感神経障害 e) その他：瞳孔機能、膀胱機能、胃排出時間測定、小腸通過時間測定

（「大角誠治：糖尿病性神経障害を伴った患者の治療とケア．ナースのための糖尿病療養指導テキスト（小林　正, 高間静子, 吉田百合子編）．p85, 2001, 南江堂」より許諾を得て改変し転載）

184 神経障害の検査に<u>有用でない</u>のはどれか。

a モノフィラメントによる圧覚検査
b CV$_{R-R}$
c 128Hzの音叉による振動覚の検査
d 下腿-上腕血圧比(ABI)の測定
e ハンマーによるアキレス腱反射

解説 「合併症・併存疾患の治療・療養指導：糖尿病性神経障害」

重要

まず、膝蓋腱やアキレス腱反射があるかチェックする。振動覚は音叉(128Hz)を足関節部内果にあてて行うが、振動を感じるのが10秒より短ければ神経障害の疑いが強い。触覚、温度感覚、痛覚は末梢ほど低下が顕著になるので、中枢側と比較する。また、モノフィラメント(10g、5.07、Semmes-Weinstein)を用いての圧覚検査が行われることもある。

末梢神経伝導速度は、運動・知覚神経に対する電気刺激が伝わる速さを計測する。筋電計の位置は、尺骨、正中、脛骨、腓腹神経などである。

a ○

b ○：自律神経障害の検査として、自律神経障害心電図R-R間隔変動係数(CV$_{R-R}$)の測定は有用である。

c ○

d ×：下腿－上腕血圧比(ABI)の測定は下肢の閉塞性動脈硬化症の検査であり、正常では足関節の血圧の方が上肢の血圧より高いので1.0以上であるが、下肢動脈に狭窄があると0.9以下となる。

e ○

正解 ▷ d

---

185 単神経障害で<u>障害されない</u>神経はどれか。

a 外転神経
b 滑車神経
c 三叉神経
d 動眼神経
e 顔面神経

解説 「合併症・並存疾患の治療・療養指導：糖尿病性神経障害」

単神経障害は単一の神経束が障害されるものであり、その原因として神経栄養血管の閉塞が考えられている。比較的軽症の糖尿病でも発症する。障害される代表的神経として、顔面神経

麻痺、動眼神経麻痺、外転神経麻痺などが挙げられる。多くの単神経障害は突然の片側性の麻痺で出現し、顔面神経麻痺は顔面筋、動眼神経麻痺は眼瞼下垂と複視、外転神経麻痺は複視な

ど、それぞれの出現によって診断する。

a 　○：外転神経麻痺では、複視が起きる。

b 　○：滑車神経麻痺では、複視が起きる。麻痺があるほうの眼とは反対側に頭を動かすと、複視が消失する。

c 　×：三叉神経は障害されない。

d 　○：動眼神経麻痺では眼瞼下垂と複視が起きる。

e 　○：顔面神経麻痺では、顔面筋の麻痺により、額にしわを寄せることができない、まぶたを閉じるのが難しい、表情を作れない、水を飲もうとすると口角からこぼれる、口を膨らますことができないなどの症状が起きる。

正解 ▷ c

---

186 有痛性神経障害の薬物療法として誤っているのはどれか。

A
2004
2017にも
類似問題あり

a インドメタシン
b カルバマゼピン
c イミプラミン塩酸塩
d メキシレチン塩酸塩
e ドキサゾシンメシル酸塩

解説「合併症・併存疾患の治療・療養指導：糖尿病性神経障害」

感覚運動神経障害として、下肢末端などに自発痛（ピリピリ、チクチク）を訴えることは少なくない。また、急性有痛性神経障害として、坐骨神経痛（糖尿病による脊髄癆、tabes diabetica ともいわれた電撃痛）や治療後神経障害（post-treatment neuropathy）もみられる。長期間血糖コントロール不良の者に生じやすいので、ゆっくり血糖を改善することが必要である（血糖低下速度を緩めると症状がよくなることもある）。

有痛性神経障害の薬物療法として、消炎鎮痛薬（インドメタシン、ジクロフェナクナトリウム坐薬など）、三環系抗うつ薬（イミプラミン塩酸塩など）、抗痙攣薬（カルバマゼピン、ガバペンチン）、抗不整脈薬（メキシレチン塩酸塩）な

どがある。2003年度は薬効名での出題であったが、2004年度は薬剤の一般名が問われた。

有痛性神経障害の治療薬としてプレガバリン（リリカ®：中枢神経系において電位依存性カルシウムチャネル α2δ サブユニットと結合し、興奮性神経伝達物質を抑制する）が使えるようになっている。また脊髄で一度放出されたセロトニンやノルアドレナリンの再取り込みを阻害するデュロキセチン（サインバルタ®）も推奨されている。

a〜d 　○

e 　×：ドキサゾシンメシル酸塩（α遮断薬）は降圧薬である。

正解 ▷ e

問
181
〜
210

149

187 糖尿病性神経障害の対応について正しいのはどれか。2つ選べ。

B
2007
2017にも
類似問題あり

a こたつを使用しないようにする。
b 起立性低血圧を起こす場合には、枕を低くするようにする。
c 500mL以上の残尿が認められるようになったら自己導尿を勧める。
d 適度なアルコール摂取は許可する。
e シルデナフィルクエン酸塩の使用にあたっては、亜硝酸薬の投与の有無を確認する。

解説 「合併症・併存疾患の治療・療養指導：糖尿病性神経障害」

糖尿病性神経障害の発症、進展を防止するため、早期発見の方法と予防法、血糖コントロールの重要性を強調する。療養指導の内容は多岐にわたるが、重要なポイントである。

a ○：火傷防止のため、電気あんかなどの保温器は避ける。

b ×：枕を高くして寝る、急な体位の変換はしない、弾性ストッキングを履くなどをアドバイスする。

c ×：決まった時間での用手圧迫による排尿を指導し、残尿が200mL以上の場合

は自己導尿を指導する。

d ×：アルコールの摂取や喫煙により神経障害は悪化する。原則禁止とする。

e ○：勃起障害（ED）の治療の1つに、シルデナフィルクエン酸塩やバルデナフィル塩酸塩、タダラフィルの経口薬投与がある。重大な副作用を防ぐため、虚血性心疾患や亜硝酸薬投与の有無を確認する。

正解 ▷ a, e

188 糖尿病性神経障害の療養指導について<u>誤っている</u>のはどれか。

A
2017
2002にも
類似問題あり

a 起立性低血圧には、弾性ストッキングの使用を指導する。
b 神経因性膀胱には、最初から自己導尿を指導する。
c 胃無力症（胃不全麻痺）に対しては、消化管運動調整薬（メトクロプラミド、ドンペリドンなど）を用いる。
d 無自覚性低血糖の患者には、ほんの小さな症状であっても、自ら、低血糖状態ではないかとわかるように訓練する。
e 有痛性神経障害患者では、「必ず治る」という気持ちにさせることが治療上きわめて有効となる。

解説 「合併症・併存疾患の治療・療養指導：糖尿病性神経障害」

自律神経障害が重症となると、なかなか根本的治療がなく、対症療法になることが多い。それだけに療養指導士が精通していることが求められる。

出題した選択肢のうち、無自覚性低血糖の指導は重要である。以下の点を覚えておく。

自らの血糖値をよく知るため、自己血糖測定（SMBG）を頻回に行う。低血糖によってもたらされるわずかな症状でも気付くようにする。そのためには血糖値を高めに保ち、低血糖症状の

出現を自覚できるよう訓練が必要である。できれば、連続グルコースモニタリング（CGM）により低血糖の起こりやすい時間帯を調べ、対策を考えるのも有用であろう。

　血糖の変動幅が少なくなるような食事の摂り方が求められる。また、運動するにあたっては、運動量に応じた運動前、運動中、運動後のカロリー補給の工夫が必要となる。

　夜間の無自覚性低血糖は特に危険なので、睡眠前の血糖を参考にして補食などの工夫をする。万が一、低血糖昏睡になったときのために、グルカゴン注射を用意したり、不慮の事態に備えて「糖尿病連携手帳」を必ず携帯する。

　なお、糖尿病性神経障害の治療に際しては、原則禁煙とアルコール摂取禁止であることを忘れてはならない。

a　○：枕を高くする、急激な体位の変換を行わない、弾性ストッキングの使用などを指導して、起立性低血圧症に対処する。塩分摂取やフルドロコルチゾンな

どで昇圧を図ることも有効であるが、臥位での高血圧など問題もあり、要注意。

b　×：まず、用手圧迫排尿を指導する。用手圧迫排尿は一定時間ごとに行い、1回の尿量を把握させる。さらに200 mL以上の残尿がある場合は自己導尿できるようにする。

c　○：その他、消化管運動機能改善薬（モサプリドクエン酸塩）などを試みる。またこのような場合、下痢と便秘を繰り返すことも多く、下痢に対しては止痢薬（ロペラミドなど）や乳酸菌整腸薬（ラクトミン製剤）を、便秘に対しては緩下薬を用いる。

d　○：解説参照。

e　○：単神経障害についても、予後がよいことを患者に話す。

正解　b

表　「糖尿病性自律神経障害の臨床像」

1. 瞳孔・涙腺機能障害	―
2. 心血管系機能障害	心拍数異常、起立性低血圧、食事性低血圧
3. 体温調節障害	遠位性無汗症、味覚性発汗、温度変化に対する血管運動異常反応
4. 消化器系障害	食道無力症、胃・十二指腸アトニー、胆嚢アトニー、糖尿病性下痢、結腸アトニー、肛門括約筋障害
5. 泌尿器生殖器障害	無力性膀胱、逆行性射精、勃起障害、性機能障害（女性）
6. 無自覚性低血糖	―
7. 呼吸調節障害	―

（安田　斎：糖尿病性神経障害の分類. Modern Diabetes 2－糖尿病血管合併症の診断と治療. メジカルビュー社, 東京, 1997, p135. より引用）

問
181
～
210

189 胃不全麻痺(胃無力症)について誤っているのはどれか。

A
2004
2006, 2017にも
類似問題あり

a 下痢と便秘が繰り返し起こる。
b 食物が十二指腸に早く流れ込むように、食後に右側臥位をとらせる。
c メトクロプラミドなどの消化管運動調整薬が有効である。
d 下痢に対して止痢薬を用いる。
e 乳酸菌整腸薬は便秘の第一選択薬である。

解説 「合併症・併存疾患の治療・療養指導：糖尿病性神経障害」

　胃不全麻痺(胃無力症)は、胃内容の排泄が遅延するために、胃部膨満感や嘔吐が出現する。事実、胃バリウム検査で胃拡張を認めることもある。また下痢と便秘を繰り返すという特徴がある。胃からの排出遅延とインスリン作用とのタイミングがずれると、血糖コントロールは不安定になる。ときにインスリンポンプ療法の適応となる。

　胃不全麻痺(胃無力症)に対してはメトクロプラミドなどの消化管運動調整薬が、下痢に対し

てはロペラミドなどの止痢薬、ラクトミン製剤などの乳酸菌整腸薬が、便秘に対しては緩下薬が用いられる。食物が十二指腸に早く流れ込むように、食後に右側臥位をとらせることも重要である。

a～d 　○

e 　×：乳酸菌整腸薬(ラクトミン製剤)は主に下痢に有効である。便秘に対してはまず緩下薬を用いる。

正解▶e

190 神経因性膀胱について誤っているのはどれか。

A
2017
2004にも
類似問題あり

a 必ず頻尿を訴える。
b 残尿が増加する。
c 膀胱炎を繰り返す。
d 用手圧迫法を指導する。
e 自己導尿を指導する。

解説 「合併症・併存疾患の治療・療養指導：糖尿病性神経障害」

　自律神経の障害により膀胱感覚障害をきたし、排尿筋の収縮力低下が加わり、残尿が増加する。この結果、膀胱炎を繰り返したりする。訴えがあまりないことがあるが、頻尿・溢水性尿失禁をきたす。膀胱炎は糖尿病患者の感染症の中で最も多いものであるが、膀胱尿路逆流現象を起こし、腎盂腎炎、さらに腎不全になることもある。一定時間ごとに行う用手圧迫排尿(クレーデ

法)の指導や、200mL以上残尿があるときには自己導尿についても指導をする。コリンエステラーゼ阻害薬である臭化ジスチグミン(副交感神経作動薬として働く)、α_1遮断薬であるタムスロシン塩酸塩が薬物療法に使用される。

a 　×：膀胱感覚障害のため尿意を訴えないこともある。

b～e 　○

正解▶a

191 増殖前網膜症の症状で正しいのはどれか。2つ選べ。

A
2013
2003, 2009, 2012, 2016,
2017 にも類似問題あり

a 硬性白斑
b 軟性白斑
c 毛細血管瘤
d 新生血管
e 網膜内細小血管異常

解 説「合併症・併存疾患の治療・療養指導：糖尿病性網膜症」

重要

糖尿病性網膜症の病期分類を覚えておく（表）。

a ×：硬性白斑は単純網膜症である。

b、e ○

c ×：毛細血管瘤は単純網膜症である。

d ×：新生血管は増殖網膜症である。

正解 b, e

表 「糖尿病性網膜症の病期分類と眼底所見」

網膜症病期	眼底所見
単純網膜症	毛細血管瘤、網膜点状・斑状・線状出血、硬性白斑、網膜浮腫、少数の軟性白斑
増殖前網膜症	軟性白斑、静脈異常（重複化、数珠状拡張）、網膜内細小血管異常（網膜無血管野）
増殖網膜症	新生血管（網膜・乳頭上）、網膜前出血、硝子体出血、線維血管増殖、網膜剥離

注：黄斑症はいずれの病期でも出現することがある。

192 網膜症で最も進行している症状はどれか。

A
2016
2017 にも
類似問題あり

a 軟性白斑
b 毛細血管瘤
c 新生血管
d 網膜内細小血管異常
e 網膜浮腫

解 説「合併症・併存疾患の治療・療養指導：糖尿病性網膜症」

重要

増殖網膜症は、病変が網膜前および硝子体内へと進展した段階である。新生血管およびその破綻（網膜前出血、硝子体出血）、線維性増殖、網膜剥離（牽引性網膜剥離）などが生じる。

a ×：増殖前網膜症
b ×：単純網膜症
c ○：増殖網膜症
d ×：増殖前網膜症
e ×：単純網膜症

正解 c

193 眼科検診の受診の目安として誤っているのはどれか。

A
2021
2003, 2004, 2008, 2017, 2019にも類似問題あり

a　単純網膜症：5カ月
b　網膜症なし：12カ月
c　増殖停止網膜症：12カ月
d　増殖網膜症：1カ月
e　増殖前網膜症：2カ月

 「合併症・並存疾患の治療・療養指導：糖尿病性網膜症」

重要

　早期発見、早期治療のためには病期に応じた眼科医による定期的眼底検査が必須である。2型糖尿病患者は、糖尿病診断時にすでに網膜症を発症していることもある。初診時には、必ず眼科医に紹介する。網膜症の病期により、眼科受診の目安が決められている（表）。

a　○：単純網膜症は6カ月に1回

b　○：網膜症なしは1年に1回

c　×：増殖停止網膜症とは、治療により病状が安定した状態。ただし、再び進行し始める可能性もあるので2～6カ月に1回の眼科検査が勧められる。

d　○：増殖網膜症は1カ月に1回

e　○：増殖前網膜症は2カ月に1回

正解▶c

表　「眼科受診のススメ」

① はじめのうちは全く自覚症状がありません。進行するとかすんだり、線がゆがんで見えたり、虫が飛んで見えたりします。症状が改善することもあります
② 糖尿病と診断されたら目の自覚症状がなくても直ちに眼科を受診しましょう
③ 眼の病気は糖尿病が原因で発症、進展するため、厳格な血糖コントロールを継続することが重要です。適切な治療により、目の病状が安定する場合もあります
④ 糖尿病網膜症は単純（軽症）、増殖前（中等症）、増殖網膜症（重症）の3段階で進行します
⑤ 推奨される眼科受診間隔

病期	受診間隔
網膜症なし	1回/1年
単純糖尿病網膜症	1回/6カ月
増殖前糖尿病網膜症	1回/2カ月
増殖糖尿病網膜症	1回/1カ月

実際の受診間隔は、受診した眼科医の指導に従う。

（日本糖尿病眼学会：糖尿病眼手帳（第4版）. p1, 2020年3月. より許可を得て転載）

194 網膜症の治療に関して誤っているのはどれか。2つ選べ。

A
2017

a 血糖コントロールの速やかな改善は、必ず有効である。
b 血圧コントロールは、網膜症の発症・進展を抑止するうえで有用である。
c 脂質異常症を合併している場合、フェノフィブラートはその進展抑制に有効な可能性がある。
d 抗血小板薬(アスピリンなど)は、その発症・進展に有用である。
e 糖尿病黄斑浮腫に対する抗VEGF薬(ラニビズマブ)の眼内投与は有用である。

解 説「合併症・併存疾患の治療・療養指導：糖尿病性網膜症」

重要

　網膜症の治療については、網膜光凝固療法(術)の進展抑制効果が確立している。また、視力障害の原因となる硝子体出血や牽引性網膜剥離などには、硝子体手術が有用である。一方、網膜症が軽症なときから出現することもある黄斑浮腫(視力低下の主な原因の1つ)については、局所光凝固療法が有用とされるが十分とはいえない。近年、抗VEGF薬(ラニビズマブ)の眼内(硝子体内)投与のより強い視力改善効果が示されている。黄斑浮腫を減少させ、新生血管を退縮させて視力低下を予防できる。

a 　×：特に長期罹病の血糖コントロール不良であった患者においては、急速な血糖コントロール(強化インスリン療法など)により網膜症の悪化をみることがある。網膜症を認める場合には、緩徐で着実な血糖改善を行うのがよい。

b、c、e 　○

d 　×：抗血小板薬(アスピリンなど)の有効性は確立していない。

正解 ▶ **a, d**

---

195 糖尿病性網膜症の治療について誤っているのはどれか。

B
2018
2003, 2004, 2008, 2012,
2013, 2017にも類似問題あり

a 光凝固療法は新生血管の消退を図ることにある。
b 汎光凝固療法は増殖前期〜増殖期に適応がある。
c 硝子体手術は黄斑浮腫や網膜剥離や血管新生緑内障に有効である。
d ステロイド薬眼内注射は眼圧を下降させ、血管新生緑内障に有効である。
e 抗VEGF薬硝子体内注射は新生血管からの硝子体出血を予防し、新生血管を減少させる。

解 説「合併症・併存疾患の治療・療養指導：糖尿病性網膜症」

重要

　糖尿病網膜症の治療に関する少し専門的な設問である。

a、b 　○：光凝固療法の目的は、レーザー光線で毛細血管瘤や無灌流領域を凝固し網膜への液性成分の漏出を止めて黄斑浮腫を軽減すること(局所網膜光凝固療法)、網膜毛細血管の閉塞した広範な無灌流網膜を凝固して新生血管形成因子を減らし新生血管の消退を図ること(汎網膜光凝固療法)にある。

c ○：硝子体手術は黄斑浮腫や増殖網膜症に
　　よって生じる硝子体出血、網膜剥離、血
　　管新生緑内障などの治療に有効である。
d ×：ときに黄斑浮腫の合併・悪化を防ぐこ
　　とを目的に、ステロイド薬（トリアム
　　シノロン）のテノン嚢下投与や硝子体
　　内投与が行われる。ステロイド薬の局

所投与は眼圧上昇の危険性もあり、眼
科専門医の管理下においてのみ実施さ
れる必要がある。
e ○：光凝固療法、硝子体手術に加えて、抗
　　VEGF薬硝子体内注射やステロイド薬
　　眼内注射などが用いられる。

正解 ▶ d

---

196 糖尿病性網膜症の療養指導について正しいのはどれか。2つ選べ。

A
2006, 2013,
2014, 2017

a 散瞳検査後1時間は車の運転は控えるように指導する。
b 蛍光眼底検査後は尿が赤くなることを伝える。
c 視力低下から長時間経った患者でも、必ず手術が成功すると励ます。
d 視力障害の程度を確認して、具体的な援助が必要である。
e 重篤な視力障害になれば、福祉機関と連携する必要がある。

解説 「合併症・併存疾患の治療・療養指導：糖尿病性網膜症」

　視力障害をもつ患者は、失明するのかという
不安や今後の生活に対する不安など、多くのス
トレスにさらされている。その程度に応じた指
導や援助が必要である。
a ×：トロピカミド・フェニレフリン塩酸塩
　　配合剤（散瞳薬）で、点眼後約15〜90
　　分散瞳すると元に戻るまでに5〜8時
　　間を要する。車の運転は控えるように
　　指導する。
b ×：尿は黄色となる。なお、糖尿病神経障
　　害で用いられるエパルレスタット（キ
　　ネダック®）でも尿が黄色となる。
c ×：視力低下から長時間経った患者や血糖

コントロールが悪い患者では手術が必
ずしも成功しないことに対するイン
フォームドコンセントを得る必要があ
る。
d ○：まず、患者の視力障害の程度がどのく
　　らいなのか具体的に確認をする。患者
　　とコミュニケーションを図り、心理的
　　な援助も含め個々の患者に見合った具
　　体的な援助が必要である。
e ○：福祉機関と連携し、身体障害者の申
　　請、視力障害に対する補助具、視機能
　　訓練、歩行訓練、家族の教育など、福
　　祉機関と連携し患者を支えていく必要
　　がある。

正解 ▶ d, e

197 糖尿病性腎症により新規に透析導入となった患者数（2020年末）はどれか。

A 2021 2015にも類似問題あり（数値は2018年末の集計より提示）

a 3,000人
b 6,000人
c 9,000人
d 13,000人
e 16,000人

解説「合併症・併存疾患の治療・療養指導：糖尿病の疫学指標」

重要

　日本透析医学会の集計によれば、2020年末に透析を受けている患者総数は347,671人であり、糖尿病性腎症を原因とする患者数は133,103人（39.5%）で、患者数の増加は鈍化している。平均年齢は69.4歳である。糖尿病性腎症を原因とする透析導入患者の割合は、2008年に初めて減少し、2010年以降はわずかずつ減少して

いる。糖尿病性腎症による新規透析導入患者数は、2020年に導入された年齢と性別の記載が確認された患者数38,549人のうち15,690人で40.7%に当たる（図）。平均年齢は70.9歳である。

　なお、2019年から、腎硬化症による新規透析導入が慢性糸球体腎炎を上回り、2位を占めている。

正解 e

図 「新規導入透析患者の原疾患（2020年12月31日現在）」

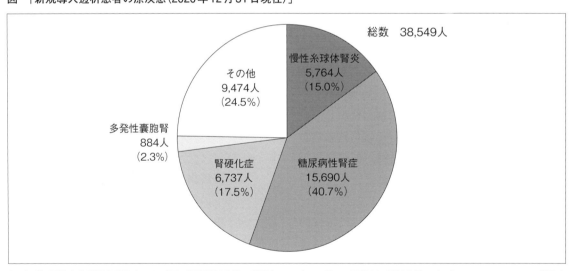

（日本透析医学会統計調査委員会：わが国の慢性透析療法の現況（2020年12月31日現在）．透析会誌54（12）：611-657，2021．補足表16を参考に作成）

問 181 ～ 210

糖尿病透析予防指導管理料を算定できる要件で正しいのはどれか。
2つ選べ。

a HbA1cが6.9%以上の糖尿病患者。
b 内服薬やインスリン製剤を使用している糖尿病患者。
c 透析患者を除く糖尿病性腎症第1期以上の糖尿病患者。
d 糖尿病指導の経験を有する専任の医師がいること。
e 糖尿病指導の経験を有する専任の薬剤師がいること。

解説 「合併症・併存疾患の治療・療養指導：糖尿病性腎症」

重要

　維持透析には患者1人あたり年間約500万円が必要である。透析導入にあたり身体障害者の手続きができ、医療費はほとんどが公費負担となり、わが国全体では毎年1兆数千億円にのぼる。血液透析を受ける患者数は全国民の1/400にあたるが、総医療費の約1/30を血液透析で使っていることになり、医療経済学的には大きな問題である。

　このような問題を解決する一助として、平成24(2012)年度の診療報酬改定で「糖尿病透析予防指導管理料」が取り入れられたことは特筆される。その算定の要件は、HbA1c値6.5%以上または内服薬やインスリン製剤を使用している外来糖尿病患者で、透析患者を除く糖尿病腎症第2期以上の患者に対し、医師が糖尿病透析予防に関する指導の必要性があると認めた場合に、月1回350点を算定できる。

　専任の医師、当該医師の指示を受けた専任の看護師(または保健師)および管理栄養士で構成される「透析予防診療チーム」が、『糖尿病治療ガイド』(日本糖尿病学会編著)などに基づき、

患者の病期分類に応じた食塩制限およびタンパク制限などの食事指導・運動指導、その他生活習慣に関する指導などを必要に応じて個別に実施した場合に算定する、となっている。

　施設基準は下記の通りである。

①以下から構成される透析予防診療チームが設置されていること。

　ア　糖尿病指導の経験を有する専任の医師

　イ　糖尿病指導の経験を有する専任の看護師または保健師

　ウ　糖尿病指導の経験を有する専任の管理栄養士

②糖尿病教室等を実施していること。

③1年間に当該指導管理料を算定した患者の人数、状態の変化等について報告を行うこと。

a　×：6.5%以上。

b, d　○

c　×：透析患者を除く糖尿病性腎症第2期以上の患者である。

e　×：専任の医師、看護師または保健師、および管理栄養士による透析予防診療チーム編成が必須。

正解▷b, d

199 透析予防診療チームの構成要員について、**誤っている**のはどれか。

a 看護師
b 管理栄養士
c 日本糖尿病療養指導士（CDEJ）
d 保健師
e 医師

解説「糖尿病療養指導士の役割・機能：糖尿病療養指導士の活動をサポートする団体」

問198解説を参照。 c ×

a、b、d、e ○

正解 ▷ c

200 糖尿病性腎症について**誤っている**のはどれか。

a 腎糸球体血管に、網膜症と類似の細小血管病変が生じる。
b メサンギウム（結合組織）の増生、そして糸球体構造の破壊・機能障害が起こる。
c 糸球体濾過量（GFR）は、通常、推算糸球体濾過量（eGFR）で代用する。
d 尿中アルブミン値あるいは尿タンパク量とeGFRとは、平行して進行・悪化する。
e 血清シスタチンCもeGFRの評価に用いることができる。

解説「合併症・併存疾患の治療・療養指導：糖尿病性腎症」

a、b ○：糖尿病細小血管症として、代表的に網膜症と腎症がまとめて論じられるゆえんである。基本的には神経や筋肉でも生じる全身的な病変であるが、両者とも毛細血管の基底膜肥厚などから始まり、量的・質的変化をきたし、血液成分の漏出（白斑やタンパク尿の出現など）をもたらす。さらに進行して、腎ではメサンギウム（結合組成）の増生・糸球構造の破壊から腎機能低下・不全へ、眼では増殖網膜症そして失明に至る。

c ○：正式な糸球体濾過量の計測には、複雑な手順と時間を要する。eGFRは、血清クレアチニン値を用いて、男女別に年齢を考慮して作成された推算式で算出される。なお、血清シスタチンCを用いても同様に算出できる（筋肉量や食事、運動の影響を受けにくく有用とされる）。

d ×：尿中アルブミン値とeGFRとは必ずしも平行して悪化するとは限らない。近年、尿中アルブミン・尿蛋白は陰性でも、eGFRの低下を認める糖尿病患者が増加しており、注目されている。病初期から$eGFR < 60\,mL/$分$/1.73\,m^2$を示し、網膜症も認められない場合、慢性腎臓病（CKD）として、加齢に伴って増加する腎硬化症などの併存疾患を鑑別しなければならない（**問202、問203**参照）。

e ○

正解 ▷ d

糖尿病性腎症について誤っているのはどれか。

a アルブミン尿が出るのは、糸球体血管壁の陰性荷電物質が減少するためである。
b 糸球体高血圧によってアルブミンが尿中へ漏出する。
c 2型糖尿病患者の高血圧合併は腎症の進行以前にみられる場合が多い。
d タンパク尿が始まると顕性腎症とよばれる。
e アルブミン尿の増加と糸球体濾過機能の低下は並行して進行する。

解 説 「合併症・併存疾患の治療・療養指導：糖尿病性腎症」

糖尿病性腎症は、臨床的特徴の有無と病理学的特徴などから、第1〜5期に病期分類されている（**表**）。すなわち、アルブミン尿、タンパク尿や糸球体濾過機能の低下との関係から、第1期（腎症前期）・第2期（早期腎症期）・第3期（顕性腎症期）・第4期（腎不全期）・第5期（透析療法期）の病期分類を覚えておく。病期分類は2014年1月から改訂されているので注意が必要である。

a ○：アルブミンを含めたタンパクは陰性に荷電しているため、糸球体血管壁（孔）に存在する陰性荷電物質が減少すると、反発することなく尿中に漏れやすくなる。

b ○

c ○：2型糖尿病患者においては腎症の進行以前に高血圧、脂質異常症を合併している例が多い。これに対して1型糖尿病患者の高血圧は早期腎症（第2期）のころから進行性に血圧が上昇してくる。

d ○：アルブミン尿が始まると早期腎症であり、タンパク尿が始まると顕性腎症とよばれる。

e ×：糸球体濾過機能が低下（eGFR＜30）し始めると、尿中アルブミンや尿蛋白の有無にかかわらず第4期（腎不全期）とよばれる。ただし、この時点で正常または微量アルブミン尿の場合は、他の腎臓病との鑑別診断が必要である。糖尿病性腎症では、通常尿中アルブミンや尿タンパクの出現が先行するためである。

正 解 ▶e

表 「糖尿病性腎症病期分類*1」

病期	尿アルブミン値(mg/gCr)あるいは尿タンパク値(g/gCr)	GFR(eGFR)(mL/分/1.73m²)
第1期(腎症前期)	正常アルブミン尿(30未満)	30以上*2
第2期(早期腎症期)	微量アルブミン尿(30〜299)*3	30以上
第3期(顕性腎症期)	顕性アルブミン尿(300以上)あるいは持続性タンパク尿(0.5以上)	30以上*4
第4期(腎不全期)	問わない*5	30未満
第5期(透析療法期)	透析療法中	

*1: 糖尿病性腎症は必ずしも第1期から順次第5期まで進行するものではない。本分類は、厚労省研究班の成績に基づき予後(腎、心血管、総死亡)を勘案した分類である(URL:http://mhlw-grants.niph.go.jp/, Wada T, et al. Clinical impact of albuminuria and glomerular filtration rate on renal and cardiovascular events, and all-cause mortality in Japanese patients with type 2 diabetes. Clin Exp Nephrol 18 : 613-620, 2014.)
*2: GFR 60mL/分/1.73m²未満の症例はCKDに該当し、糖尿病性腎症以外の原因が存在し得るため、他の腎臓病との鑑別診断が必要である。
*3: 微量アルブミン尿を認めた症例では、糖尿病性腎症早期診断基準に従って鑑別診断を行った上で、早期腎症と診断する。
*4: 顕性アルブミン尿の症例では、GFR 60mL/分/1.73m²未満からGFRの低下に伴い腎イベント(eGFRの半減、透析導入)が増加するため注意が必要である。
*5: GFR 30mL/分/1.73m²未満の症例は、尿アルブミン値あるいは尿タンパク値に拘わらず、腎不全期に分類される。しかし、特に正常アルブミン尿・微量アルブミン尿の場合は、糖尿病性腎症以外の腎臓病との鑑別診断が必要である。
【重要な注意事項】本表は糖尿病性腎症の病期分類であり、薬剤使用の目安を示した表ではない。糖尿病治療薬を含む薬剤、特に腎排泄性薬剤の使用にあたっては、GFRなどを勘案し、各薬剤の添付文書に従った使用が必要である。
(糖尿病性腎症合同委員会報告「糖尿病性腎症病期分類2014の策定(糖尿病性腎症病期分類改訂)について」糖尿病57(7), 531, 2014. より一部改変引用)

202 糖尿病性腎症第2期に該当する検査所見はどれか。

C
2019

a 尿中アルブミン値 250mg/gCr、eGFR 74mL/分/1.73m²
b 尿中アルブミン値 18mg/gCr、eGFR 98mL/分/1.73m²
c 尿中アルブミン値 600mg/gCr、eGFR 40mL/分/1.73m²
d 尿中アルブミン値 600mg/gCr、eGFR 28mL/分/1.73m²
e 尿中アルブミン値 12mg/gCr、eGFR 20mL/分/1.73m²

問
181
〜
210

 解説 「合併症・併存疾患の治療・療養指導：糖尿病性腎症」

重要

糖尿病性腎症は、糖尿病性腎症合同委員会による糖尿病性腎症の病期分類に従って、**尿中アルブミン値とGFR(eGFR)**によって、第1期(腎症前期)、第2期(早期腎症期)、第3期(顕性腎症期)、第4期(腎不全期)、第5期(透析療法期)に分類される(**問201表**参照)。

なお、日本腎臓学会編『エビデンスに基づくCKD診療ガイドライン2018』によると、尿タンパク(アルブミン)とGFRにより、CKDのステージが決定される(**表1**)。「糖尿病性腎症病期分類」と「CKD重症度分類」との関係を示す(**表2**)。

a ○：第2期
b ×：第1期
c ×：第3期
d ×：第4期
e ×：第4期。尿中アルブミン値は正常アルブミン尿であるが、eGFRが30mL/分/1.73m²未満であり、第4期となる。

ただタンパク尿はみられず、いわゆる腎硬化症による腎機能低下と考えられる。このような症例を包含する概念として糖尿病腎臓病（DKD）が提唱されている。

正解 ▶ a

表1 「CKDの重症度分類」

原疾患		タンパク尿区分		A1	A2	A3
糖尿病		尿アルブミン定量（mg/日） 尿アルブミン/Cr比（mg/gCr）		正常	微量アルブミン尿	顕性アルブミン尿
				30未満	30〜299	300以上
高血圧、腎炎、 多発性嚢胞腎、 移植腎、不明、その他		尿タンパク定量（g/日） 尿タンパク/Cr比（g/gCr）		正常	軽度タンパク尿	高度タンパク尿
				0.15未満	0.15〜0.49	0.50以上
GFR区分 （mL/分/ 1.73m²）	G1	正常または高値	≧90			
	G2	正常または軽度低下	60〜89			
	G3a	軽度〜中等度低下	45〜59			
	G3b	中等度〜高度低下	30〜44			
	G4	高度低下	15〜29			
	G5	末期腎不全（ESKD）	<15			

重症度は原疾患・GFR区分・タンパク尿区分を合わせたステージにより評価する。CKDの重症度は死亡、末期腎不全、心血管死亡発症のリスクを▨のステージを基準に■、■、■の順にステージが上昇するほどリスクは上昇する。

（KDIGO CKD guideline 2012 を日本人用に改変）
（日本腎臓学会：CKD診療ガイド2012, p3. より引用）

表2 「糖尿病性腎症病期分類（改訂）とCKD重症度分類との関係」

アルブミン尿区分			A1	A2	A3
尿アルブミン定量			正常アルブミン尿	微量アルブミン尿	顕性アルブミン尿
尿アルブミン/Cr比（mg/gCr）			30未満	30〜299	300以上
（尿タンパク定量）					（もしくは高度タンパク尿）
（尿タンパク/Cr比）（g/gCr）					（0.50以上）
GFR区分 （mL/分/1.73m²）	G1	≧90	第1期 （腎症前期）	第2期 （早期腎症期）	第3期 （顕性腎症期）
	G2	60〜89			
	G3a	45〜59			
	G3b	30〜44			
	G4	15〜29	第4期（腎不全期）		
	G5	<15			
	（透析療法中）		第5期（透析療法期）		

（日本糖尿病学会 編・著：糖尿病治療ガイド2022 -2023. 文光堂，東京，2022，p88. より転載）

203 糖尿病性腎症の治療に関して誤っているのはどれか。

A
2017

a 血糖コントロールは、糖尿病性腎症の発症・進展の抑制に有効である。
b 血圧コントロールは、すべての病期で有効である。
c 脂質コントロールは、腎機能低下のない腎症の進行抑制に有効である。
d 食塩摂取制限やタンパク質摂取制限は、有効である可能性がある。
e 貧血治療の鉄剤は、その進展抑制に有効である。

解説 「合併症・併存疾患の治療・療養指導：糖尿病性腎症」

　糖尿病性腎症は、まず尿中アルブミン排泄量の増加、次いで尿タンパク出現によってとらえられる（**問202表1、2**参照）。第3期（顕性腎症期）以降に進展すると、ネフローゼ症候群を呈することもある。その後、eGFRが30mL/分/1.73m²未満となると血清クレアチニン（Cr）も上昇して、腎不全［すなわち慢性腎臓病（CKD）］となる。

　設問は、CKDへの進行の予防、あるいは透析予防のための過程で有効なものを質問している。第2期（早期腎症期）には、血糖あるいは血圧の改善により、しばしば微量アルブミン尿の減少も認められ可逆的であることを示している。これは1型および2型糖尿病の大規模臨床試験

（DCCTおよびUKPDSなど）で立証されており、腎症の発症予防と進展抑制は可能と思われる。

a〜d ○：これらはすべて腎症に合併することの多い心血管疾患にも有効と考えられ、同時に大血管症の抑制にとっても重要である。

e ×：腎症が進展してくると貧血が生じ、鉄剤投与は一般的には全身状態のQOLの改善に有効と思われるが、多くは鉄剤のみでは有効ではなく、エリスロポエチンを併用投与することで貧血が改善し、好ましいと考えられている。

正解 ▶ e

204 糖尿病性腎症患者の食事療法の効果について誤っているのはどれか。

A
2017
2007にも
類似問題あり

問
181
〜
210

a タンパク質制限は血中アルブミンを上昇させる。
b タンパク質制限は尿中タンパク排泄量を減少させる。
c タンパク質制限はカリウム制限の効果もある。
d 摂取エネルギー量が不足するとタンパク質の異化が亢進するので、摂取エネルギー量は多めにする。
e 高血圧が合併するようになれば食塩摂取量を制限する。

解説 「合併症・併存疾患の治療・療養指導：糖尿病性腎症」

　糖尿病性腎症患者の治療と療養指導に関する問題である。腎症のない患者の食事療法とは大きく異なってくるので、その一般的事項をよく

理解しておく（**表**）。

a〜c ○：タンパク質制限食には、血清アルブミンの増加、尿タンパク量の減少、カリウム制限、腎障害の進行を抑える効果がある。タンパク質の摂取量は第3

163 ■■■■■■■

期で0.8〜1.0g/kg目標体重／日、第
4期で0.6〜0.8g/kg目標体重／日。た
だし、タンパク質制限食を実施する
際には、エネルギー摂取量（普通の労
作30〜35kcal/kg目標体重）の十分な
確保が必要であり、より大きいエネル
ギー係数を考慮する。

d ○：エネルギー量が不足すると異化は亢進
するためタンパク負荷、カリウム負荷
となる。

e ×：ナトリウムの排泄障害も進むので、高
血圧の合併がなくても第3期、第4期
ともに6g未満／日に食塩摂取を制限
する。

その他の制限が必要なものとしてカリウムが
ある。第3期では制限せず（高カリウム血症が
あれば＜2.0g／日）、第4期では＜1.5g／日とする。
高カリウム血症の場合は厳格なタンパク・カリ
ウムの制限とイオン交換樹脂剤の薬物療法を導
入する。

正解▶e

表 「糖尿病性腎症生活指導基準」

病期	生活一般	食事				運動*2	勤務	家事	妊娠・出産	治療、食事、生活のポイント
		総エネルギー*1 (kcal/kg標準体重/日)	タンパク質 (g/kg標準体重/日)	食塩相当量	カリウム					
第1期（腎症前期）	・普通生活	25～30	20%エネルギー以下	高血圧があれば6g未満/日	・制限せず	・原則として糖尿病の運動療法を行う	・普通勤務	・普通	可	・糖尿病食を基本とし、血糖コントロールに努める ・降圧治療 ・脂質管理 ・禁煙
第2期（早期腎症期）	・普通生活	25～30	20%エネルギー以下*3	高血圧があれば6g未満/日	・制限せず	・原則として糖尿病の運動療法を行う	・普通勤務	・普通	慎重な管理を要する	・糖尿病食を基本とし、血糖コントロールに努める ・降圧治療 ・脂質管理 ・禁煙 ・タンパク質の過剰摂取は好ましくない
第3期（顕性腎症期）	・普通生活	25～30*4	0.8～1.0*4 g/kg標準体重/日	6g未満/日	・制限せず（高カリウム血症があれば＜2.0g/日）	・原則として運動可 ・ただし病態により、その程度を調節する	・普通勤務	・普通	推奨しない	・適切な血糖コントロール ・降圧治療 ・脂質管理 ・禁煙 ・タンパク質制限食
第4期（腎不全期）	・疲労を感じない程度の生活	25～35	0.6～0.8 g/kg標準体重/日	6g未満/日	＜1.5g/日	・原則として運動可 ・ただし病態により、その程度を調節する	・原則として軽勤務 ・疲労を感じない程度の座業を主とし、残業・夜勤は避ける	・疲労を感じない程度の軽い家事	推奨しない	・適切な血糖コントロール ・降圧治療 ・脂質管理 ・禁煙 ・タンパク質制限食 ・貧血治療
第5期（透析療法期）	・軽度制限 ・疲労の残らない範囲の生活	血液透析(HD)*5：30～35 / 腹膜透析(PD)*5：30～35	0.9～1.2 g/kg標準体重/日 / 0.9～1.2 g/kg標準体重/日	6g未満/日*6 / PD除水量(L)×7.5+尿量(L)×5 (g/日)	＜2.0g/日 / ・原則制限せず	・原則として運動可 ・ただし病態により、その程度を調節する	・原則として軽勤務、超過勤務、残業はときに制限	・普通に可 ・疲労の残る程度にする	推奨しない	・適切な血糖コントロール ・降圧治療 ・脂質管理 ・禁煙 ・透析療法または腎移植 ・水分制限（血液透析患者の場合、最大透析間隔日の体重増加を6%未満とする）

＊1：軽い労作の場合を例示した。
＊2：尿タンパク量、大血管症の程度により運動量を慎重に決定する。ただし、増殖網膜症を合併した症例では、腎症の病期にかかわらず激しい運動は避ける。
＊3：一般的な糖尿病の食事基準に従う。
＊4：GFR＜45では第4期の食事内容への変更も考慮する。
＊5：血糖および体重コントロールを目的として25～30kcal/kg標準体重/日までの制限も考慮する。
＊6：尿量、身体活動度、体格、栄養状態、透析間体重増加を考慮して適宜調整する。

（日本糖尿病性腎症合同委員会：糖尿病性腎症病期分類2014の策定（糖尿病性腎症病期分類改訂）について．糖尿病57(7)，529-534，2014に基づいて作成 著：糖尿病治療ガイド2018-2019，文光堂，東京，2018，p88-89．より転載）

問
181
～
210

**第3期の顕性腎症以降の治療について誤っているのはどれか。
2つ選べ。**

a　カリウム摂取量は第3期から1.5g/日未満に制限する。
b　タンパク質制限食実施時には、エネルギー係数は第3期でも30〜35kcal/kg/日にする。
c　高血圧が合併していなくても、第3期から食塩摂取量を制限する。
d　第3期では、タンパク質摂取量を0.6〜0.8g/kg/日とする。
e　正確なタンパク質含量の計算には『糖尿病性腎症の食品交換表』を用いる。

解説「合併症・併存疾患の治療・療養指導：糖尿病性腎症」

重要

　腎症の食事療法の基本をよく理解し、腎症の病期分類と食事療法をよく覚えておく。

a　×：第3期では、カリウム摂取量は制限しない。ただし、高カリウム血症があれば2g/日未満とする（**問204解説**参照）。

b　○：摂取エネルギー量の不足によってタンパクの異化作用が進むため、タンパク負荷、カリウム負荷になる。タンパク質制限食を実施する際には、エネルギー係数を第3期でも増量して30〜35kcal/kg/日とする（普通の労作）。

c　○：腎症ではナトリウムの排泄障害も進行する。そのため、高血圧がなくても、食塩摂取量を第3期から6g/日未満に制限する。高血圧があれば腎症前期から6g/日以下とする。

d　×：腎症の進展防止にはタンパク質の制限が重要である。第3期でのタンパク質摂取量は0.8〜1.0g/kg/日。

e　○：『糖尿病性腎症の食品交換表』では、タンパク質含量の多い食品に関しては、1単位80kcalあたりのタンパク質含量が示されている。

正解 ▷ **a, d**

持続的腹膜灌流(CAPD)について誤っているのはどれか。2つ選べ。

a　清潔操作の可能な自立心がある患者に適している。
b　食事エネルギーを増やすことができる。
c　ブドウ糖約100〜150gが吸収される。
d　心血管疾患を合併症として有する糖尿病患者に適する。
e　糖尿病患者では腹膜炎の発生が多い。

解説「合併症・併存疾患の治療・療養指導：糖尿病性腎症」

　持続的腹膜灌流(CAPD)についての出題である。主な透析方法と特徴を覚えておく必要がある。

血液濾過 (hemofiltration:HF)	老廃物の除去と電解質組成の調整のために補充液を血液中に注入して、その分を濾過する 除水能が高く、浮腫や溢水に効果がある
血液透析 (hemodialysis:HD)	血液を透析器に送り老廃物の除去や電解質異常の是正を行う 尿毒症を起因させる物質の除去に効果がある
持続的腹膜灌流 (CAPD)	患者自ら腹腔内に透析液を注入し、腹膜を利用し老廃物の除去などを行う 腹膜炎を起こす可能性があるので、清潔な操作が必要

CAPD：continuous ambulatory peritoneal dialysis、持続式携帯型（連続携行式）腹膜透析（法）。

　溢水状態にある場合は、早期から積極的除水にかかる。体外限外濾過法(ECUM)などを使用する。血清クレアチニンが8mg/dL以上、またそれ以下であっても尿毒症症状がみられれば、透析導入とする。食事はCAPD適応時ではエネルギー量は、腹膜から吸収されるブドウ糖エネルギー量を差し引いてやや少なめにする。カリウム制限はない。CAPDは清潔操作の可能な自立心のある患者に適している。

a　○

b　×：食事エネルギーは次項に述べるように、腹膜からブドウ糖約100〜150gが吸収されるため、その分を少なくすることとなる。

c　○：腹膜透析では限外濾過を得るため、ブ

ドウ糖を浸透圧物質として使用している。ブドウ糖約100〜150gが吸収される。

d　○：体外循環が必要となる血液透析では、循環血漿量や血漿浸透圧の変動が大きくなることや、動静脈シャントが心機能に負荷となる。CAPDにはこのような負荷が生じないので、心血管疾患を合併症として有する患者には適した透析方法となる。

e　×：注意すべきCAPDの合併症であるが、必ずしも糖尿病患者に腹膜炎の発生が多いわけではない。

正解 ▷ **b, e**

207 糖尿病性大血管症に関して誤っているのはどれか。2つ選べ。

A
2013
2003、2004にも
類似問題あり

a 心筋虚血があっても胸痛を訴えない例が60〜80％存在する。
b 大血管とともに中・小血管にも広範にみられる。
c 冠動脈病変は複数枝かつ複数箇所に出現することが多い。
d 心血管イベントの発症率は非糖尿病患者の3〜5倍である。
e 男性の発症率は女性の3倍である。

解説 「合併症・併存疾患の治療・療養指導：糖尿病性大血管症（動脈硬化症）」

　糖尿病患者の主な死因として動脈硬化性疾患があるが、その中でも虚血性心疾患や脳血管障害（脳梗塞＞脳出血）の割合が高い。糖尿病患者は、糖尿病をもたない患者に比べて、動脈硬化性疾患を発症する確率が3〜5倍も高い。

a ×：冠動脈病変があっても自覚症状がないケースが20〜50％あるが、これを無症候性心筋虚血（無痛性心筋梗塞）という。糖尿病神経障害（自律神経障害）が強いほどこの傾向が強まる。

b ○：大血管だけでなく中・小血管にも病変が存在することが、糖尿病患者におけ

る動脈硬化の特徴である。末梢動脈疾患（PAD）も10〜15％に合併がみられる。一方で、PADがみられる場合、冠動脈疾患の合併が過半数にのぼるとされ、必ず心電図検査（運動負荷も入れて）を実施すること（**問210**参照）。

c ○：いわゆる多枝病変を有するものが多い。

d ○

e ×：糖尿病患者においては、動脈硬化性疾患を発症する確率に男女差がほとんどない。

正解 a, e

208 糖尿病性大血管症予防について、正しいのはどれか。2つ選べ。

2021

a 糖尿病患者に限っていえば、喫煙は末梢動脈疾患のリスクではない。
b 糖尿病予備軍と糖尿病患者においては、肥満がある場合、適切な食事と運動により3％の減量を目標とする。
c サルコペニア、特にサルコペニア肥満で心血管疾患による死亡リスクが高い。
d 日本人（成人）の脂質摂取比率は25〜35％エネルギーである。
e 高血圧がなければ、顕性腎症期以降でも食塩摂取制限の必要はない。

解説 「合併症・併存疾患の治療・療養指導：糖尿病性大血管症（動脈硬化症）」

　表を参照。

a ×：糖尿病の有無にかかわらず、喫煙（電子タバコを含む）は冠動脈疾患、末梢動脈疾患のリスクであり、禁煙がその後の心血管疾患のリスクを下げる。

b ○

c ○：サルコペニア肥満では、サルコペニアと肥満もしくは体脂肪の増加を併せもつ状態で、心血管疾患による死亡と総死亡のリスクが高い。

d ×：日本人健康成人の場合、脂質摂取比率は20〜30％エネルギーとし、飽和脂

肪酸は7％エネルギー以下とされる。しかし、糖尿病の存在は動脈硬化症の最大リスクであることから、脂質の比率が25％エネルギーを上回る場合は、飽和脂肪酸を減らし、多価不飽和脂肪酸を増やすなど脂肪酸組成に留意する。

e ×：高血圧症はもちろんであるが、顕性腎症期となれば食塩摂取制限が必要とされる（1日6g未満）。

正解 ▶ b, c

表 「糖代謝異常者における大血管障害予防のための生活習慣（喫煙・食事）」

喫煙者		・禁煙が強く推奨される ・少なくとも非喫煙者については、電子タバコ（加熱式タバコも含む）も新規使用しないことが推奨される
食事療法	体重	・肥満患者においては、運動と食事を通じて、現体重から3％の減量を当面の目標とする ・一方で、サルコペニアやサルコペニア肥満に関しても注意する。 ・目標体重や総エネルギー摂取量の設定方法に関しては、年齢、肥満度、身体活動量、病態などのさまざまな要素を考慮して設定する
	食事パターン	・DASH食や地中海食が糖尿病患者においても有効という報告がある ・一方で、主要栄養素の望ましい比率については、結論が定まっていない
	脂質	・エビデンスは不足しているが、以下を1つの目安とする 　脂質摂取比率：20〜30％エネルギー 　飽和脂肪酸：7％エネルギー以下 　脂質摂取比率が25％を超える場合には、脂肪酸組成に配慮
	食塩	・高血圧合併患者、顕性腎症期以降の患者：6.0g/日未満 ・その他の患者：男性7.5g/日、女性6.5g/日未満

（日本循環器学会・日本糖尿病学会合同委員会 編：糖代謝異常者における循環器病の診断・予防・治療に関するコンセンサスステートメント, p38, 南江堂, 2020.）

---

209 糖尿病患者の動脈硬化症について誤っているのはどれか。

A
2017

a 変性LDLの産生が増加して、それを取り込んだマクロファージが泡沫化する。
b 脂質異常症は血管壁にプラークの形成を促進する。
c 糖尿病では高トリグリセリド血症（高中性脂肪血症）が多い。
d 糖尿病では低HDLコレステロール血症が多い。
e 糖尿病では高コレステロール血症はみられない。

解説 「合併症・併存疾患の治療・療養指導：糖尿病性大血管症（動脈硬化症）」

重要

糖尿病における脂質異常症の特徴を理解し、動脈硬化症と脂質異常症との関連を覚えておくこと（図）。問215表、問216表参照。

a ○：糖化や酸化を受けた変性LDLの産生が増加して血管壁のマクロファージを泡沫化させ（泡沫細胞の形成）、プラークを形成する。

b ○

c ○：糖尿病では高トリグリセリド血症（高中性脂肪血症）が最も多い。

d　○：高頻度に低HDLコレステロール血症を呈する。すなわち、組織からコレステロールを肝臓へ運ぶ善玉コレステロールが低いこととなる。

e　×：糖尿病では高コレステロール血症の合併率も高い。高コレステロール血症は虚血性心疾患の最も重要な危険因子となる。

　なお追記すれば、血清総コレステロールよりも、LDLコレステロール（悪玉コレステロール）のほうが動脈硬化のよい指標と考えられ、現在はこれを優先的に使用することになっている。また、動脈硬化性疾患予防ガイドライン2022年版では、空腹時採血の中性脂肪（トリグリセライド）150mg/dL以上だけでなく、非空腹時（随時）採血にて175mg/dL以上の場合も、高中性脂肪血症（高TG血症）としてリスク設定された。

正解 ▶ e

図　「プラークの形成機転」

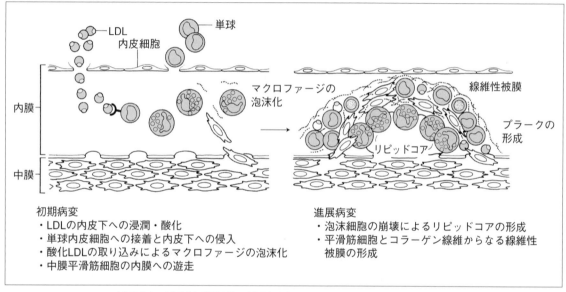

（盛田俊介：糖尿病と動脈硬化. 糖尿病診療ガイダンス. メジカルビュー社, 東京, 2002, p175. より引用）

210

末梢動脈疾患(PAD)の病期分類について誤っているのはどれか。2つ選べ。

A
2021
2009, 2017, 2018
にも類似問題あり

a Ⅰ度：冷感・しびれ
b Ⅱ度：安静時疼痛
c Ⅲ度：間欠性跛行
d Ⅳ度：潰瘍
e Ⅳ度：壊死

 解説「合併症・並存疾患の治療・療養指導：糖尿病性大血管症(動脈硬化症)、末梢動脈疾患(PAD)」

重要

糖尿病では末梢動脈疾患(PAD)が多い。浅大腿動脈、膝窩動脈、脛骨動脈、腓骨動脈から足背動脈、足趾の動脈まで及ぶ。臨床的には、動脈硬化の病期は表に示すフォンテイン分類によって病期を分類する。

a ○
b ×：安静時疼痛はⅢ度である。

c ×：間欠性跛行はⅡ度である。
d ○
e ○

正解 b, c

表 「末梢動脈疾患(PAD)の病期分類(フォンテインの分類)」

Ⅰ度	冷感、しびれ感
Ⅱ度	間欠性跛行
Ⅲ度	安静時疼痛
Ⅳ度	(皮膚)潰瘍、壊死

211

動脈硬化の評価をする検査でないのはどれか。

B
2018

a ABI
b 脈波伝播速度(PWV)
c TBI
d 皮膚灌流圧(SPP)
e 神経伝導速度

解説「合併症・併存疾患の治療・療養指導：糖尿病性大血管症(動脈硬化症)」

重要

大動脈や末梢動脈の評価に関わる生理機能検査に関する設問である。それぞれが何をどこで検査するのか、理解しておく。ABIやTBIや皮膚灌流に異常がみられれば、下肢血管造影(CTアンギオグラフィーおよびMRアンギオグラフィー)により、狭窄病変の範囲、性状、狭

窄度を正確に評価し、末梢動脈疾患(PAD)の診断のみならず、カテーテル治療やバイパス手術など血行再建術の適応を決定する。

a ○：ABIとは下腿-上腕血圧比、ankle brachial indexの略である。健常者では下腿血圧の方が上腕血圧より高いので、ABI＞1.0であり、下肢虚血の評価に有用で、ABI≦0.9で下肢の虚血

が疑われる。ABIが0.4以下、あるいは足関節血圧40mmHg以下では重度の虚血が疑われる。

b ○：PWVとは脈波伝播速度、pulse wave velocityの略である。頸動脈と大腿動脈起始部までの大動脈を脈波が伝播する速度を測定する。動脈硬化が進行して血管が硬くなると、脈波伝播速度は速くなる。いわゆる血管年齢である。

c ○：TBIとは足趾-上腕血圧比、toe brachial indexの略である。下腿血圧の代わりに、第1趾の血圧を用いる。足部末梢の血管病変の多い糖尿病では、ABIより正確に足部の虚血を評価できる。正常値は0.7

以上、0.6以下ではPADが疑われる。

d ○：皮膚灌流圧（SPP：skin perfusion pressureの略）は足部の虚血の程度を知り、創傷治癒に血行再建術が必要か、保存的に治癒が可能かの判断材料となる。

e ×：神経伝導速度は糖尿病性神経障害の検査であり、運動・知覚神経を電気刺激して、刺激が伝わる速さを筋電計で測定する。上肢では尺骨・正中、下肢では脛骨、腓腹神経などが計測に用いられる。

正解▶e

---

212 糖尿病患者の高血圧の療養指導について**誤っている**のはどれか。 2003

a 降圧目標は130/80mmHg未満である。
b できるだけ早く目標血圧まで降圧させる。
c 寒いときや夜間の排尿・排便時には、いきまないよう指導する。
d トイレを暖かくするなど、生活上の工夫の指導をする。
e 食塩の制限を指導する。

解説「合併症・併存疾患の治療・療養指導：高血圧」

糖尿病における高血圧の治療と療養指導のポイントを理解しておくこと。特に2019年4月に日本高血圧学会が『高血圧治療ガイドライン2019』を発行しているので図を参照のこと。

a ○：降圧目標は糖尿病を伴わない場合より低い130/80mmHg未満である。

b ×：急激な降圧は避ける。数カ月かけて目標血圧を目指す。

c ○：寒冷やいきむことによって血圧が上昇する。

d ○：夜間寒いトイレに行くことは、寒冷刺激で血圧を上昇させ、ときに脳出血などの原因となる。

e ○：食塩摂取量を6g/日未満となるよう指導する。

正解▶b

図 「糖尿病合併高血圧の治療計画」

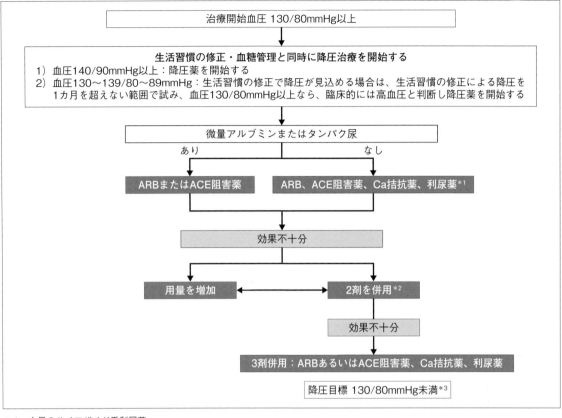

*1：少量のサイアザイド系利尿薬。
*2：アンジオテンシンⅡ受容体拮抗薬(ARB)とアンジオテンシン変換酵素(ACE)阻害薬の併用は避ける。
*3：動脈硬化性冠動脈疾患、末梢動脈疾患合併症例、高齢者においては、降圧に伴う臓器灌流低下に対する十分な配慮が必要である。
　　(日本高血圧学会高血圧治療ガイドライン作成委員会：高血圧治療ガイドライン2019. 日本高血圧学会, 2019, p126. より引用)

213 糖尿病と高血圧について誤っているのはどれか。

2006

- a　糖尿病患者の高血圧発症頻度は、非糖尿病患者に比べ約2倍高い。
- b　高血圧患者の糖尿病発症頻度は、非高血圧患者に比べ約2.5倍高い。
- c　高血圧・糖尿病の合併は心血管病発症のリスクを高くする。
- d　冠動脈疾患を合併する場合はとりあえずの降圧目標をやや高めに設定する。
- e　後期高齢者でも130/80mmHg未満を目指す。

問
211
～
240

解説 「合併症・併存疾患の治療・療養指導：高血圧」

重要

a～d　○

e　×：日本高血圧学会『高血圧治療ガイドライン2019年版』では脚注に「動脈硬化

性冠動脈疾患、末梢動脈疾患例、高齢者においては、降圧に伴う臓器灌流低下に対する十分な配慮が必要である」という記載が加えられている。すなわち、冠動脈疾患や末梢動脈疾

患を合併する場合はとりあえずの降圧目標をやや高めに設定し、忍容性がよければ130/80mmHg未満を目指す。前期高齢者も130/80mmHg未満

を、後期高齢者では140/90mmHg未満を目指す。そして忍容性がよければ130/80mmHg未満を目指す(**表**)。

正解 ▶e

表 「降圧目標」

	診察室血圧 (mmHg)	家庭血圧 (mmHg)
・75歳未満の成人[*1] ・脳血管障害患者(両側頸動脈狭窄や脳主幹動脈閉塞なし) ・冠動脈疾患患者 ・CKD患者(蛋白尿陽性)[*2] ・糖尿病患者 ・抗血栓薬服用中	<130/80	<125/75
・75歳以上の高齢者[*3] ・脳血管障害患者(両側頸動脈狭窄や脳主幹動脈閉塞あり、または未評価) ・CKD患者(蛋白尿陰性)[*2]	<140/90	<135/85

[*1]：未治療で診察室血圧130〜139/80〜89mmHgの場合は、低・中等リスク患者では生活習慣の修正を開始または強化し、高リスク患者ではおおむね1カ月以上の生活習慣修正にて降圧しなければ、降圧薬治療の開始を含めて、最終的に130/80mmHg未満を目指す。すでに降圧薬治療中で130〜139/80〜89mmHgの場合は、低・中等リスク患者では生活習慣の修正を強化し、高リスク患者では降圧薬治療の強化を含めて、最終的に130/80mmHg未満を目指す。

[*2]：随時尿で0.15g/gCr以上を蛋白尿陽性とする。

[*3]：併存疾患などによって一般に降圧目標が130/80mmHg未満とされる場合、75歳以上でも忍容性があれば個別に判断して130/80mmHg未満を目指す。

降圧目標を達成する過程ならびに達成後も過降圧の危険性に注意する。過降圧は、到達血圧のレベルだけでなく、降圧幅や降圧速度、個人の病態によっても異なるので個別に判断する。

（日本高血圧学会高血圧治療ガイドライン作成委員会：高血圧治療ガイドライン2019．日本高血圧学会，2019, p53．より引用）

---

214 家庭血圧を測定するに際しての注意事項で<u>誤っている</u>のはどれか。

2013

a 早朝の血圧が最も高くなる。
b 朝の血圧が135/85mmHg以上あれば高血圧である。
c 朝の血圧は、起床して排尿後、朝食前、降圧薬服用前に測定する。
d 診察室血圧と家庭血圧の間に差がある場合、診察室血圧による診断を優先する。
e できるだけ長く測定することが勧められる。

解 説 「合併症・併存疾患の治療・療養指導：高血圧」

重要

家庭血圧の測定は、患者の治療継続率を改善するとともに、降圧薬治療による過剰な降圧、あるいは不十分な降圧を評価するのに役立つ。服薬前の測定は、降圧薬の作用持続時間の評価や、白衣高血圧・朝の高血圧・仮面高血圧の診

断にも有用である。日本高血圧学会の家庭血圧の測定に関する推奨事項を**表**に示す。『高血圧治療ガイドライン』2014年改訂により、1機会原則2回測定し、その平均値を用いることが推奨されている。

a ○：通常は早朝の血圧が最も高くなる。日中いっぱい高値であり、夕食後に入浴

などにより低下し、睡眠中にさらに低下する。

b、c、e　○

d　×：家庭血圧は、診察室血圧よりも予後を予測するというエビデンスが蓄積してきた。わが国では家庭血圧測定が普及

していることをふまえ、診察室血圧と家庭血圧の間に差がある場合、家庭血圧による診断を優先するという方針が示された。

正解▶d

表　「家庭血圧測定の方法・条件・評価」

1. 装置	上腕カフ・オシロメトリック法に基づく装置
2. 測定環境	1）静かで適当な室温の環境*1 2）原則として背もたれつきの椅子に脚を組まずに座って1〜2分の安静後 3）会話を交わさない環境 4）測定前に喫煙、飲酒、カフェインの摂取は行わない 5）カフ位置を心臓の高さに維持できる環境
3. 測定条件	1）必須条件 　a. 朝（起床後）1時間以内　排尿後・朝の服薬前・朝食前・座位1〜2分安静後 　b. 晩（就床前）　　　　　座位1〜2分安静後 2）追加条件　　　　　　　　指示により、夕食前、晩の服薬前、入浴前、飲酒前などその他適宜。自覚症状のあるとき、休日昼間、深夜睡眠時*2
4. 測定回数とその扱い*3	1機会原則2回測定し、その平均をとる 1機会に1回のみ測定した場合には、1回のみの血圧値をその機会の血圧値として用いる
5. 測定期間	できる限り長期間
6. 記録	すべての測定値を記録する
7. 評価の対象	朝測定値7日間（少なくとも5日間）の平均値 晩測定値7日間（少なくとも5日間）の平均値 すべての個々の測定値
8. 評価	高血圧　　　朝・晩いずれかの平均値≧135/85mmHg 正常血圧　　朝・晩それぞれの平均値＜115/75mmHg

＊1：特に冬季、暖房のない部屋での測定は血圧を上昇させるので、室温への注意を喚起する。
＊2：夜間睡眠時の血圧を自動で測定する家庭血圧計が入手しうる。
＊3：あまり多くの測定頻度を求めてはならない。
注1：家庭血圧測定に対し不安をもつ者には測定を強いてはならない。
注2：測定値や測り忘れ（ただし頻回でないこと）に一喜一憂する必要のないことを指導しなければならない。
注3：測定値に基づき自己判断で降圧薬の中止や降圧薬の増減をしてはならない旨を指導する。
注4：原則として利き手の反対側での測定を推奨する。ただし、血圧値に左右差がある場合などは、適宜、利き手側での測定も指導する。
（日本高血圧学会高血圧治療ガイドライン作成委員会：高血圧治療ガイドライン2019. 日本高血圧学会，2019, p16. より引用）

215 脂質異常症の療養指導について誤っているのはどれか。2つ選べ。

a 脂質異常症のなかで、特に高LDLコレステロール血症は冠動脈疾患発症の絶対リスクである。
b 冠動脈疾患の既往の有無で、まず二次予防か一次予防かに分ける。
c 高HDLコレステロール血症も冠動脈疾患のリスクとなる。
d 糖尿病があれば、それのみで高リスクである。
e 耐糖能異常があれば高リスクである。

解説 「合併症・併存疾患の治療・療養指導：脂質異常症」

　2022年7月に、日本動脈硬化学会から「動脈硬化性疾患予防ガイドライン2022」が発表された。表に「脂質異常症の診断基準」を、図に「動脈硬化性疾患予防からみた脂質管理目標値設定のためのフローチャート」を示す。今回の改訂で、表に示すように、トリグリセライドの診断基準に空腹時150 mg/dL以上に加えて、随時で175 mg/dL以上という診断基準が加わったことが特筆される。図に示すように、糖尿病患者は「糖尿病」があるだけで「高リスク」に分類されるので、脂質異常症の診断と治療・療養指導

のポイントをよく理解しておくこと。

a ○：高LDLコレステロール血症とともに、年齢、性別、喫煙、血圧、HDLコレステロール、LDLコレステロール、耐糖能異常、早発性冠動脈疾患家族歴などが危険因子となる。
b ○
c ×：低HDLコレステロール血症である。
d ○：糖尿病があれば、それのみで高リスクとなる。
e ×：耐糖能異常は危険因子の1つとして扱われている。

正解 ▷ **c, e**

表　「脂質異常症診断基準」

LDLコレステロール	140mg/dL以上	高LDLコレステロール血症
	120〜139mg/dL	境界域高LDLコレステロール血症**
HDLコレステロール	40mg/dL未満	低HDLコレステロール血症
トリグリセライド	150mg/dL以上（空腹時採血*）	高トリグリセライド血症
	175mg/dL以上（随時採血*）	
Non-HDLコレステロール	170mg/dL以上	高non-HDLコレステロール血症
	150〜169mg/dL	境界域高non-HDLコレステロール血症**

* 基本的に10時間以上の絶食を「空腹時」とする。ただし水やお茶などカロリーのない水分の摂取は可とする。空腹時であることが確認できない場合を「随時」とする。
** スクリーニングで境界域高LDL-C血症、境界域高non-HDL-C血症を示した場合は、高リスク病態がないか検討し、治療の必要性を考慮する。
● LDL-CはFriedewald式（TC − HDL-C − TG/5）で計算する（ただし空腹時採血の場合のみ）。または直接法で求める。
● TGが400 mg/dL以上や随時採血の場合にはnon-HDL-C（＝TC − HDL-C）かLDL-C直接法を使用する。ただしスクリーニングでnon-HDL-Cを用いる時は、高TG血症を伴わない場合はLDL-Cとの差が＋30 mg/dLより小さくなる可能性を念頭においてリスクを評価する。
● TGの基準値は空腹時採血と随時採血により異なる。
● HDL-Cは単独では薬物介入の対象とはならない。

（日本動脈硬化学会 編：動脈硬化性疾患予防ガイドライン2022年版. 日本動脈硬化学会，2022，p22. より許可を得て転載）

図 「動脈硬化性疾患予防から見た脂質管理目標設定のためのフローチャート」

脂質異常症のスクリーニング

冠動脈疾患またはアテローム血栓性脳梗塞
（明らかなアテローム*を伴うその他の脳梗塞も含む）があるか？　　　「あり」の場合　➡　二次予防

「なし」の場合

以下のいずれかがあるか？
糖尿病（耐糖能異常は含まない）
慢性腎臓病（CKD）　　　　　　　　　　　　　　　　　　　　「あり」の場合　➡　高リスク
末梢動脈疾患（PAD）

「なし」の場合

久山町研究によるスコア				予測される10年間の動脈硬化性疾患発症リスク	分　類
40〜49歳	50〜59歳	60〜69歳	70〜79歳		
0〜12	0〜7	0〜1	－	2%未満	低リスク
13以上	8〜18	2〜12	0〜7	2〜10%未満	中リスク
－	19以上	13以上	8以上	10%以上	高リスク

久山町研究のスコア（図3-2）に基づいて計算する。

*頭蓋内外動脈に50%以上の狭窄、または弓部大動脈粥腫（最大肥厚4mm以上）
注：家族性高コレステロール血症および家族性Ⅲ型高脂血症と診断された場合はこのチャートを用いずに第 4 章「家族性高コレステロール血症」、第 5 章「原発性脂質異常症」の章をそれぞれ参照すること。

（日本動脈硬化学会 編：動脈硬化性疾患予防ガイドライン2022年版. 日本動脈硬化学会，2022，p69. より許可を得て転載）

216 糖尿病患者の脂質異常症の療養指導について正しいのはどれか。2つ選べ。

New 2023

a　LDLコレステロール濃度を140mg/dL未満にする。
b　中性脂肪濃度を150mg/dL未満にする。
c　HDLコレステロール濃度を40mg/dL未満にする。
d　心疾患合併例ではLDLコレステロール濃度を120mg/dL未満にする。
e　肥満者には減量を指導する。

問
211
〜
240

解 説 「合併症・併存疾患の治療・療養指導：脂質異常症」

重要

　日本動脈硬化学会から『動脈硬化性疾患予防ガイドライン2022年版』が出版され、5年ぶりにガイドラインが改訂された。**表**に「リスク区

分別脂質管理目標」を示す。糖尿病患者の脂質異常症の診断と治療・療養指導のポイントをよく理解しておくこと（**問215表**、図も参照のこと）。

a、d　　×：一次予防に際して、糖尿病患者は

高リスクに区分される。したがって、糖尿病患者のLDLコレステロール濃度の目標値は120mg/dL未満である。また、合併症や喫煙ありの例ではさらに低い100mg/dLにする。さらに、冠動脈疾患またはアテローム血栓性脳梗塞の既往例（二次予防）では、70mg/dL未満を目指す（表の脚注*および**を参照）。

b ○

c ×：HDLコレステロールは俗に善玉コレステロールといわれるように、高いほどよく、40mg/dL以上を目標にする。

e ○：ほかにどんな食事をしているのかを聞き、高脂肪食や間食、飲酒を控え、食物繊維を含む食品を増やすなど、食生活などの生活指導をする。

正解 ▶ b, e

表 「リスク区分別脂質管理目標値」

治療方針の原則	管理区分	脂質管理目標値(mg/dL)			
		LDL-C	non HDL-C	TG	HDL-C
一次予防 まず生活習慣の改善を行った後薬物療法の適用を考慮する	低リスク	＜160	＜190	＜150（空腹時）*** ＜175（随時）	≧40
	中リスク	＜140	＜170		
	高リスク	＜120 ＜100*	＜150 ＜130*		
二次予防 生活習慣の是正とともに薬物療法を考慮する	冠動脈疾患またはアテローム血栓性脳梗塞（明らかなアテローム****を伴うその他の脳梗塞を含む）の既往	＜100 ＜70**	＜130 ＜100**		

- *糖尿病において、PAD、細小血管症（網膜症、腎症、神経障害）合併時、または喫煙ありの場合に考慮する。（『動脈硬化性疾患予防ガイドライン2022年版』第3章5.2参照）
- **「急性冠症候群」、「家族性高コレステロール血症」、「糖尿病」、「冠動脈疾患とアテローム血栓性脳梗塞（明らかなアテロームを伴うその他の脳梗塞を含む）」の4病態のいずれかを合併する場合に考慮する。
- 一次予防における管理目標達成の手段は非薬物療法が基本であるが、いずれの管理区分においてもLDL-Cが180mg/dL以上の場合は薬物治療を考慮する。家族性高コレステロール血症の可能性も念頭においておく。（『動脈硬化性疾患予防ガイドライン2022年版』第4章参照）
- まずLDL-Cの管理目標値を達成し、次にnon-HDL-Cの達成を目指す。LDL-Cの管理目標値を達成してもnon-HDL-Cが高い場合は高TG血症を伴うことが多く、その管理が重要となる。低HDL-Cについては基本的には生活習慣の改善で対処すべきである。
- これらの値はあくまでも到達努力目標値であり、一次予防（低・中リスク）においてはLDL-C低下率20〜30%も目標値となり得る。二次予防においては
- ***10時間以上の絶食を「空腹時」とする。ただし水やお茶などカロリーのない水分の摂取は可とする。それ以外の条件を「随時」とする。
- ****頭蓋内外動脈の50%以上の狭窄、または弓部大動脈粥腫（最大肥厚4mm以上）。
- 高齢者については『動脈硬化性疾患予防ガイドライン2022年版』第7章を参照。
  （日本動脈硬化学会 編：動脈硬化性疾患予防ガイドライン2022年版. 日本動脈硬化学会，2022，p71. より許可を得て転載）

217 血清脂質に関して誤っているのはどれか。

a LDLコレステロール測定時の採血は空腹時に行う必要はない。
b LDLコレステロールを求める計算式はTC −(HDL-C + TG/5)である。
c non HDLコレステロールはTC − HDL-Cである。
d TGが400mg/dL以上の場合あるいは食後採血の場合にはnon HDLコレステロールを用いる。
e non-HDLコレステロールの管理目標値はLDL-C + 30である。

解説 「合併症・併存疾患の治療・療養指導：脂質異常症」

『動脈硬化性疾患予防ガイドライン2022版』では、リスクの程度別に脂質管理目標値が示されている（**問216表**参照）。糖尿病の場合、それだけで高リスクに区分されることを念頭に置き、管理達成の基本はまず生活習慣の是正（食事・運動療法）にあるが、必要に応じて薬物を投与する。

a ×：血清脂質測定のための採血は、原則として空腹時（10時間以上の絶食）に行うこと。特に、TG（中性脂肪/トリグリセリド）は食後の変動が大きいからである（一般にLDLコレステロールの計算値にTGが用いられているから）。

問215表参照。

b ○：LDLコレステロールを求める方法は、TC −(HDL-C + TG/5)（Friedewald式）である。直接測定法もあるが、再現性が低く、まだ確立されていない。症例ごとの変動やキット間での変動などが認められるからである。

c ○：管理目標はLDLコレステロールの管理目標＋30mg/dLとする。

d、e ○

正解 ▶ a

218 喫煙関連疾患で誤っているのはどれか。

a 癌
b バージャー病
c 早産
d 胃潰瘍
e 肝硬変

解説 「合併症・併存疾患の治療・療養指導：喫煙」

多くの癌、呼吸器疾患、胃・十二指腸潰瘍などの発病や死亡に、喫煙が大きく関与している。喫煙による血圧の上昇、血液凝固能の亢進、低比重リポタンパク（LDL）の増加、高比重リポタンパク（HDL）の低下、血管内皮細胞の障害な

どが危険因子となって、虚血性心疾患や末梢動脈疾患（PAD）などの動脈硬化性疾患が引き起こされる。

糖尿病患者は高血圧症や脂質異常症など多くの危険因子をもつため、厳しい禁煙指導が必要

である。また、流産・早産をはじめ、低出生体重児が生まれる原因の1つでもある。

a　○

b　○：バージャー病は四肢（主に下肢）の末梢動脈の内膜の炎症により動脈の閉塞をきたし、血流障害が生じる病気である。

閉塞性血栓血管炎ともよばれる。

c、d　○

e　×：肝癌は関連するが、肝硬変は必ずしも関連しない。

正解 ▶ e

表 「喫煙関連疾患」

循環器疾患	心筋梗塞、狭心症、脳梗塞、脳出血、くも膜下出血、大動脈瘤、バージャー病、閉塞性動脈硬化症
呼吸器疾患	肺気腫、慢性閉塞性肺疾患、慢性気管支炎、喘息、肺炎、かぜ、インフルエンザ、結核
消化器疾患	胃潰瘍、十二指腸潰瘍、胃炎、口内炎
癌	口腔癌、喉頭癌、食道癌、肺癌、胃癌、膵臓癌、肝臓癌、膀胱癌、子宮癌、乳癌
女性疾患	不妊症、流産、早産、妊娠時の出血、早期閉経、骨粗鬆症
小児疾患	親の喫煙による受動喫煙が原因とする ・胎児：胎児死亡、胎児の発育障害による低体重児や先天性奇形 ・乳児：乳児突然死症候群、呼吸器疾患 ・学童：気管支炎、肺炎、喘息、アレルギー疾患
歯疾患	歯周病、歯肉メラニン沈着、白板症

219 喫煙による障害で誤っているのはどれか。

B 2004 2011, 2012にも類似問題あり

a　血圧の上昇
b　血液凝固能の亢進
c　低比重リポタンパク（LDL）の増加
d　高比重リポタンパク（HDL）の増加
e　血管内皮細胞の障害

解説 「合併症・併存疾患の治療・療養指導：喫煙」

喫煙は血圧の上昇、血液凝固能亢進、LDLの増加やHDLの低下、血管内皮細胞障害などを引き起こし、虚血性心疾患や閉塞性動脈硬化症をもたらす。

a～c、e　○

d　×：高比重リポタンパク（HDL）は低下する。

正解 ▶ d

220 糖尿病性足病変に関して誤っているのはどれか。

a 糖尿病性足病変とは、神経障害、末梢動脈疾患（PAD）、そして感染症を含む複合病変である。
b フットケア教育は足病変の予防に有効である。
c 血糖コントロールは、足病変の発症・進展予防に有効である。
d PADではバージャー体操などを指導する。
e 間欠性跛行があればPADと診断してよい。

解 説 「合併症・併存疾患の治療・療養指導：糖尿病性足病変」

糖尿病性足病変は「末梢神経障害や末梢動脈疾患と関連して、糖尿病患者の下肢に生じる感染、潰瘍、足組織の破壊性病変」と定義されている（International Working Group on the Diabetic Foot：Guidance 2015）。糖尿病性足潰瘍の有病率は1.5～10％となっており、欧米白人で高頻度である（わが国では0.7％）。末梢動脈疾患（PAD）がある場合、下肢切断率が高くなり（健常者の15～40倍）、生命予後も不良となる（心血管疾患の合併のため）。

一方で、末梢神経障害を伴う鷲（わし）手・足趾（claw hand, claw foot, claw toe）、あるいは足・膝・股関節にみられるシャルコー関節

（charcot joint）も認められる。これら多くの病変の予防には、セルフケア行動の一環として足の定期観察の指導が欠かせない。比較的早期には、下肢の側副血行路（シャント）の形成を促すため、歩行あるいはバージャー体操もよいとされる。保存的治療で疼痛が軽快することも期待できる。

a～d　○
e　×：間欠性跛行を示すものとして、脊柱管狭窄症など他疾患もあるので、ABI（下腿-上腕血圧比）などの検査にて確認が必要である。

正解 ▷ e

221 足病変のリスクが高い糖尿病患者について誤っているのはどれか。

a 透析患者
b 血糖コントロールが不十分な患者
c 視力障害のない患者
d 糖尿病神経障害が高度な患者
e ヘビースモーカー

重要

　足病変のリスクが高い糖尿病患者として、**表**のリスクファクターをもつ者が挙げられる。足白癬や外傷（歩行・ジョギングの際の靴ずれなど）の手当てについても指導は欠かせない。

a　○：動脈硬化の進行が著しい患者が多い。

b　○

c　×：視力障害が高度な場合、足を見たり爪を切ったりできないので、リスクが高くなる。

d　○：神経障害があると知覚低下が生じ足病変を早期に自覚することができないために進行しやすい。

e　○：動脈硬化の進行が著しい患者が多い。

正解 ▷ c

表　「糖尿病性足病変のリスクファクター」

- 男性
- 長期の糖尿病歴
- 末梢神経障害
- 末梢血管障害
- 浮腫
- 関節可動域制限、高足底圧
- 足病変、切断の既往歴
- 患者のノンコンプライアンス
- 高齢
- 高血糖
- 視力障害
- 腎障害
- 足変形
- 胼胝、鶏眼
- 足に適していない靴
- 教育の欠如

（河野茂夫：糖尿病フット・マネージメント．診断と治療社，東京，2002，p2．より改変引用）

---

222 靴の選び方で正しいのはどれか。 2017

- a　つま先に余裕がなく、ぴったりフィットした靴がよい。
- b　午後は足がむくみやすいので、靴は午前中に選ぶほうがよい。
- c　靴ひもやマジックバンドなどで調節できるものがよい。
- d　足が靴に圧迫されないよう、ゆとりがある大きな靴がよい。
- e　靴のいろいろな部分で曲がるやわらかい靴がよい。

解説「合併症・併存療法の治療・療養指導：糖尿病性足病変」

重要

　足病変の予防のためには、自分の足に合った履物を選ぶことが大切である。進行した神経障害や血流障害がある患者、また著明な足変形や足底胼胝など足底圧が高い患者では、特に足に適合した靴の指導や作成が重要である。

　靴は、「足趾先から1cm～1.5cmほどのゆとりがある」、「足趾の付け根の幅（足幅）が適切である」、「靴ひもやマジックバンドで調節ができる」、「靴底、特にかかとが安定している」、「靴底が足趾の付け根あたりの1カ所のみで曲がる」、「関節位置の縫い目がない」ものがよく（**図**）、足がむくむこともあるので夕方に選ぶほうがよい。

　靴はゆるすぎても（足が靴の中で動いてしまう）、極度に締めつけても傷を作る原因になりうる。自分の足に合った靴や足底版の使用により、足底部の免荷を行い、関節の余分な動きを制限し安定性を確保することで、潰瘍発症・再発予防の効果が期待できる。

また、靴を履くときは、靴の中で足が移動しないようにかかとで合わせ、ひもやマジックバンドで固定をして履くことが大切である。

正解 ▷ c

図 「靴を選ぶときの注意点」

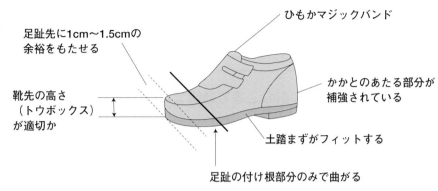

足趾先に1cm〜1.5cmの余裕をもたせる

靴先の高さ（トウボックス）が適切か

ひもかマジックバンド

かかとのあたる部分が補強されている

土踏まずがフィットする

足趾の付け根部分のみで曲がる

靴底が安定している（左右に転びにくい）

(市来祐里恵, 河津捷二, 片山茂裕：糖尿病療養指導のための力試し300題 第9版. メジカルビュー社, 東京, 2019, p242. より転載)

---

223 フットケアについて正しいのはどれか。2つ選べ。

B
2008
2002にも
類似問題あり

a 家の中では素足でいるように指導した。
b 足の乾燥にクリームを塗るように指導した。
c 靴を選ぶときは、甲のぴったりしたものがよい。
d 爪は趾先に沿って丸く切る。
e 入浴時には湯の温度を手で確認する。

解説 「合併症・併存疾患の治療・療養指導：糖尿病性足病変」

重要

毎日よく足を観察して、爪の異常やたこができているときは受診するように指導する。乾燥しているようであればクリームを塗って対応する。爪は真っすぐに切る（ストレートカット）ように指導する。感覚が鈍ったことによる火傷防止のため、あんかや湯たんぽなど、直接足に触れるものは使用しない。靴擦れ防止のため、履物は自分の足に合った、履いていて楽なものを選ぶようにする（表）。

a ×：けがをしやすくなる。靴下を着用する。
b ○
c ×：甲が高く、無理なく履ける足に合った履物がよい。
d ×：深爪に気を付け、真っすぐに切る（ストレートカット）。
e ○：火傷を防ぐため、湯の温度を手で確認する。下肢の温痛覚が障害されても、上肢の温痛覚までは完全に障害されない。

正解 ▷ b, e

- 毎日素足をよく観察し、感染、外傷、爪の変形、白癬、胼胝などの異常があれば主治医に相談するように指導する
- 自発痛を訴えなくなった場合は、知覚鈍麻に陥った可能性を考え注意深く診察する
- 靴・保護具の選び方、爪の切り方(ストレートカット)の指導を行い、あんかや湯たんぽの使用を禁止する
- 糖尿病専門医、関係各科医、看護師などのチームアプローチが必要である

*足潰瘍・壊疽の既往、神経障害合併、末梢動脈疾患(PAD)合併、腎不全や透析、モノフィラメント5.07(10g)を感知しない。

(日本糖尿病学会 編・著：糖尿病治療ガイド2022-2023. 文光堂，東京，2022, p.93. を参考に作成)

224 足潰瘍、開放創の治療で適切でないのはどれか。

A
2006

a 消毒液による洗浄
b デブリードメント
c 抗菌薬の投与
d ドレッシング
e ステロイド軟膏の塗布

解 説 「合併症・併存疾患の治療・療養指導：糖尿病性足病変」

足部の潰瘍、開放創の治療とケアには、①消毒液での洗浄、②デブリードメント、③抗菌薬による感染症治療、④ドレッシングなどが行われる。

a〜d ○

e ×：ステロイド軟膏はかえって創傷の治癒を遅らせる。また、足白癬などにも不適切。

正 解 ▷e

225 義足について誤っているのはどれか。

A
2019

a 断端部の血行をよくするために、徒手的マッサージを行う。
b 義足の不適合は本人では気付きにくい。
c 切断部の四肢に痛みを感じる幻肢痛は、義足を装着し歩行練習をしても改善しない。
d 義足歩行は断端部の浮腫を予防し、断端の成熟を促進させる。
e 毎日断端部をよくみて、清潔に保つ。

解 説 「合併症・併存疾患の治療・療養指導：糖尿病性足病変」

a ○

b ○：義足の不適合、異常歩行は患者本人では気付きにくい。義足を処方された病院あるいは施設において、定期的な専門医の診察と理学療法士のチェックを受けることが必要である。

c ×：幻肢痛や断端痛は、義足を装着し歩行練習をすることによって軽減・改善することがある。

d ○

e ○：特に義足歩行後には入念に足のチェックを行う。乾燥を防ぐためにクリームを使用し、断端の亀裂を予防することも重要である。

正 解 ▷c

肥満（BMI 25 以上）に伴う健康障害で、誤っているのはどれか。

a 糖尿病（2型）
b 高血圧
c 脂質異常症
d 高尿酸血症（痛風）
e **インスリノーマ**

解 説 「合併症・併存疾患の治療・療養指導：メタボリックシンドローム」

過体重、あるいは肥満（BMI 25 以上）により、2型糖尿病が増加・増悪することが指摘されて久しいが、同時に併発する他疾患も考慮しつつ治療・療養指導することが求められている。したがって、糖尿病患者（特に2型）の食事療法においては、合併症に関与しうる他疾患について配慮しなければならない（表）。

a〜d ○
e ×：インスリノーマ（膵島 β 細胞腫瘍）では、インスリン産生・分泌が過剰となり、しばしば低血糖を起こす。そのため、過食となり肥満が生じることになるが、結果ではなく肥満の原因である。

正 解 ▶ e

表 「肥満に起因ないし関連し、減量を要する健康障害」

1. 肥満症の診断基準に必須な健康障害

　　1）耐糖能障害（2型糖尿病・耐糖能異常など）
　　2）脂質異常症
　　3）高血圧
　　4）高尿酸血症・痛風
　　5）冠動脈疾患：心筋梗塞・狭心症
　　6）脳梗塞：脳血栓症・一過性脳虚血発作（TIA）
　　7）非アルコール性脂肪性肝疾患（NAFLD）
　　8）月経異常・不妊
　　9）閉塞性睡眠時無呼吸症候群（OSAS）・肥満低換気症候群
　　10）運動器疾患：変形性関節症（膝・股関節）・変形性脊椎症、手指の変形性関節症
　　11）肥満関連腎臓病

2. 診断基準には含めないが、肥満に関連する健康障害

　　1）悪性疾患：大腸がん、食道がん（腺がん）、子宮体がん、膵臓がん、腎臓がん、乳がん、肝臓がん
　　2）良性疾患：胆石症、静脈血栓症・肺塞栓症、気管支喘息、皮膚疾患、男性不妊、胃食道逆流症、精神疾患

3. 高度肥満症の注意すべき健康障害

　　1）心不全
　　2）呼吸不全
　　3）静脈血栓
　　4）閉塞性睡眠時無呼吸症候群（OSAS）
　　5）肥満低換気症候群
　　6）運動器疾患

（日本肥満学会 編：肥満症診療ガイドライン 2016, ライフサイエンス出版, 東京, 2016, pxii より引用）

227 内臓脂肪、インスリン抵抗性を基盤として動脈硬化性疾患を増加させる病態で正しいのはどれか。

a ソフトドリンクケトーシス
b サルコペニア
c ロコモティブシンドローム
d メタボリックシンドローム
e 手根管症候群

解説 「合併症・並存疾患の治療・療養指導：メタボリックシンドローム」

　内臓脂肪型肥満、インスリン抵抗性を基盤として脂質代謝異常、耐糖能障害、高血圧といった動脈硬化危険因子が重積することによって動脈硬化性疾患の発症が増加するとした概念。メタボリックシンドロームの診断基準（**問228表**参照）が2005年4月に提案された。わが国の診断基準では、内臓脂肪蓄積をウエスト周囲長で代替させ必須項目とし、加えて糖質代謝異常、脂質異常、血圧上昇のうち2つ以上の危険因子を有するものと定義している。

a　×：清涼飲料水の多飲により引き起こされる糖尿病ケトアシドーシス。

b　×：サルコペニアとは、高齢者にみられる骨格筋量及び筋肉機能の低下を特徴とする病態。

c　×：ロコモティブシンドロームとは日本整形外科学会が提唱した概念で、運動器（骨・関節・軟骨・筋肉等）の障害により移動機能の低下を来した状態。

d　○

e　×：手根管症候群とは、手根管内で正中神経が圧迫を受けて生じる絞扼性神経障害。

正解 ▷ d

228 メタボリックシンドロームの診断基準について**誤っている**のはどれか。

a ウエスト周囲径(腹囲):男性≧90cm、女性≧85cm
b 上記に加えて、選択項目の3項目中2項目以上
c トリグリセリド≧150mg/dL あるいは(and/or)HDLコレステロール<40mg/dL
d 血圧≧130/85mmHg
e 空腹時血糖値≧110mg/dL

解説 「合併症・併存疾患の治療・療養指導:メタボリックシンドローム」

重要

わが国でもメタボリックシンドロームの診断基準が確立され(**表**)、平成20年度から40歳〜74歳を対象に特定健診・特定保健事業が始まり、メタボリックシンドロームを有する者を減らすことにより、心血管疾患を減らす努力が国を挙げて始まっている。本健診は俗にメタボ健診とも呼ばれるように、メタボリックシンドロームの診断基準に沿って複数のリスクをもつ受診者を抽出し、医師・保健師・管理栄養士などの保健指導を受けさせることにある。なお、小児のメタボリックシンドロームについては、『小児・思春期糖尿病コンセンサス・ガイドライン

(2015)』で別途決められている。

a ×:男、女で逆転している。女性のほうが高値なのは、皮脂厚の相違のため。ただし、諸外国では異なっている。

b ○

c ○:トリグリセリド(TG:中性脂肪)の測定は、原則として早朝空腹時の採血で行う。食後には上昇することがある。

d ○

e ○:ただし、国際糖尿病連合(IDF)では100mg/dLとしており、米国をはじめ国際的にはこの基準が用いられている。

正解 ▶ a

表 「メタボリックシンドロームの診断基準」

内臓脂肪(腹腔内脂肪)蓄積	
ウエスト周囲径	男性≧85cm 女性≧90cm
(内臓脂肪面積　男女とも≧100cm²に相当)	
上記に加え以下のうち2項目以上	
高トリグリセライド血症 　　　かつ/または	≧150mg/dL
低HDLコレステロール血症	<40mg/dL 男女とも
収縮期血圧 　　　かつ/または	≧130mmHg
拡張期血圧	≧85mmHg
空腹時高血糖	≧110mg/dL

(メタボリックシンドローム診断基準検討委員会:メタボリックシンドロームの定義と診断基準. 日内会誌94(4):794-809, 2005. より引用)

* CTスキャンなどで内臓脂肪量測定を行うことが望ましい。
* ウエスト径は立位、軽呼気時、臍レベルで測定する。脂肪蓄積が著明で臍が下方に偏位している場合は肋骨下縁と前上腸骨棘の中点の高さで測定する。
* メタボリックシンドロームと診断された場合、糖負荷試験が薦められるが診断には必須ではない。
* 高TG血症、低HDL-C血症、高血圧、糖尿病に対する薬剤治療をうけている場合は、それぞれの項目に含める。
* 糖尿病、高コレステロール血症の存在はメタボリックシンドロームの診断から除外されない。

229 メタボリックシンドロームの診断基準に該当しないのはどれか。

A
2016
2011, 2013, 2014,
2017にも類似問題あり

a 中性脂肪 ―――――― ≧150mg/dL
b LDLコレステロール ―― ≧120mg/dL
c 拡張期血圧 ―――――― ≧85mmHg
d 空腹時血糖 ―――――― ≧110mg/dL
e HDLコレステロール ―― ＜40mg/dL

解説「合併症・併存疾患の治療・療養指導：メタボリックシンドローム」

重要

2005年4月に策定されたメタボリックシンドロームの診断基準は**問228解説**を参照。

a ○

b ×：高LDLコレステロール血症は確立した心疾患の危険因子であり、スタチンによるコレステロール低下療法により

心疾患の発症が約30％減少する。しかしながら、高LDLコレステロール血症とメタボリックシンドロームは病態が異なるため、高LDLコレステロール血症はメタボリックシンドロームの診断基準には入れられていない。

c〜e ○

正解 ▶ b

230 特定健康診査（特定健診）において保健指導の対象となるHbA1cの下限値を選べ。

A
2010

a 5.2%
b 5.6%
c 6.2%
d 6.5%
e 6.9%

解説「合併症・併存疾患の治療・療養指導：メタボリックシンドローム」

わが国でもメタボリックシンドロームの診断基準が確立され、平成20年度（2008年度）から40〜74歳を対象に厚生労働省主導の特定健康診査・特定保健指導事業が始まっている。平成24年度末までに特定健診の受診率を65％に、特定保健指導の実施率を45％に、メタボリックシンドローム該当者と予備群を10％減少させることを目標とした。現在、一定の効果が得られたことを受けて、第3期のステージが開始されている。

各学会のガイドラインに基づき、検査値を4段階に分けて、その対応を分けている（**表1**）。

なお、平成25年4月1日以降、特定健診の受診者に対する結果通知および保険者への結果報告は、HbA1cについてはNGSP値でのみで行われている。

表2には糖尿病予防の立場から、Step-1を満たさない場合の取り扱いを記している。

a ×

b ○：空腹時血糖値100〜125mg/dLあるいは、

HbA1cで5.6〜6.4％が特定保健指導の対象となる。

c ×

d、e×： 空腹時血糖値≧126mg/dL、HbA1c

≧6.5％は糖尿病である可能性が高く（それぞれ「糖尿病型」）、医師の管理下におく対象となる（受診勧奨判定値）。

正解 ▶ b

表1 「特定健診・特定保健指導の具体的な選定・階層化の方法」

Step-1		Step-2（追加リスクの判定）							Step-3・Step-4	
腹囲・BMI	判定項目	①血糖		②脂質		③血圧		④質問票	以下の年齢と追加リスク数に応じて、対象を階層化する（ただし服薬中の者を除く）	
		空腹時血糖	HbA1c[注]	中性脂肪	HDL-C	収縮期	拡張期	喫煙歴		
	受診勧奨判定値	空腹時血糖 ≧126mg/dL または HbA1c ≧6.5％		中性脂肪 ≧300mg/dL または HDL-C ＜35mg/dL		収縮期 ≧140mmHg または 拡張期 ≧90mmHg			受診勧奨判定値に該当する場合には、Step-3・Step-4に進まず医療機関で扱う	
	保健指導判定値	空腹時血糖 ≧100mg/dL または HbA1c ≧5.6％		中性脂肪 ≧150mg/dL または HDL-C ＜40mg/dL		収縮期 ≧130mmHg または 拡張期 ≧85mmhg			年齢	
									40〜64歳	65〜74歳
A 男性≧85cm 女性≧90cm	追加リスク	2つ以上該当							積極的支援	動機づけ支援
		1つ該当						あり		
								なし		
		該当なし							情報提供	
B 男性＜85cm 女性＜90cm BMI≧25	追加リスク	3つ該当							積極的支援	動機づけ支援
		2つ該当						あり		
								なし		
		1つ該当								
		該当なし							情報提供	

注）平成25年3月31日以前に実施された特定健診については、受診者への結果通知および医療保険者への結果報告のいずれもJDS値を用いていたが、平成25年4月1日以降に実施される特定健診については、結果通知・結果報告のいずれもNGSP値のみを用いる。

（日本糖尿病学会 編・著：糖尿病治療ガイド2022-2023, 文光堂, 東京, 2022, p.136-137. より転載）

表2 「糖尿病予防の立場からの取り扱い方」

Step-1	Step-2		Step-3, Step-4
腹囲・BMI	空腹時血糖	HbA1c	取り扱い方
C 男性<85cm 女性<90cm BMI<25	受診勧奨判定値に該当 空腹時血糖 ≧126mg/dL または HbA1c ≧6.5%		糖尿病が強く疑われるので、直ちに医療機関を受診させる
	空腹時血糖 110〜125mg/dL または HbA1c 6.0〜6.4%		できるだけブドウ糖負荷試験を行う。その結果、境界型であれば追跡あるいは生活習慣指導を行い、糖尿病型であれば医療機関を受診させる
	空腹時血糖 100〜109mg/dL または HbA1c 5.6〜5.9%		境界型とはいえないものの、それ未満の場合に比べ将来の糖尿病発症や動脈硬化発症リスクが高いと考えられるので、「正常高値」として、他のリスク（家族歴、肥満、高血圧、脂質異常症など）も勘案して、情報提供、追跡あるいはブドウ糖負荷試験を行う

特定健診・特定保健指導はメタボリックシンドロームの該当者・予備軍を的確に抽出することを目的にしている。しかし、糖尿病予防の立場からは、表1のStep-1を満たさない場合でも、表2のように取り扱うものとする。

（日本糖尿病学会 編・著：糖尿病治療ガイド2022-2023，文光堂，東京，2022，p137．より転載）

---

231 糖尿病によくみられる<u>皮膚疾患でないのはどれか。</u>

A
2021
2006, 2009, 2011, 2017にも類似問題あり

a デュプイトラン拘縮
b 陰部カンジダ症
c 足白癬
d 浮腫性硬化症
e 悪性黒色腫

解説 「合併症・並存疾患の治療・療養指導：皮膚疾患」

糖尿病に特異的な皮膚病変として、糖尿病浮腫性硬化症、デュプイトラン拘縮、黄色腫、糖尿病水疱症、皮膚感染症、糖尿病顔面紅潮などがある。

皮膚感染症として陰部・爪・指（趾）間カンジダ症、足白癬、細菌感染として癤・癰がある。これらに加えて、湿疹・皮膚炎・皮膚掻痒症がしばしばみられ、感染を伴いやすい。下腿前面にみられる拇指頭大で円形の色素斑は、前脛骨部色素斑とよばれている。

a ○：デュプイトラン拘縮とは、手掌・足底に生じる皮下索状硬結で、進行して指趾の屈曲拘縮をきたす。

b ○

c ○

d ○：浮腫性硬化症は、2型糖尿病患者の後頸部・肩甲部に特徴的にみられる。固く浮腫状に盛り上がった板状硬化性局面で、膨化した膠原線維の増生を組織学的特徴とする。

e ×：悪性黒色腫は皮膚の悪性腫瘍である。「黒色表皮腫」であれば糖尿病に特異的な皮膚病変であり、以前の問題には選

択肢としてよく取り上げられている。2型糖尿病患者で、ベルベット様の感触のこげ茶色の皮膚病変で、首・腋窩・鼠径部・間擦部にみられる。肥満・イ

ンスリン抵抗性に伴うこともあり、注意が必要である。

正解 ▷ e

---

232 糖尿病患者で高頻度にみられる整形外科的疾患(運動器疾患)でないのはどれか。

A
2017

a Dupuytren(デュプイトラン)拘縮
b 後縦靱帯骨化症(OPLL)
c 鷲手(claw hand)
d Heberden(ヘバーデン)結節
e 間欠性跛行

解 説「合併症・併存疾患の治療・療養指導」

　糖尿病性足病変にみられる変形など、整形外科の受診を勧めるべき病態は少なくない。特異的ではないが、骨粗鬆症に伴う比較的高齢者の脊椎の変形・圧迫骨折なども少なくない。設問のa〜cは、その成因において高血糖の関与が考えられているが、整形外科専門医の受診が勧められる。鷲趾(claw toe)から胼胝などを形成することもある。

　dは高齢者の、特に女性に比較的多い手指関

節の結節状変化であるが、糖尿病との関連はない。

　eは末梢動脈疾患(PAD)でみられる症状であるが(フォンテイン分類Ⅱ度)、脊柱管狭窄症などの脊椎疾患による場合もあり注意する。

a〜c、e　○
d　×

正解 ▷ d

---

233 歯周病が増悪する原因として誤っているのはどれか。

A　B
2007　2012
2004, 2008, 2010
にも類似問題あり

a 唾液分泌量の低下
b 歯周溝液中に含まれるブドウ糖の増加
c 白血球の機能低下
d 口腔内細菌によって産生された有機酸
e 歯垢中の細菌

歯周病（歯周炎）では歯肉だけでなく、歯根膜、歯槽骨、セメント質にまで病変が及び破壊されている。原因は歯垢中に存在する細菌で、高血糖では免疫の低下により、細菌がさらに増殖する。また、糖尿病患者では唾液の減少に加えグルコース量の増加により、歯垢がより形成されやすくなる。

一方で、歯周病や歯槽膿漏は血糖コントロールの悪化因子であることが知られており、これらの治療を勧めることも大切である。炎症の消退によりインスリン抵抗性も改善するためと考えられる。

また近年、歯周病によって引き起こされる可能性がある疾患として、心筋梗塞などの動脈硬化性疾患、感染性心内膜炎、呼吸器疾患、低体重児出産などが挙げられている。

a～c、e　○

d　×：歯垢内に存在する常在菌がショ糖を代謝し、産生する菌体外多糖体（グルカン）を基質として形成される有機酸はう蝕の原因となるが、歯周病とは直接関連がない。

正 解 ▶ d

---

234 認知症の患者に現れる行動で誤っているのはどれか。　　2015

a ささいなことで怒り出す。
b 会話がうまくできなくなった。
c 物忘れがひどい。
d ささいなことを心配したりおそれたりする。
e 比較的新しいことはすぐに思い出せる。

認知症の患者は、昔から覚えている長期記憶はすぐには忘れないが、短期記憶から障害されていく。高齢糖尿病患者の認知症リスクは、アルツハイマー型認知症および脳血管性認知症とともに、非糖尿病患者の2～4倍とされる。これからの高齢糖尿病患者の増加を考えると、認知症の原因ともなる高血糖および低血糖対策を含めたきめ細やかな療養指導、そして懇切丁寧なインスリン注射・服薬指導が必要となる。高齢者の場合、低血糖に際して認知症と誤診されることもあり、注意を要する。また、重症低血糖は、1回でも認知症のリスクとなる。

正 解 ▶ e

235 うつ病について誤っているのはどれか。

a 糖尿病とうつ病の合併率は高い。
b 合併例では血糖コントロールが悪い。
c セルフケア行動のレベルを低下させる。
d 不眠または睡眠過多などの睡眠障害がみられる。
e 高齢者におけるうつ病は気分の落ち込みが特徴的である。

解説「合併症・併存疾患の治療・療養指導：うつ病」

重要

糖尿病とうつ病の合併率は高い。糖尿病患者におけるうつ病の有病率は、非糖尿病集団と比較して2～3倍も高くなっており、発症や予後に双方向性な悪影響を及ぼしている。高齢の糖尿病患者でも多くみられるため、要注意である。

糖尿病患者がうつ病を併発すると血糖コントロールが悪くなる。肥満、高血圧、脂質異常症などの合併率も上昇する。罹患している慢性合併症の数や重症度が増すほどうつ病の有病率は高くなる。うつ病は身体活動を低下させ、セルフケア行動のレベルも低下させる。なお、抗精神病薬・抗うつ薬には体重増加や血糖悪化を招くものもあり（オランザピン：ジプレキサ®）、精神科専門医との相談も重要である。

a～d ○

e ×：高齢者に限らず、気分の落ち込みはうつ病の特徴的な症状である。

正解 ▶ e

表 「うつ病を疑う症状」

1. ほとんど1日中抑うつ気分（小児期または思春期にはいらいらした気分）が続く
2. ほとんど1日中、すべての、またはほとんどすべての活動への興味、喜びが著しく減退する
3. 食欲の著しい増加または減退
4. 不眠または睡眠過剰
5. 落着きのなさ（手をもむ仕草によってわかる）、または動作緩慢
6. 気力の減退、または喪失
7. 無価値感、または過剰であるか不適切な罪悪感
8. 決断困難、または思考力や注意集中力の減退
9. 死または自殺について繰り返し考える

（DSM-Ⅳ：米国精神医学会による精神障害の診断と統計のためのマニュアル第四版を基に作成）

236 うつ病を疑う症状で誤っているのはどれか。

a 興味または喜びの亢進
b 自殺念慮や自殺企図
c 不眠または睡眠過多
d 集中力の減退
e 易疲労感と気力の減退

糖尿病とうつ病の合併率は高く、それぞれの発症や予後に双方向性に影響を及ぼす。糖尿病におけるうつ病の有病率は1型、2型の病型によらず約30％程度であり、非糖尿病集団と比較して2～3倍高い。また女性の頻度が有意に高く、より重症の傾向がある。

うつ病の合併例では血糖コントロールが悪い。肥満、高血圧、脂質異常症などの合併率も上昇し、慢性合併症の危険率が高くなる。うつの重症度に伴って、QOLが低下すること、また過去1年間の入院頻度が有意に上昇していることが報告されている。一方で、慢性合併症の数や重症度が増すほど、うつ病の有病率は高くなる。うつ病は、身体活動量を低下させ、セルフケア行動のレベルを低下させる。このような意味で、うつ病を合併した糖尿病患者の療養指

導は重要である。

表のような症状が2週間以上続けば、うつ病を疑い、専門医に相談する。

a　×：興味または喜びは減退する。
b～e　○

正解▶a

表 「うつ病を疑う症状」

1. 抑うつ気分(悲しいという言葉や涙など)
2. 興味または喜びの減退
3. 著しい体重／食欲の減退あるいは亢進
4. 不眠または睡眠過多
5. 観察できるいらいら、あせり、またはその逆(制止)
6. 易疲労感、気力の減退
7. 無価値感、罪悪感
8. 思考力、集中力の減退。決断困難
9. 自殺念慮や自殺企図

(American Pychiatric Association編、高橋三郎ほか訳：DSM-4-TR 精神疾患の診断・統計マニュアル. 医学書院, 東京, p.345-346, 2003. より一部改変引用)

---

237 骨粗鬆症に関して誤っているのはどれか。

C
2011, 2012, 2016

a　血糖コントロール不良は骨粗鬆症のリスクファクターである。
b　1型、2型を問わず、糖尿病は大腿骨近位部骨折のリスクが高い。
c　骨密度低下がみられる。
d　骨質低下がみられる。
e　罹病歴が長い、HbA1c 7.5％以上、インスリン使用中の糖尿病では骨折率が高い。

重要

糖尿病は骨粗鬆症の基礎疾患の1つであり、続発性骨粗鬆症の代表的なものである。基本的に、骨強度は「骨密度」と「骨質」の要素からなる。骨密度は骨ミネラル量で規定され、骨質はコラーゲン線維や骨構造などで規定される。1型糖尿病では、骨密度の低下(骨量減少)とともに、骨質の変化(骨質劣化)が加わり、骨折リスクがさらに高まっている(骨コラーゲンの過剰糖化

や骨形成低下などによる)。

一方、2型糖尿病では、骨密度の低下は必ずしもみられず(高値のことも多い)、それ以上に骨質劣化があるため骨折リスクが高まると考えられている。2型糖尿病患者の大腿骨や前脛骨などの長管骨の皮質骨は細く、皮質骨の多孔化がみられ、骨折リスクを高めている。血糖改善は骨形成マーカーを改善させ、ひいては骨折リスクを低下させると考えられる。

なお、チアゾリジン薬は性別にかかわらず骨

密度を低下させ、特に女性では骨折リスクも有意に高くなる。また、SGLT2阻害薬の一部（カナグリフロジン）に骨折リスクの上昇を認めたとの報告がある（米国FDA）。骨粗鬆症治療薬は、糖尿病患者でも有効とされる。もちろん食事療法上カルシウム・ビタミンD不足の防止を図り、適度の運動療法も勧めること。

a、b、d、e　○

c　×：2型糖尿病では、骨密度は必ずしも低下していない。年齢にかかわらず、これらのリスクファクターを考慮して治療を行うことになる。

正解 ▷ c

---

238 シックデイについて正しいのはどれか。2つ選べ。

A
2006, 2009
2002, 2011, 2012に
類似問題あり

a できるだけ早く主治医や医療機関に連絡をする。
b 食事が摂取できなければ、スープやお粥などを摂らせる。
c 食事が摂取できなくても、通常量のインスリンを打つ。
d 食事が摂取できなくても、経口血糖降下薬は通常量を服用させる。
e 土曜日から高熱が続いているが、月曜日まで待って受診させる。

解説 「特殊な状況・病態時の療養指導：シックデイ」

重要

シックデイに関する設問であり、糖尿病患者の特徴を理解しておく。

1型糖尿病患者においては、どのような場合でもインスリンを中止してはいけない。食事を摂ることができなくても、通常の半量程度のインスリンを注射し、SMBGを行い、インスリン量の調節を行うよう指導する。そして、シックデイの際には、できるだけ早く医療機関に連絡して指示を受けるよう指導しておくことが大切である（表1、2）。

なお、主治医の医療機関でなく他院にお世話になる場合には、糖尿病連携手帳（または糖尿病手帳）、お薬手帳、自己管理ノートなど持参し、適切に情報を伝えるよう指導しておくこと（時間が許せば、主治医にも連絡してこれまでの状況を伝えてもらうと、患者・医療スタッフともに安心できよう：FAXなどで）。

a ○：できるだけ早く主治医または医療機関に連絡し、指示をもらう。

b ○：食欲がない場合でも水分と炭水化物は十分に摂取するよう指導する。

c ×：食事が摂れなくても高血糖になりやすいので、インスリンは通常の半量程度に減らして打つ。

d ×：食事が摂れなくても高血糖になりやすいが、低血糖を起こすおそれもあり、経口血糖降下薬は減量するか中止する。

e ×：高熱が続いているので、緊急入院が必要である。深夜・休日にかかわらず電話をしてから受診する。

正解 ▷ a, b

表1 「シックデイに関するステートメント（日本糖尿病学会、2019）」

●日ごろから、シックデイの際に医療機関に相談できる体制を確立しておく
●日ごろから、決して自己判断で経口血糖降下薬やインスリンを中断しないように指導する
●食事摂取が困難な際は早期に医療機関に連絡し、指示を受ける
●シックデイの際には、脱水予防のため、十分に水分を摂取し、できるだけ摂取しやすい形（お粥、麺類、果汁など）で糖分を摂取し、エネルギーを補給する
●できるだけ血糖自己測定やケトン体測定を頻回に行う

（日本糖尿病学会 編・著：糖尿病診療ガイドライン2019, 南江堂, 東京, 2019, p340. より転載）

表2 「シックデイルール（シックデイ対応の原則）」

①インスリン治療中の患者は、食事が摂れなくても自己判断でインスリン注射を中断してはならない。発熱、消化器症状が強いときは必ず医療機関を受診するよう指導する
②ビグアナイド薬とSGLT2阻害薬は中止。スルホニル尿素薬とグリニド薬は中止、減量を判断
③十分な水分の摂取により脱水を防ぐように指示（来院時には点滴注射にて生理食塩水1〜1.5L/日を補給）
④食欲のないときは、口あたりがよく、消化のよい食物（たとえば、ジュース、スープ、おかゆなど）を選び、できるだけ摂取するよう指示（絶食しないようにする）。特に炭水化物と水の摂取を優先する
⑤SMBGで血糖値を3〜4時間に1回ずつ測定し、血糖値200mg/dLを超えてさらに上昇の傾向がみられたら、その都度、超速効型または速効型インスリンを2〜4単位追加するように指示
⑥来院時には必ず尿中ケトン体を測定
⑦入院加療が早急に必要な場合
　(1)嘔吐、下痢が止まらず食物摂取不能のとき。
　(2)高熱が続き、尿ケトン体強陽性または血中ケトン体高値（3mM以上）、血糖値が350mg/dL以上のとき（SGLT2阻害薬服用中の場合、高血糖を伴わなくてもケトアシドーシスを呈することがあり、注意が必要である）

（日本糖尿病学会 編・著：糖尿病治療ガイド2022-2023, 文光堂, 東京, 2022, p.100-101. より抜粋して引用）

239

シックデイ時に食事量が2/3以上摂れていても中止する経口血糖降下薬はどれか。2つ選べ。

C
2018

a スルホニル尿素(SU)薬
b 速効型インスリン分泌刺激薬
c αグルコシダーゼ阻害薬(α-GI薬)
d DPP-4阻害薬
e SGLT2阻害薬

解説 「特殊な状況・病態時の療養指導：シックデイ」

重要

　シックデイには、食事量に応じて経口血糖降下薬を半量に減量したり、中止する。食事量が2/3以上あれば、SU薬や速効型インスリン分泌刺激薬やチアゾリジン薬やDPP-4阻害薬は通常量投与してかまわないが、他のα-GI薬、ビグアナイド薬、SGLT2阻害薬は中止する。

　食事量が2/3〜1/3のときには、SU薬や速効型インスリン分泌刺激薬は半量に減量して投与できるが、他の系統の血糖降下薬は中止とする。食事量が1/3以下のときには、すべての系統の血糖降下薬を中止とする。

　特に、ビグアナイド薬は、シックデイ時のような急性代謝失調で乳酸アシドーシスのリスクを高めることに留意する。また、SGLT2阻害薬はケトン体を上昇させ、SU薬やインスリンとの併用で低血糖を生じやすいため、必ず中止する。また、中止後2〜3日でも尿量の増加があるため、脱水にも気をつける。

a、b、d ×

c ○：α-GI薬は糖質の吸収を遅らせ、副作用として消化器症状を惹起することもあるので、中止する。

e ○：ケトン体を上昇させ、SU薬やインス

リンとの併用で低血糖を生じやすいため、必ず中止する。また、中止後も脱水に気をつける。

正解 ▷ c, e

---

240 シックデイのときでも、減量しなくてよいインスリン製剤はどれか。2つ選べ。

B 2018

a 超速効型
b 速効型
c 中間型
d 持効型溶解
e 混合型

解説「特殊な状況・病態時の療養指導：シックデイ」

重要

1型糖尿病の場合には、基礎インスリン（持効型溶解インスリン、中間型インスリン）は食事量が減ったり、全く食べられないときでも原則として減量しない。追加インスリン（超速効型インスリン、速効型インスリン）は食事量および血糖自己測定値に応じて増減する。事前に食事量が判断できないときは、超速効型インスリンを食直後に注射するようにする。

2型糖尿病の場合でも、内因性インスリン分泌が枯渇している場合や強化療法を行っている場合は、1型糖尿病に準じた対応をする。混合

型1日2回注射の場合は、食事量や血糖自己測定値に応じて増減する。経口血糖降下薬と持効型溶解インスリン併用療法の場合、持効型溶解インスリンの量は原則としてそのままでよい。ただし、食事が全く摂れない場合、内因性インスリン分泌能が保たれている症例では、低血糖を回避するため持効型溶解インスリンを減量ないし中止する場合もある。その場合は、朝食前血糖値が110〜150mg/dLを目標に通常量より2〜4単位を増減する。

a、b、e ×：食事量に応じて増減させる。

c、d ○：原則として減量しない。

正解 ▷ c, d

---

241 周術期管理について<u>誤っている</u>のはどれか。

A 2021

a 全身麻酔を必要とするような大きな手術の際には、絶食時間が長く低血糖をきたしやすい。
b 食事摂取量などが日々変化する可能性があるので、それに応じたきめ細かな薬の調節が必要である。
c 高血糖状態が遷延すると創傷治癒が遷延する。
d 糖質を含む輸液は避ける。
e インスリンを投与する際は、血清カリウムの低下に注意する。

重要

周術期は手術のストレスや感染により糖代謝が乱れやすい。全身麻酔を必要とするような大きな手術の際には手術侵襲によって高血糖をきたす。手術というストレス刺激が脳下垂体・副腎系に作用し、シックデイと同様に、インスリン拮抗ホルモンが増加するため高血糖状態がもたらされる。高血糖状態が遷延すると免疫学的防御機能は低下し、感染のリスクが高まり、創傷治癒も遷延する。適切な血糖管理は術後合併症を軽減する。患者の置かれている状況が多岐にわたり、オーダーメイドの対応が必要である。

原則は、予定手術の場合にはできる限り1〜2週間前までには外来などで適切な血糖コントロールを行っておく。外来でコントロールできない場合は、余裕をもって入院のうえ、血糖コントロールを行う。

a ○：全身麻酔を必要とするような大きな手術の際には、手術侵襲によって高血糖をきたす。一方、絶食時間が長くなれば、低血糖をきたすこともあるので注意が必要である。

b ○

c ○

d ×：糖質輸液を基礎に、ブドウ糖5〜10g当たり1単位の速効型インスリンを投与するのが原則である。インスリンを輸液に混入させることもあるが、ブドウ糖とインスリンを別ルートで投与することが勧められる。

e ○：ブドウ糖とインスリンの投与で、細胞内にブドウ糖もカリウムも取り込まれ、血清カリウムは低下することに留意する。

正解 ▶ d

---

242 周術期に注意すべき点で<u>誤っている</u>のはどれか。2つ選べ。

C
2018

a 空腹時血糖値が200mg/dL以上だと手術は延期する。
b 尿ケトン体が陽性だと手術は延期する。
c HbA1cが8.0％以上だと手術は延期する。
d 手術前に経口血糖降下薬をインスリンに変えた場合、インスリンは頻回注射とする。
e 手術室では、持続グルコース測定器により血糖をモニタリングする。

重要

a ○：術前のコントロールの目標は、尿ケトン体陰性、空腹時血糖100〜140mg/dL以下、または食後血糖160〜200mg/dLである。手術延期の目安としては、尿ケトン体陽性、空腹時血糖200mg/dL以上、食後血糖300mg/dL以上のいず

れかがあり、糖尿病性昏睡に陥る可能性が否定できない場合である。

b ○：aの解説参照。

c ×：HbA1cは測定の1〜2カ月前の血糖コントロール状況を反映するため、必要な手術がHbA1cの値によって延期されることはない。あくまでも手術前の血糖値を手術可否の判断に用いる。

d ○
e ×：FreeStyle リブレセンサーなどの持続グ
　　ルコース測定器は術中に電気メスを使用

する場合の安全性が担保されていない
ため、手術室入室前に必ず取り外すこと。

正解 ▶ **c, e**

---

243 海外旅行時の注意について<u>誤っている</u>のはどれか。

B
2007, 2008
2009, 2017にも
類似問題あり

a　英文の証明書・紹介状を持参する。
b　インスリン注射一式の英文証明書を持参する。
c　「自分は糖尿病であるので低血糖時には砂糖を投与してください」と書いた英文カードを持参する。
d　食欲が低下していてもいつものインスリン量を注射する。
e　時差が8時間以上あれば、現地の朝までは速効型インスリンを6時間ごとに注射する。

解説「特殊な状況・病態時の療養指導：海外旅行」

　海外旅行に際しては、英文の証明書(certificate)あるいは紹介状やインスリン注射一式の主治医のサイン入り証明書を持参する。緊急時の連絡先は必ず確認する。また、インスリン注射一式は、盗難などの事故に備えて、通常の倍量ほど多めに準備し、同伴者と分けて持ち歩く。必ずハンドバッグなどに入れ、手荷物として機内に持ち込む(紛失や凍結のおそれもあるので、スーツケースに入れて預けてはいけない)。

　低血糖に備えて、自分は糖尿病であり、低血糖時の処置を書いた英文カードも用意する。もちろん、砂糖やブドウ糖も携帯する。

　インスリンの打ち方については、時差が8時間以上の場合、現地に到着し朝になるまでに機内の食事サービスのときに(約6時間おきに)速効型(あるいは超速効型)インスリンを打つ。乗物酔いや時差による不眠などで食欲がない場合には、血糖や尿ケトン体をみて、インスリン量を調節する。なお、長時間にわたる機内では、静脈血栓塞栓症(エコノミークラス症候群)に注意し、水分補給、歩行、下肢や足首の運動、弾性ストッキング着用などの指導をしておくとよい。

a〜c、e　○
d　×：時差ボケや旅の疲れにより食欲が低下し食事摂取量が減れば、インスリン注射量は、血糖や尿ケトン体を検査し減量する。

正解 ▶ **d**

244 旅行について、誤っているのはどれか。2つ選べ。

A
2021
2006, 2011, 2012, 2017,
2019に類似問題あり

a 低血糖になることもあるため、補食・ブドウ糖を準備する。
b 薬物療法中の内服薬やインスリン注射は旅行日数分をもっていく。
c 糖尿病カードをもっていく。
d インスリンポンプやトランスミッタは「手荷物X線検査」や「ボディスキャナ」に通すことができる。
e インスリンや薬は2つに分け、別々に保管する。

解説 「特殊な状況・病態時の療養指導：旅行」

 重要

　旅行中とはいえ、普通の生活とできるだけ変わらない生活リズムを保つ。糖尿病連携手帳とお薬手帳(コピーで可)は必携。海外旅行の際は糖尿病カードや英文の紹介状もあったほうがより安心できる(日本糖尿病協会から入手できる)。薬剤やインスリン注射器具一式は、旅行日数の2倍程度と多めに持って行くようにし、さらに2つのバッグに分散し携帯する。同伴者に分けて持ってもらうのも安全のためによい。なお、使用後の注射針やランセット穿刺針は、ペットボトルなどに保管して持ち帰ること。

a、c ○

b ×：薬物療法中の方は、内服薬、インスリ

ンを旅行日数より多めに持っていく。

d ×：インスリンポンプやトランスミッタは「手荷物X線検査」や「ボディスキャナ」に通すことができない。検査時にインスリンポンプ、トランスミッタを外し、係員に渡す必要がある。

e ○：注射薬はトランクに入れて預けると、凍結の危険性、ロストバゲージの可能性があるため絶対に避けること。治療薬や血糖自己測定器は手荷物として機内に持ち込むようにする。そして、インスリンなどの注射薬や内服薬は、盗難や紛失に備えて2つに分けて別々に保管するのが望ましい。

 正解 ▶ b, d

---

245 災害時への備えと対応について誤っているのはどれか。

A
2017
2016にも
類似問題あり

a 経口血糖降下薬などの飲み薬は、1～2週間分程度の備蓄を勧める。
b インスリンなどの注射薬は、古くなると危険でもあり、備蓄は勧められない。
c 糖尿病連携手帳やお薬手帳など、普段から検査データや使用薬剤などをメモしておく。
d 緊急時の食事・運動療法の方法について指導しておく。
e 避難袋を準備するように指導する。

解説 「特殊な状況・病態時の療養指導：災害時」

 重要

　まずは『糖尿病医療者のための災害時糖尿病

診療マニュアル』(日本糖尿病学会 編著, 2014)に目を通しておきたい。

　あらゆる異常事態に備えるのは困難だが、普

段から準備が大切なことはいうまでもない。避
難袋になにを入れておくべきかなど、療養指導
のときに相談しておくこと。なお、経口血糖降
下薬を含めて多くの薬剤（錠剤など）は、有効期
間は2～3年間と長く、1～2週分を備えるよう
にするのがよい。

a、c～e　○

b　×：インスリン療法に関する備えは重大なこ
とである。注射器具一式（インスリン、針
など。できればSMBG一式も）を1～2週
分は用意しておかなければならない。古
い順に使用し、多少古くなってもインス
リン注射を中断しないように指導する。

正解▶b

---

246 災害時の対応について正しいのはどれか。

A
2017

a 高温や直射日光を避けて室温で保存した場合のインスリン使用可能期間は2週間である。
b インスリン注射と経口薬を併用している患者の場合は、インスリン注射を中断してもよい。
c 2型糖尿病の妊婦の場合には、糖尿病ケトアシドーシスを発症する可能性は少ないので、発熱や下痢を訴
　 えても搬送の優先度は低い。
d 1型糖尿病患者では食事が摂れなくともインスリン注射を中断しないよう指導する。
e 災害後時の避難所の生活では低血糖の心配は少ない。

解 説「特殊な状況・病態時の療養指導：災害時」

2014年日本糖尿病学会より、『糖尿病医療者
のための災害時糖尿病診療マニュアル』が発行
された。災害に備えて対策を立てておく必要が
ある。

なお同時に、旅行あるいは出張先で災害に遭
遇し、帰宅が困難となるケースも散見されてい
る。少なくとも、数日分の予備薬を用意して出
かけることが望ましい。

a　×：少なくとも4週間は使用可能である。
　　　　ただし、緊急時の多少のずれは許される。
b　×：インスリン分泌能が低下している患者
　　　　（1型、あるいは2型でも長期罹病歴の
　　　　ある場合）ではインスリンを中止する

と糖尿病ケトアシドーシス（DKA）を起
こす危険がある。
c　×：妊娠中は2型糖尿病においてもDKA
　　　　を発症する可能性がある。
d　○：1型か2型か確認できない場合には、1
　　　　日4回注射していた患者は1型糖尿病
　　　　患者に準じて考える。
e　×：避難所では食事のタイミングが日中に
　　　　偏ることが多く、夜間は長時間の絶食
　　　　状態となるため、普段より低血糖の出
　　　　現に留意する。

正解▶d

問
241
～
270

a　インスリン製剤は使用期限が過ぎたら使用しない。
b　インスリン製剤は他人のものでも針を変えれば使用してよい。
c　消毒綿や予備の針がないので、インスリン注射を中止する。
d　食事が十分に摂取できないときの薬の飲み方を医師と確認しておく。
e　避難所であればバランスのよい食事が摂れる。

解 説「特殊な状況・病態時の療養指導：災害時」

　東日本大震災や、最近の局地的豪雨や土砂災害など、大災害に備えての療養指導をしておくことはとても重要である。日頃から指定避難場所の場所を把握して、お薬手帳などから薬剤名をメモし、ビニール袋などに入れて防水対策もしておく。避難所では1日2食のうえ菓子パンやインスタント麺などが多く、バランスのよい食事は望めない。また、居住環境の悪化による運動不足や、衛生面にも細心の配慮が必要となる。

　お薬手帳、糖尿病連携手帳、財布などに薬をメモし（超法規的措置として、「処方箋なしでの医薬品の交付」を発出することがある。お薬手帳でも薬を処方してもらえる）、携帯電話やスマートフォンにお薬手帳の画像を保存しておくことも重要である。インスリン製剤は、商品名（識別カラー）と量（単位数）をメモしておく。

a　×：インスリンは多少使用期限が過ぎても使用継続を優先するようにし、できるだけ早く医療機関へ行って、新しいインスリン製剤を入手する。

b　×：インスリン製剤は、感染の危険性があるので決して他人が使用中のものを貸し借りしない。

c　×：消毒綿や予備の針がないなどの理由で注射を中止しないようにする（予備の針が万が一ない場合は、装着したまま、その個人にのみ再使用することもやむを得ない）。

d　○：食事が十分に摂取できないときの薬の飲み方を医師と前もって確認しておくことは重要である。

e　×：避難所では、1日2食になったり、朝食は菓子パンなどが多く、バランスのよい食事が摂れないことに留意しておく。

正 解 ▶ d

248 自動車運転に際しての留意点について誤っているのはどれか。

a 糖尿病治療中で低血糖の可能性があっても、運転中の低血糖にうまく対応できるならば、「運転適性あり」と判断される。

b 低血糖を起こしても症状が軽いうちに自覚でき、運転を中止し補食が摂れる患者は「運転適性あり」と判断される。

c 無自覚性低血糖を認める糖尿病患者でも、運転前の補食により運転中の低血糖を未然に防ぐことができる患者は「運転適性あり」と判断される。

d 低血糖になりやすい時間帯に1人で運転することはなるべく控えさせる。

e 必ず運転の際の注意点を指導し、カルテに記載しておく。

解説 「特殊な状況・病態時の療養指導：医療安全上の留意点」

2002年の道路交通法改正により、「運転免許を与えない者もしくは保留することができる者」として、「発作による意識障害または運動障害をもたらす病気」が対象とされ、薬物治療中の糖尿病患者にまれに認められる「無自覚性低血糖」が加えられた（2013年、改正道路交通法成立）。

運転免許の申請、更新は患者本人の申告によってなされるものであり、申請者が下記の質問事項に回答したうえで、医師の診断書と適性検査によって運転免許の拒否、保留の判断がなされる。

①過去の意識障害の既往

②最近1年以内の意識障害の既往

③低血糖を自覚することができるか

④低血糖時に自分で対処することができるか

⑤主治医から運転を控えるように指導されているか

a、b、d、e ○

c ×：無自覚性低血糖と診断される糖尿病患者は、一般的にインスリン分泌能が著しく低下しており、血糖コントロールが困難である患者が多い（1型糖尿病および長期罹病の2型糖尿病も含まれる）。少なくとも、できればSMBGに習熟することを含めて、低血糖対策についての十分な指導が必要である。たとえ、運転前に補食をするからといっても運転中の低血糖を絶対に未然に防ぐことはできないし、補食を忘れる可能性もあり、適切ではない。

正解 ▶ c

249 自動車運転に際して正しいのはどれか。

a 認知症がなければ運転をしてもよい。
b 低血糖を起こす患者は運転してはいけない。
c 患者がブドウ糖を携帯していれば、指導をする必要はない。
d 運転直前に血糖自己測定（SMBG）を行い、低血糖を起こしそうな場合には糖分の補給を行い、低血糖予防に努める。
e 運転中に低血糖を起こしてしまったら、運転しながら速やかに糖分の補給を行う。

解説 「特殊な状況・病態時の療養指導：医療安全上の留意点」

a ×：問248解説を参照。

b ×：糖尿病治療中で低血糖の可能性があっても、運転中の低血糖にうまく対応できるならば、「運転適応あり」と判断される。低血糖を起こしても症状が軽いうちに自覚でき、運転を中止し補食が摂れる患者や、運転前の補食により運転中の低血糖を未然に防ぐことができる患者は問題がない。

c ×：患者には、必ず自動車（バイクや自転車も含む）運転前の注意点を指導し、注意事項を渡したうえ、カルテにその指導内容を記載しておくことが重要である。適切に指導されていない場合、医療者側の責任が問われる可能性もある。

d ○：運転直前にSMBGを行い、低血糖を起こしそうな場合には糖分の補給を行い、低血糖予防に努める。低血糖になりや

すい時間帯の運転はなるべく控える。

e ×：運転中に低血糖を起こしてしまったら、速やかに車を安全な場所に停車し、症状の軽いうちに糖分補給を行う。運転を再開する前にSMBGを行い、血糖値が上昇したことを確認する。車に必ず補食（ジュース、ブドウ糖、ビスケットなど。ただし、微糖もしくはカロリーオフ、ゼロカロリーのものは避ける）を常備しておく。長時間の運転では、一定時間で休憩をとり、SMBGを行って血糖値を確認し、低血糖を起こしそうな場合には糖分の補給を行う。

なお特別の場合であるが、眼科医による眼底検査に際しての散瞳薬の効果は、5〜8時間に及ぶ。車の運転は控えるようあらかじめ伝えておくこと（問196解説参照）。

正解 ▶ d

26歳、男性。170cm、68kg、BMI 23.5。土木建築会社勤務（設計、監督）。
24歳時、かぜ症状と腹痛で発熱後、近医を受診してかぜ薬と抗生物質の処方をされた。1週間後、口渇、易疲労感あり、尿糖と尿ケトン体陽性、随時血糖値260mg/dL、GAD抗体陽性のため入院。直ちに、強化インスリン療法を開始。血糖値は改善し、2週間後にはインスリン中止となり、α-グルコシダーゼ阻害薬毎食前服用のみで、現在まで約1年間血糖コントロールは比較的良好である（空腹時血糖値95〜105mg/dL、HbA1c 6.4〜7.1%）。

250 診断で正しいのはどれか。 2003

a 1型糖尿病（自己免疫性）
b 1型糖尿病（特発性）
c 2型糖尿病
d 急性膵炎による糖尿病
e 感染症に伴う糖尿病

251 この患者の診断に関連して正しいのはどれか。 2003

a 将来、インスリン注射療法の再開が必要になるとは考えられない。
b 肥満とはいえず、栄養指導（食事療法）が有効とは考えられない。
c 現在、「境界型」と考えられるので、すべての治療や糖尿病療養指導が必要とは考えられない。
d 将来、血中Cペプチドが激減する可能性が高い。
e 1度でも尿ケトン体陽性でインスリン注射療法を行ったとの理由から、2型糖尿病は否定できる。

解 説 「糖尿病の診断、成因と分類」

　GAD抗体陽性であることから、1型糖尿病（自己免疫性）と考えてよい。ただ、1型糖尿病では寛解期（蜜月期）があり、ときに、ごく少量のインスリン使用量で血糖コントロールが可能で、良好な経過をたどることがある。この症例のように、インスリンを中止できることもある。ただし、将来再燃して、インスリン分泌が極端に減少し（血中、尿中Cペプチド低下）、やがて強化インスリン療法を行わねばならなくなるのが普通である。そして、1型糖尿病といっても必ずしも「痩せ」症例のみでないことにも注意する。今後、厳重に経過をみる必要があり、食事・

運動療法を積極的に勧めることが、寛解状態にある現状を長びかせ、良好な血糖コントロール状況を維持するために有益と思われる。なお、2型糖尿病でも、罹病期間が長くなるとともにときに尿ケトン体陽性となることがあり、また、インスリン療法が必要となることがある。

250 正解 ▷ a

251 正解 ▷ d

27歳、女性。5日前から口渇感が出現し、ジュースや清涼飲料をよく飲むようになった。特に発熱や咳などの感冒様症状はないが、3日前から全身倦怠感を覚えるようになり、さらに高度となったため来院した。

身長175cm、体重67kg（普段は69kg）。尿ケトン体は強陽性。食後血糖値480mg/dL、HbA1c 5.9%。GAD抗体とIA-2抗体は陰性で、Cペプチドは0.2ng/mL以下と測定感度以下であった。最終月経は14日前で、糖尿病の家族歴はない。

252 この患者の糖尿病の成因はどれか。

2011

a　2型糖尿病
b　妊娠糖尿病
c　自己免疫性（1A）1型糖尿病
d　緩徐進行性1型糖尿病
e　劇症1型糖尿病

解説 「糖尿病の成因と分類：1型糖尿病」

重要

1型糖尿病は自己免疫性のもの（1A）と特発性のもの（1B）に大きく分けることができる。

自己免疫性の1型糖尿病は、膵β細胞が自己免疫により破壊されるもので、血中にGAD抗体、膵島細胞抗体、インスリン自己抗体、IA-2抗体、ZnT8抗体といった膵島関連自己抗体が認められる。急激に発症することが多いが、他方、緩徐進行性1型糖尿病もある。これは上記のような自己抗体が陽性で数年をかけて膵β細胞の機能が低下し、インスリン依存状態になる糖尿病である。

特発性の1型糖尿病は、自己免疫機序の関与不明でインスリン依存状態になるもの。劇症1型糖尿病もこの特発性の可能性があると考えられているが、膵島関連自己抗体が陰性で著明な高血糖にもかかわらずHbA1cが低く、発症後数日～1週間程度と推定される。

略語については、**問19表**の脚注を参照。

a　×：GAD抗体とIA-2抗体は陰性であるが、発症様式が急激すぎる。

b　×：妊娠を示唆する所見はない。

c　×：1A型なら、GAD抗体あるいはIA-2抗体は陽性、HbA1cも高値となるはずである。

d　×：緩徐進行1型なら、GAD抗体あるいはIA-2抗体は陽性、HbA1cも高値となるはずである。

e　○：高血糖症状が出てから1週間程度で発症する糖尿病。症状が出てからケトアシドーシスになるのが急激なので、HbA1cは正常もしくは軽い上昇程度に留まる。多くの例で関連自己抗体が陰性なので、特発性に分類されている。

正解 ▶ e

253 この患者への初診時の対応として誤っているのはどれか。
2つ選べ。

a 療養指導
b 食事療法指導
c 運動療法指導
d 経口血糖降下薬の処方
e インスリン療法の開始

解説 「糖尿病の基本治療と療養指導」

　突然の糖尿病発症に驚いている状態にあることが考えられる。病型などの詳細はいずれにしても、糖尿病がどういう病気か、そして今後どのような注意が必要かなど、生活全般にわたる療養の知識を教授する必要があろう。もちろんまずは食事療法について解説・指導すること。ただし、現状で運動療法はまだ必要ないであろうし、著明な高血糖のため制限されることを説明する。体重減少を伴い、尿ケトン体も強陽性であれば、まずインスリン療法の適応となる。十分な水分補給とインスリン注射による補充が優先されることになる。

a、b、e　○

c、d　×：事情が許せば、入院加療（教育入院など）も有用と思われる。

正解　▶ c, d

45歳、男性。175cm、109kg（BMI 35.6）。父が糖尿病でインスリン療法中。健康診断で、空腹時血糖値102mg/dL、HbA1c 6.2％で受診。医師の診察の後、75gOGTTの指示を受け、その後、日本糖尿病療養指導士（看護師）と面接し、指導を受けた。

254 説明で誤っているのはどれか。

a 75gOGTTの適応があること。
b すでに糖尿病と診断されたことがあれば、75gOGTTは行わなくてもよいこと。
c 父親が糖尿病であるので、今後結果のいかんにかかわらず、糖尿病発症のリスクは高いこと。
d 高度肥満であるから、3％以上の減量をすると治る可能性のあること。
e 現在のままでも、動脈硬化のリスクは高いこと。

解説 「糖尿病の概念、診断、成因、検査」

a　○：空腹時血糖値が「正常高値」であり、HbA1cも6.2％と上限にあることから、75gOGTTの指示がなされている。その必要性につき説明するとともに、75gOGTT実施上の注意事項を説明する。

b　○：もちろん、当時の主治医と連絡をとって了解を得ることになる。

c　○：75gOGTTの結果のいかんにかかわらず、空腹時血糖値が正常高値であり、肥満と家族歴があることから、糖尿病発症の可能性は高く、今後の生活習慣改善が必要なことを話す。

d ×：高度肥満の是正で耐糖能が改善（とき
　　に正常化も）することは大いに期待で
　　きるが、「治癒」と「コントロール可能」
　　ということの相違を認識しておかねば

ならない。
e ○：たとえ境界型でも動脈硬化のリスクで
　　あることを説明する。

正解 ▷ d

55歳、女性。152cm、68kg、BMI 29.4。主婦。父：2型糖尿病。
特定健診受診時、空腹時血糖値 126mg/dL、尿糖（＋＋）を発見され、精査を勧められた。
翌日早朝、絶食で近医を受診し、75gOGTTの結果、血糖値が空腹時128mg/dL、1時間
値205mg/dL、2時間値186mg/dLであった。同時に測定されたHbA1cは6.7％であった。
自覚症状はない。

255 正しいのはどれか。　　2003

a　糖尿病型
b　境界型
c　正常型
d　糖尿病
e　腎性糖尿

256 正しい処置はどれか。2つ選べ。　　2003

a　食事療法を指導し、減量を勧める。
b　運動療法を指導し、減量を勧める。
c　血糖自己測定を勧める。
d　尿糖の自己測定を勧める。
e　直ちに経口血糖降下薬を処方し、2週間後に再検する。

解 説 「糖尿病の成因と分類」「糖尿病の基本治療と療養指導」

　糖尿病診断の判定基準を満たしているのは、
空腹時血糖値128mg/dLとHbA1c 6.7％で、1
回の採血のみであっても糖尿病と診断できる。
なお、家族歴で父が2型糖尿病であることも参
考となる。特定健診・特定保健指導の結果は「直
ちに医療機関を受診」に該当していたわけであ
る。このような場合、肥満もあることから、直
ちに経口血糖降下薬などを使用することなく、
食事・運動療法により肥満の解消を勧めるのが

妥当である（問230表1参照）。初期の軽症糖尿
病は、食事・運動療法によく反応して改善し、
しばしば境界領域にまで寛解することも期待で
きる。

255 正解 ▷ d

256 正解 ▷ a, b

55歳、男性。155 cm、47 kg（BMI 19.6）。多飲酒習慣あり。10年前より糖尿病を指摘されるも放置。今回、腹部エコー検査と腹部X線検査にて上腹部に数珠状石灰化があり受診。経口血糖降下薬治療を数年続けていたが、中断していた。約1年前より口渇、多尿などが著しくなり、空腹時血糖200 mg/dLとなり、再び受診。飲酒は相変わらず続けているという。膵石を伴う慢性膵炎に続発する糖尿病と診断された。

257 誤っているのはどれか。

2017

a 膵島は保たれ、インスリン分泌は低下しない。
b 膵外分泌機能の低下をみるため、やがてアミラーゼやリパーゼ、（キモ）トリプシンの分泌は低下する。
c 激しい下痢や腹痛を伴うことがある。
d 禁酒とする。
e 膵癌のリスクファクターである。

解説「糖尿病の概念、診断、成因、検査」

慢性膵炎（胆石症）の約半数に糖尿病（続発性）が認められる。当然、膵島も減少し、やがてインスリン分泌・グルカゴン分泌ともに低下し、最終的にインスリン療法が必要となる場合もある。この際、グルカゴン分泌も低下しているため、一般にインスリン使用量は少なくてすむ（これは膵全摘の場合も同様）が低血糖を生じやすいことに注意する。膵外分泌機能が低下するため、下痢などを起こしやすい。特に高脂肪食は避けたいが、総合的な消化酵素製剤を服用して

もらう。また、脂溶性ビタミン（B群、Dなど）の吸収が妨げられ、骨粗鬆症などへの注意も必要となる。なお、膵癌については、糖尿病の原因となるとともに糖尿病患者ではそのリスクも高く、血糖の急性増悪の場合、腹部エコー検査は必ずチェックすべきものである。近年、慢性膵炎などに伴う膵管拡張が膵癌のリスクとして注目されている。

正解 ▶ a

24歳、男性。180 cm、156 kg。幕下力士で高血糖と高血圧を指摘され来院した。血圧158/96 mmHg、空腹時血糖値208 mg/dL、HbA1c 9.9%であった。GOT（AST）・GPT（ALT）も80・120 IU/Lと上昇していた。飲酒は週末のみにしているという。

258 初めての来院でまず行うべき療養指導で正しいのはどれか。2つ選べ。

B
2004

a 食塩制限を指導する。
b 肝硬変を疑い、高タンパク食を指導する。
c エネルギー制限を指導する。
d インスリン自己注射を指導する。
e 職業を変更するよう指導する。

解説 「糖尿病の基本治療と療養指導：食事療法」

　力士という特殊な職業の人の療養指導に関する問題である。

a　○：最新の日本高血圧学会ガイドラインでは食塩は6g/日未満とされている。

b　×：脂肪肝が疑われることから、まず総エネルギーの制限を指導する。

c　○：力士ということから、大幅な減量を目指したエネルギー制限は無理であるが、食事摂取量を聞き、無理のない範囲でエネルギー制限を指導する。一般

に力士のエネルギー摂取量は5,000〜10,000kcal/日に達する。

d　×：必要になるかもしれないが、初回からということではない。

e　×：職業を続けながら、最大限の治療や療養指導を行う。経過をみながら、必要に応じて経口血糖降下薬やインスリン自己注射が必要になる。

正解 ▶ **a, c**

30歳、男性。身長170cm、体重98kg。高血糖と高血圧を指摘され来院した。空腹時血糖値198mg/dL、HbA1c 9.8％。食生活や嗜好品の状況を聴取したところ、「3食とも外食である」、「勤務の都合上、夕食は帰宅途中に食べ、帰宅後すぐに就寝する」、「丼ものが多い」、「清涼飲料水が好きで、1日1L飲む」、「週3回ビール1本（中瓶）飲酒する」ということであった。

259　初めての来院でまず行うべき食事療法として正しいのはどれか。　　2015

a　丼ものを定食にする。
b　禁酒する。
c　夕食の時間を早くする。
d　清涼飲料水をやめる。
e　野菜から食べるようにする。

解説 「糖尿病の基本治療と療養指導：食事療法」

　定食に変更してバランスをよくしたり、夕食を早めに食べて脂肪になりにくくする、野菜から食べ始めて血糖値上昇を緩やかにするなど、どれも食事療法では役立つことと思われる。外食にしても、エネルギー表示などを参考にするよう指導する。しかしこの場合、患者にまず第一に実践して欲しいのは、血糖値上昇にすぐに影響する清涼飲料水をやめることである。清涼飲料水をすぐにやめられない場合は、人工甘味料を使用した清涼飲料水に変更し、エネルギー

表示を参考に徐々に減らしていくことが望ましい（**問64**参照）。なお、アルコール飲料の1単位（80kcal）は、ビール200mL、ワイン（ぶどう酒）100mL、日本酒70mL（1合は180mL ≒ 2.5単位 = 200kcal）、ウイスキー30mLである。軽視してはいけない。ただし、アルコールは嗜好品であり、主食との交換はできないこと、肝障害はないかなど留意して節酒をしてもらう必要がある。長期的には、まず3％の減量をしてもらうことから食事療法を進める。

特に、暑い夏に運動した後、大量の清涼飲料水を飲むことは、ケトーシス（清涼飲料水ケトーシス）やケトアシドーシスを招き、救急車が必要になることもあるので、注意する。

正解　d

78歳、男性。65歳で退職してからは、1日30分程度の散歩以外は、読書やテレビをみて過ごしている。今回の特定健診で、空腹時血糖 142mg/dL、HbA1c 6.9%で2型糖尿病を疑われ、来院。170cm、68kg。最近、よろけたりすることがあるという。

260 指導すべき総エネルギー摂取量の最小と最大はどれか。

2021

a　1,400kcal/日
b　1,600kcal/日
c　1,800kcal/日
d　2,000kcal/日
e　2,200kcal/日

解説 「糖尿病の基本治療と療養指導：食事療法」

問50表参照。

目標体重（kg）：$1.7 \times 1.7 \times 22 \sim 25 = 63.6 \sim 72.3$。
軽い労作のエネルギー係数（kcal/kg）：$25 \sim 30$。
総エネルギー摂取量（kcal/日）は

　　最小だと、$63.6 \times 25 = 1,590$
　　最大だと、$72.3 \times 30 = 2,169$

このように、『糖尿病診療ガイドライン2019』の改訂により、高齢者の総エネルギー摂取量に大きな幅が生じる場合、患者の年齢や病態、身体活動量などによって異なることを考慮し、個別化を図る。まず、治療開始時に総エネルギー摂取量の目安を定め、病態、年齢や体組成、患者のアドヒアランスや代謝状態の変化を踏まえ、適宜変更する。特に、後期高齢者では現体重に基づき、フレイル、（基本的）ADL低下、併発症、体組成、身長の短縮、摂取状況や代謝状況の評価を踏まえ、適宜判断する。従来は1,600kcal/日で食事療法を指導するところであるが、最近よろけたりすることがあるのでフレイルを考慮して、1,800kcal/日で食事療法を開始することが妥当であろう。

正解　最小：b, 最大：e

問
241
〜
270

76歳男性、2型糖尿病と高血圧にて服薬治療中。身長165cm、体重50kg（BMI 18.4）。最近1年間で2kg体重減少があるも、握力24kg。腎機能は正常範囲を維持。日常生活で食事・着替えなどは支障ないが、買い物・家事が苦手である。

261 食事療法にあたり、誤っているのはどれか。2つ選べ。

New
2023

a 目標体重は60kgとした。
b 総エネルギー摂取量は、食品交換表を用いて25単位/日とした。
c タンパク質摂取量は、70〜90g/日とした。
d 脂質エネルギー比率を総エネルギー摂取量の35%とした。
e 食塩摂取量は、7.5g/日未満とした。

解説「糖尿病の基本治療と療養指導：食事療法」

a ○：BMI 18.4は低体重であり、$1.65 × 1.65 × 22 〜 25 ≒ 60 〜 68$ kgから、目標体重を設定すればよい（**問24表**参照）。

b ○：普通の労作におけるエネルギー係数30〜35kcal/kg（目標体重）を用いて、1,800〜2,100kcal/日から選べばよい。25単位×80kcal＝2,000kcal/日である。

c ○：低体重であり、握力が小さくフレイルとサルコペニアも疑われ、腎不全もないことから、十分なタンパク質摂取を目指す。$1.2 〜 1.5$ g/kg（目標体重）×60kg＝72〜90g/日となる。健康な高齢者のタンパク質摂取量は1.0〜1.2g/kgとされるが、フレイルやサルコペニア予防のためには、1.2〜1.5g/kg目標体重/日が推奨されている。腎不全のない75歳以上の高齢糖尿病患者では、タンパク質の摂取が少ないほど死亡率が高くなるという報告がある。

ただし、エネルギー産生栄養素バランスとして、タンパク質は20%までである（2,000kcal/日×0.2＝400kcalから、400÷4＝100で、タンパク質摂取量は100g/日までになる）。

d ×：脂質摂取比率は20〜30%とし、飽和脂肪酸は7%以下とするのが基準となっている。

e ×：高血圧合併症では、6.0g/日未満である。なお、高血圧発症予防のために、高血圧発症前の適正な食塩摂取量は、男7.5g/日未満、女6.5g/日未満を勧める。

正解▷ d, e

45歳、男性、生来健康。身長170cm、体重84kg。5年前に会社の健診にて糖尿病を指摘され、近医で経口血糖降下薬を処方された。当初、腹部膨満感や放屁があったが、次第に慣れた。血糖はいったん低下したが、また血糖コントロール悪化し、半年前に他剤を併用された。その後、血糖コントロールは良好となったが、尿糖値3＋〜4＋が続き、最近でも尿量は減らない。体重は半年で4kg減量できた。

262 この患者が服薬している経口血糖降下薬はどれか。2つ選べ。

B
2004

- a　スルホニル尿素(SU)薬
- b　ビグアナイド薬
- c　SGLT2阻害薬
- d　α-グルコシダーゼ阻害薬
- e　DPP-4阻害薬

解説「糖尿病の基本治療と療養指導：薬物療法(経口血糖降下薬)」

経口血糖降下薬の副作用に関する問題であり、各薬剤の主な副作用を覚えておく。

a　×：低血糖が最も多くみられ、肝障害や皮膚症状、骨髄障害がまれにみられる。また、体重増加を招く傾向もあり、肥満糖尿病患者の初期治療にはよい適応とはいえない。

b　×：本症例では肥満もあり適応ではあるが、腹部膨満感や放屁が認められ異なる。ビグアナイド薬でも消化器症状(軟便・下痢)がときにみられるが、ほかに肝障害など。高齢者、肝障害や腎障害の患者などでは乳酸アシドーシスを引き起こす可能性もある。単独の投与による低血糖出現度は低い。

c　○：尿糖排泄を促進することにより血糖コントロールを改善するため、血糖コントロール改善後も尿糖強陽性と尿量増加は続く。十分な水分摂取を指導する。肥満解消にも有効とされ、この患者にはよい適応であったと考えられる。単独の投与による低血糖出現度は低い。

d　○：放屁の増加、腹部膨満・鼓腸などの腹部の症状がみられるが、最初は少量で投薬を開始し、徐々に増やしていくことにより症状は治まってくる。腹部の手術歴がある患者や腸閉塞の既往のある患者には注意が必要である。また重度の肝機能障害を起こしたケースもある。単独の投与による低血糖出現度は低い。

e　×：SU薬との併用で低血糖症状を招くことがある。併用に際しては、あらかじめSU薬を減量する。

正解　c, d

60歳、男性。172cm、80kg。5年前に糖尿病と診断され、グリメピリド2mg、メトホルミン1,000mgを内服しているが、HbA1c 9.4%。2週間前からトホグリフロジンが追加投与された。真夏にゴルフをして多量に発汗。スポーツドリンクとビールを大量に飲んで帰宅した。

263 この患者に行うべき指導として誤っているのはどれか。

2015

a 極端な糖質制限は低血糖を起こす危険がある。
b 比較的若いので、特に水分摂取を増やす必要はない。
c 多量に飲酒すると、乳酸アシドーシスの危険が高まる。
d 尿糖が出ていても心配ない。
e 長風呂しないように注意する。

解説 「糖尿病の基本治療と療養指導：薬物療法」

a、d ○

b ×：SGLT2阻害薬は、尿糖排泄を促すとともに尿量も増加する。年齢に関係なく脱水から高浸透圧高血糖症候群、脳梗塞を含む血栓、塞栓症などを起こす危険がある。十分な水分摂取を勧めるが、糖質を抑えたスポーツドリンクを含めてすべて危険なことを伝え、やめてもらうこと。お茶あるいは水（さ湯）に変更してもらう。日々のアルコール摂取量も確認しておくこと。

c ○：大酒豪にメトホルミンは危険でもある。
e ○：脱水を助長してはいけない。

正解 ▶ b

56歳、男性。1型糖尿病。超速効型インスリンを1日3回各食前、グラルギンを就寝前に注射している。血糖自己測定の数値（単位：mg/dL）は表のようであった。

日時	朝食前	昼食前	夕食前	就寝前
1日	69	72	195	187
2日	91	69	210	88
3日	217	141	242	224
4日	105		223	195
5日	99	88		172
6日	75	70		102
7日	234			159

264 誤っているのはどれか。

a 一度、夜間3～4時頃に血糖測定をしてみる。
b 朝の超速効型インスリンの量を減量する。
c 夕の超速効型インスリンの量を増量する。
d 食事摂取時間と炭水化物摂取量を確認する。
e 昼の食事摂取時間や食事内容とインスリン注射の実施状況を確認する。

解 説「糖尿病の基本治療と薬物療法：薬物療法（インスリン療法）」

a ○：朝食前血糖値にばらつきがみられており、夜間に低血糖を起こしている可能性もある。暁現象*¹やソモジー効果*²を確認するために、可能であれば一度夜間3～4時頃に血糖測定をしてみるとよい。

*¹ 夜間には正常血糖が保たれているにもかかわらず、早朝に高血糖が起こる現象。睡眠時の成長ホルモン分泌や早朝のコルチゾールなどの分泌亢進の関与が考えられている。
*² 夜間の低血糖により分泌されたインスリン拮抗ホルモンの作用による反応性の血糖上昇。

b ○：昼食前の血糖値が低めであるため、責任インスリン（測定した血糖値に最も影響するインスリン製剤）である朝の超速効型インスリンの量を減量するのも1つの方法である。

c ×：就寝前の血糖値にばらつきがある。血糖値が低値のこともあるが、まず夕食の時間と炭水化物摂取量、そして間食（夜食）の確認が必要である。可能であれば、朝、昼、夕3食の配分を決めておき、食事時間もバラツキの少ないようにしたい。

d ○：食後血糖値は、食事療法に関しては、食事摂取開始からの時間と炭水化物量が影響する。時間帯により血糖値の高値および低値がみられ、就寝前は血糖値のばらつきがみられる。したがって、食事摂取時間と炭水化物摂取量を確認するとよい。

e ○：夕食前の血糖値が連日高値のため、まず昼食時間や食事内容、その後の間食（おやつ）の有無と内容、昼のインスリン注射の実施状況・時間、夕食前血糖自己測定の測定時間などを確認する。必要により、昼の超速効型インスリン量の増量、投与回数の変更（分けて注射するなど）、投与するインスリン製剤の種類の検討などを行う。

正解 ▷ c

45歳、男性。4月に糖尿病と診断され指導を開始、12月においても良好なコントロールを維持している。

265 指導内容で適切なのはどれか。2つ選べ。

A
2011

a 患者会活動を勧める。
b スモールステップ法を用い自己効力感を高める。
c 具体的な目標を設定する。
d ライフイベントの影響を知る。
e 糖尿病教室に参加させる。

解説 「糖尿病患者の心理と行動」

行動変化にはProchaskaらが提唱した5段階の「変化ステージ(stages of change)」がある(図)。
本症例は維持期にあたる。

a、d ○
b ×：熟考期の介入法
c ×：準備期の介入法
e ×：前熟考期から準備期の介入法

正解 ▷ a, d

図 「変化ステージと段階的心理アプローチ(食事療法例)」

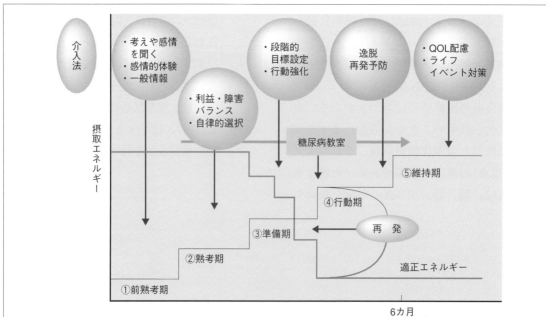

変化ステージは5段階に分かれる。
①前熟考期：行動変化を考えていない。
②熟考期：行動変化の意義は理解しているが、行動変化なし。
③準備期：患者なりの行動変化がある。

④行動期：望ましい行動が始まって6カ月以内。
⑤維持期：望ましい行動が6カ月を超える。
各ステージがどのような心理・行動学的介入法が、有効かを示している。

(石井 均先生[天理よろづ相談所病院]の許可を得て掲載)

22歳、女性。15歳時に1型糖尿病の診断を受け、インスリンの自己注射を行っている。身長160cm、体重38kg。最近食欲がなく、ここ半年で10kgの体重減少がある。家人の話では、食後に吐いていることがときどきあるという。

266 誤っているのはどれか。

A
2015

a 1型糖尿病の女性患者でみられることがある。
b インスリン自己注射の省略について確認する。
c 血糖コントロールは良好となる。
d 摂食障害の多くは減食がきっかけとなる。
e 過食のみられる時期もある。

解説 「糖尿病患者の心理と行動：糖尿病患者のセルフケア行動」

重要

摂食障害は、思春期女性や1型糖尿病患者の若い女性患者でみられることがあるので、異常な痩せや食行動に注意する。神経性食欲不振症（拒食症）では、体重増加への恐怖から、極端な痩せがみられる。神経性過食症（過食症）では、制御できないむちゃ食いのエピソードと、嘔吐、下痢、インスリン自己注射の省略など体重増加を防ぐための行為がみられる。過食と拒食を繰り返すことも多い。いずれも血糖コントロールは困難となるので、診断基準を満たさなくても、このような傾向がみられる患者には注意をもって接すること。摂食障害の多くは減食がきっかけなので、食事指導にも注意を払う。

a、b、d、e ○
c ×：血糖コントロールは変動が激しくなり困難となる。

正解 ▶ c

壮年期の男性が健康診断で高血糖を指摘され、受診した。これまでの健康診断の結果を見ると、5年前から血糖高値であったが、今までは受診していなかった。今回は「産業医に受診するように言われて来ました」という発言が聞かれた。

267 この患者に対しての初診時の療養指導で誤っているのはどれか。

2015

a 糖尿病に関する知識の有無を確認する。
b もっと早く受診すればよかったことを話す。
c 家族構成について聴取する。
d 本日受診したことを労う。
e 食生活の状況について聴取する。

問
241
〜
270

セルフケア行動には、外的要因（環境）、内的要因（心理的要因）、そして強化要因（結果、報酬）の3つが影響する。

「もっと早く受診すればよかった」あるいは「もっと早く治療すべきであった」などと頭ごなしに言うのはよくない。療養指導のなかで、早期受診・治療や定期受診が必要であることを理解してもらえるよう、話をするのが大切である。

そして、療養指導を1回のみとはせず、必要と思われる場合には繰り返し行い、受診への動機付けを得られるよう配慮するのがよい（血糖コントロールや体重改善があれば、これらをきちんと明示してほめる）。行動変化によって生じたメリット（利益）、デメリット（障害）を明確にし、自らの意識を高める（オペラント強化）。

正 解 ▷ b

外来通院中の75歳、男性。持効型インスリン朝1回注射とグリメピリド内服中である。HbA1c 7％台で経過していたが、ここ数カ月で9.7％まで悪化となり、主治医よりインスリン注射手技確認の療養指導依頼があった。注射手技確認を行ったところ、注射を忘れることも多いうえ、注射手技はずさんで、注射しているインスリン量を正しく言えなかった。

268 この患者に対する指導で誤っているのはどれか。

2015

a 注射手技確認の結果を主治医に報告する。
b インスリン注射を正しくできるまで何度も繰り返し練習し、習得したら帰宅してもらう。
c 注射状況（注射部位など）についてさらに詳しく話を聞く。
d 次回の受診時に、家族に来院してもらうよう患者に伝える。
e 指示量を正しく注射できる方法を考え、工夫して指導する。

解 説 「糖尿病の基本治療と療養指導：インスリン療法」「療養指導の基本（患者教育）：評価・修正」

高齢の2型糖尿病患者でも、インスリン注射療法を実施している患者は少なくない。このような場合、血糖コントロールの急な悪化をみたときに、まずどのような問題があるのか、注射状況も含めて詳しく話を聞き、問題点を整理しなければならない。他疾患［口腔・歯科疾患、消化器疾患（特に膵癌など）、発熱など］についても考慮するとともに、インスリン注射および服薬状況についてよく聞く必要がある。認知症の有無も問題となろう。インスリン注射に際しては、注射部位（腹壁か大腿部かなど）の変更や同一部位に繰り返して注射していないか（皮下硬結の有無はどうか）など、注意深い質問も必要である。

「インスリンを正しく安全に注射できる」、「インスリン注射を忘れない」、「注射量を間違えない」ためには、拡大手順書（**表**参照）やインスリン量を記載した用紙など患者が理解できる資材の工夫が必要である。そして自宅の見やすいところ（壁、冷蔵庫の扉など）に貼る、などしてもらう。また、内服薬と一緒に注射針をセットしておくなどの自己管理方法があるが、視力や認知能力によっては、注射時間や注射量の確認を家族に協力してもらう方法もあるため、患者の状態・反応や、家族の協力度などを把握し、工夫して療養指導を行う必要がある。

正 解 ▷ b

表　「手順書実例：フレックスタッチの注射手順」

```
1. フレックスタッチのキャップをはずす
2. インスリンの残量を確認する
3. 針をつける（まっすぐさし込んで回す）
4. 針のふたをはずす（2つ）
            ※回さずに引っぱる
5. 単位を 0 から 2 にする
6. 試し打ちを行い、液が出たか確認する
7. 単位が 0 になっているか確認する
8. 指示された単位に合わせる
9. 注射をする
      1）皮膚に針を刺す
      2）注入ボタンを押す
          ※「カチッ」という音がする
          ※単位が 0 に戻る
      3）注入ボタンを押したまま 10 数える
      4）注入ボタンを押したまま針を抜く
10. 針の大きなふたをつけ、回してはずす
11. フレックスタッチのキャップをはめる

＊困ったときは、ご連絡ください
```

68歳、男性。2型糖尿病の治療のため、ここ数年間通院を続けている。身長165cm、体重72kg。ここ数カ月で体重は5kg増加している。最近の食後2時間血糖値 248mg/dL、HbA1c 8.4％と悪化している。血清クレアチニン濃度1.20mg/dL、eGFR 47.3mL/分/1.73m²。

269　この患者について、医師・看護師・他の多職種のスタッフが話し合いを行っている場面で、適切な発言はどれか。2つ選べ。

C
2013

a 患者のやる気がないからね。
b 体重が増えてしまっているので、減量では何がつらいのか聞いてみました。
c 間食を減らすように何度説明しても駄目でした。
d 服薬が不規則なので、血糖値が高くなって血液透析になっても知りませんよ。
e 血糖値が高くなったので、低血糖の説明を十分して、血糖降下薬を増量しておいたよ。

問
241
〜
270

解説　「療養指導の基本（患者教育）：療養指導の原則」

　糖尿病においては、患者自らが能動的に療養に取り組む前向きな姿勢になるよう援助するエンパワーメント法が有効である。患者と医療スタッフ間の信頼関係を築くとともに、そこに至るまでは否定的な言動は避け、患者の話を聞き共感するなど、寄り添うことが重要である。

　また「はい」、「いいえ」で答えることができない「開かれた質問」を用いる。患者の本音を聞き

出すのに有用なコミュニケーション技術である。

a　×：どうやる気を出させるかという視点が必要といえる。

b　○：体重が増えていることを否定せず、患者の立場での「開かれた質問」である。

c　×：患者の感情や考え方を引き出す必要が

あるといえる。

d　×：腎臓が悪くなって血液透析になる重大性を伝えるのはいいが、単なる脅しのような突き放す発言はよくない。

e　○：血糖降下薬の増量にあたって低血糖の説明を十分にすることは必須である。

正解　b, e

6歳、男児。4歳時より1型糖尿病の診断にて、母親がインスリン注射を行っている。最近、夜間に繰り返し低血糖を起こす。ただ、最近のHbA1cは10.7%（基準4.6〜6.2）である。

---

270 この症例について誤っているのはどれか。
2003

a　幼児では低血糖症状を訴えることが難しく、対応が遅れる危険性がある。
b　痙攣を伴うような重症な低血糖を起こしやすい。
c　就寝前に補食を与える。
d　グルカゴン点鼻薬を処方し、家族にも使用法を説明しておく。
e　できるだけ頻回に血糖測定を行う。

解説 「ライフステージ別の療養指導：乳幼児期」「合併症・併存疾患の治療・療養指導：低血糖」

1型糖尿病患者の治療には、母親に負担が集中しないように家族全員の支援が重要である。低血糖症状を頻回に起こさないよう、正常な身体的発達、心理的発達、社会的発達を目指す。

a　○：家族が患者に特徴的に現れる低血糖症状をしっかりと理解する。

b　○：低血糖症状を訴えることが難しく、低血糖への対応が遅れるため、痙攣を伴う重篤な低血糖になりやすい。

c　○：インスリンの作用時間との関係を把握し、夜間の低血糖には特に気を付けて

補食を摂らせる。

d　○：糖尿病に対する教育を含め、グルカゴン注射や点鼻薬の使用法を家族に説明しておくようにする。

e　×：親が低血糖に対する不安のため、子どもに血糖測定を頻回に行って負担をかけてしまっていることがある。インスリンの作用時間や血糖値の評価をしっかり教えて、発作などの危険の予測ができるようにする。

正解　e

14歳、女子。1週間前頃から口渇・多尿を訴え、体重が4kg減少した。病院での検査の結果、1型糖尿病と診断された。家族は父（45歳）中学校教諭、母（40歳）小学校教諭、弟（12歳）。

271 この患者に対する指導で誤っているのはどれか。

A
2003

a 思春期になるに従いインスリンの量が増えることを伝えた。
b 食事療法の指導は本人と家族にした。
c 生理が始まると血糖コントロールが悪くなることを伝えた。
d 弟とは別の食事を用意するよう指導する。
e 教師や友達には、自分で病気のことを話すように伝えた。

解説「ライフステージ別の療養指導：思春期」

　学校生活を安全に過ごすことが指導の目標である。また集団生活の中で他の友人らから疎外感を感じずに療養行動がとれるようにする。患者本人が病気のことをよく知り、主体性をもって療養行動がとれるようにする。糖尿病療養指導とは健康教育である。健全な自尊心を育てることが重要である。

a〜c　○

d 　×：別の食事を用意する必要はなく、エネルギー量とバランスに配慮する。

e 　○：病状を説明し、病気について教師や友人などの理解を得るべく対話できるように指導する。ただし、成長具合を見ながら進めること。

正解 d

30歳、女性。2児目の妊娠で妊娠14週、空腹時血糖140mg/dL、尿タンパク（1＋）、尿糖（－）、第1児出産時の既往はない。

272 妊娠中の糖代謝異常や糖尿病の合併を診断するために次に行うべき検査はどれか。2つ選べ。

A
2019

a HbA1c
b 尿ケトン
c 75gOGTT
d GAD抗体
e Cペプチド

重要

妊娠中の糖代謝異常は、妊娠糖尿病（GDM）・妊娠中の明らかな糖尿病・糖尿病合併妊娠に分けられる。GDMの定義は「妊娠中に初めて発見または発症した糖尿病に至っていない糖代謝異常」である。妊娠中の明らかな糖尿病には、妊娠前に見逃されていた糖尿病と、妊娠中の糖代謝の変化の影響を受けた糖代謝異常、および妊娠中に発症した1型糖尿病が含まれる。空腹時血糖≧126mg/dL、HbA1c≧6.5％のいずれかを満たした場合に診断する。糖尿病合併妊娠は妊娠以前から糖尿病と診断されている妊婦である（問26表参照）。

糖尿病合併妊娠以外の妊婦には、スクリーニングとして、妊娠初期および妊娠24〜28週に随時血糖値を測定し、100mg/dL以上の場合には75gOGTTを行う。

a　○：空腹時血糖≧126mg/dLであるので、HbA1c≧6.5％ならば「妊娠中の明らかな糖尿病」と診断できる。

b　×：ケトアシドーシスの診断に有用な検査である。

c　○：75gOGTTで空腹時血糖値≧92mg/dL、1時間血糖値≧180mg/dL、2時間血糖値≧153mg/dLのいずれか1点以上を満たせば、GDMと診断できる。

d　×：1型糖尿病の診断に有用な検査である。

e　×：Cペプチドは内因性インスリン分泌の指標である。

正解▷a, c

30歳、女性（妊娠前体重BMI＜25）、初めての妊娠。妊娠20週で、妊娠糖尿病と診断された。

273　食事の指導で誤っているのはどれか。

B 2016

a　食後高血糖を防ぐため、3回の食事と3〜4回の間食に分けた分食にする。
b　摂取カロリーは、目標体重×30kcalに妊娠時の付加量として250kcalをプラスする。
c　付加量の栄養素配分で炭水化物は50〜70％とする。
d　付加量の栄養素配分では脂質20〜30％とする。
e　付加量の栄養素配分でタンパク質付加量は10gとする。

重要

妊娠糖尿病、糖尿病合併妊娠および妊娠中の明らかな糖尿病の妊婦における栄養・食事療法の目的は次の通りである。
①母体の血糖正常化
②妊娠中の適正な体重増加と健全な胎児の発育に必要なエネルギーの付加と栄養素配分
③母体の空腹時、飢餓によるケトーシスの予防
④授乳の際の栄養補給

妊婦に糖代謝異常がある場合、食事療法だけでなく、母体や胎児の発育に合わせた厳格なエネルギー管理・配分や、患者の状態に合わせた食事内容を考慮することが重要である。また、1日の総エネルギー量を3回の食事と3〜4回の間食に分けた「分食」とすることで、食後高血糖、

食前の低血糖、飢餓性ケトーシスを予防することができる。

a ○

b ○：非肥満妊婦（妊娠前体重BMI＜25）のエネルギー量は、目標体重×30kcalに妊娠時の付加量として妊娠初期＋50kcal、妊娠中期＋250kcal、妊娠末期＋450kcalとする。妊娠中全期間一律に200kcal付加する方法もある。肥満妊婦（妊娠前BMI≧25）では、全経過中必ずしも付加量は必要ない。

c、d ○

e ×：タンパク質付加量は初期0g、中期5g、末期20g、授乳期は15gとする。

正解 ▷ e

28歳、妊娠24週の妊婦。身長154cm、体重58kg。

274 適正な1日の摂取エネルギー量はどれか。

B
2019

a 1,200kcal
b 1,400kcal
c 1,600kcal
d 1,800kcal
e 2,000kcal

解 説「ライフステージ別の療養指導：妊娠・出産」

重要

非肥満妊婦（妊娠前体重BMI＜25）の摂取エネルギー量は、目標体重×30kcalに妊娠時の付加量として妊娠初期＋50kcal、妊娠中期＋250kcal、妊娠後期＋450kcalとするが、体重増加を考慮して調節する。

肥満妊婦（妊娠前BMI≧25）では妊娠全経過を通して目標体重×30kcalとし、必ずしも付加量を加える必要はない。

本症例では、$(1.54 \times 1.54 \times 22 \times 30\,\text{kcal}) + 250\,\text{kcal} = 1,815\,\text{kcal}$と計算される。

正解 ▷ d

65歳、女性。近医にて糖尿病を指摘され（HbA1c 8.4％）、食事療法・運動療法を守り HbA1c 6.4％と改善した。最近HbA1cが上昇傾向にあり、患者に尋ねると「何も変わっていません」、「運動も続けています」とのことであったが、1年ほど前より息子夫婦と同居を始め、食事の支度は息子の妻がしており、脂っこいものが多くなったが、気まずくなるといけないので、残さず食べていた、とのこと。息子の妻は義母が糖尿病であることは知っているが、食事療法の指導などは受けたことがない。

275 この患者に対する指導で正しいのはどれか。2つ選べ。

A
2003

a このままでは、合併症を起こしてしまうと厳しく指導する。
b 総カロリーを考えながら食べるように指導する。
c 息子の妻とよく話をし、食事療法の指導を受けてもらう。
d 息子の妻に自分だけの食事を作ってもらう。
e 食事を自分で作る。

解 説「ライフステージ別の療養指導：高齢期」

高齢者の食事指導の問題である。

a ×

b ○：総カロリーとバランスを考えながら取捨選択をして食事をさせることが重要である。

c ○：息子の妻に食事療法の指導を受けてもらい、理解を深めてもらうことがまず

第一である。

d ×：可能ならもちろんベストな方法になるが、実際的ではない。

e ×：自分で作ることも実際的ではなく、好ましいともいえない。

正解 ▷ b, c

75歳、男性。軽度認知症あり。基本的ADLは自立しており、グリメピリドを服用している。

276 血糖コントロールの目標（HbA1c）の上限値と下限値の組み合わせで正しいのはどれか。

B
2018

a HbA1c 7.0％未満（下限なし）
b HbA1c 7.5％未満（下限6.5％）
c HbA1c 8.0％未満（下限なし）
d HbA1c 8.0％未満（下限7.0％）
e HbA1c 8.5％未満（下限7.5％）

重要

「高齢者糖尿病の血糖コントロール目標（HbA1c値）」について、具体的症例を挙げて問う問題である（**問149解説**、図を参照）。グリメピリド（SU薬）は重症低血糖が危惧される薬剤の1つ。

a　×：カテゴリーⅠあるいはⅡで、重症低血糖が危惧される薬剤がない場合。

b　×：カテゴリーⅠで、65歳以上75歳未満で重症低血糖が危惧される薬剤がある場合。

c　×：カテゴリーⅢで、重症低血糖が危惧される薬剤がない場合。

d　○：カテゴリーⅠで、75歳以上で重症低血糖が危惧される薬剤がある場合、あるいはカテゴリーⅡで重症低血糖が危惧される薬剤がある場合。本例は後者にあたる。

e　×：カテゴリーⅢで、重症低血糖が危惧される薬剤がある場合。

正解▷d

65歳、男性。170cm、102kg（BMI 32.3）、腹囲105cm。単身赴任、大酒豪。20年前2型糖尿病を指摘され、入院加療にて85kgまで減量し、著明改善。食事・運動療法のみで通院加療し、数年後中断・放置。今回、定年退職を機に受診。随時血糖値288mg/dL、HbA1c 8.3%、血圧156/96mmHg、総コレステロール310mg/dL、LDLコレステロール160mg/dL、中性脂肪235mg/dL、尿酸8.9mg/dL、尿蛋白陰性、血清Cr1.00mg/dL、eGFR 56 mL/分/1.73m^2、尿アルブミン15mg/gCr、尿潜血陽性（2＋）。1年程前よりゴルフ時に下肢痛あり（間欠性跛行）。痛風発作の既往あり（2回）。

---

277 まずチェックすべき検査項目で誤っているのはどれか。

2021

a　75gブドウ糖負荷試験（75gOGTT）
b　眼科受診（眼底検査）
c　運動負荷心電図
d　脈波伝播速度（PWV、CAVIなど）
e　腹部エコー検査

解説「糖尿病の概念、診断、成因、検査」

a　×：本症例では、過去に入院・診断を受けており、今回再受診時のデータからも2型糖尿病は明らかであり、75gOGTTは必要ない。

b　○：網膜症の有無を知る必要がある。

c　○：末梢動脈疾患がある場合、冠動脈病変を併発することも少なくない（無痛性心筋梗塞など、糖尿病で多い）。

d　○：この患者では必須検査項目。

e　○：痛風の既往もあり、腎結石の有無などをチェックしておく。メタボリックシンドロームであり、大酒家であることから、肝、膵、腎臓の状態も知りたい。

正解▷a

278 診断病名として誤っているのはどれか。

2021

a 高血圧
b メタボリックシンドローム
c 脂質異常症
d 高尿酸血症(痛風)
e 糖尿病性腎症

解説 「糖尿病の概念、診断、成因、検査」

a〜d ○

e ×：尿検査所見で尿潜血陽性があるも、正常アルブミン尿からみて、腎症前期(第1期)である。ただし、CDK重症度分類はG3aであり、腎硬化症は考慮しておく必要がある(**問202表1、2**参照)。

正解 ▷ e

279 食事・運動療法開始にあたり誤っているのはどれか。

2021

a エネルギー係数は25とする。
b 表6のうち、エネルギーの低い海藻・きのこ・こんにゃくは無制限としてよい。
c コレステロール摂取量は、200mg/日未満にとどめる。
d 食塩摂取量は、6g/日未満にとどめる。
e フットケアを始める。

解説 「糖尿病の基本治療と療養指導」

a ○：定年退職後なので軽い労作と考え、エネルギー係数を25と低めに設定し、少しでも体重の減少を図ることは妥当である。目標体重は$1.7(m)^2 \times 25 = 72.3kg$であるが、とりあえずは$-3\%$(2.85kg)の減量を目指す。ただ高度肥満であるので、時間をかけて$-5 \sim -10$(4.75〜9.5kg)の減量を目指す。

b ×：表6を勧めるのはよいが、海藻は食塩を、きのこはプリン体・核酸を多く含み、それらの摂取には注意しなければならない。

c ○：動脈硬化性疾患の重症化予防のためには、コレステロール摂取量を200mg/日未満にとどめるのが望ましい、とされている。

d ○：高血圧が存在する場合、6g/日未満とする。

e ○

正解 ▷ b

77歳、男性。165cm、50.0kg（BMI 18.4）。30年来の2型糖尿病＋高血圧。現在、スルホニル尿素（SU）薬とDPP-4阻害薬、降圧薬を使用して、HbA1c 7.4%、血圧128/65mmHg、眼底所見は両眼とも単純網膜症（安定）。尿タンパク陰性、尿アルブミン66mg/gCr、eGFR 55mL/分/1.73m²。患者は、1年前体重が55kgであったが、体重低下を示し、疲れやすく、ふらつき、歩行速度の低下があり、転倒したこともある。また、規則的な通院にやや困難を感じるとの訴えもある。認知機能は正常で、ADLはほぼ自立している。

280 誤っているのはどれか。2つ選べ。

2021

a 糖尿病性腎症の病期は、第2期（早期腎症期）と判断できる。
b 中等度の慢性腎臓病（CKD）が存在する。
c 腎硬化症の存在も考えられる。
d 末期腎不全症・透析のリスクはないと考えてよい。
e 血圧の管理はできるだけ厳格にする。

解説 「ライフステージ別の療養指導：高齢期」

a～c ○

d ×：eGFR が 30～59 mL/分/1.73 m² は、中等度の低下（CDK重症度分類ステージG3a～b）であり、腎不全・透析への進行と心血管疾患の抑制のためには、慎重な観察と管理が必要である（**問202表1、2参照**）。

e ×：腎症進行抑制のため、高血圧の管理については、可能であれば十分なコントロール（管理目標130/80mmHg未満）が必要であるが、ただ患者は痩せを伴い、転倒の既往もあることから、血圧管理には慎重を要する。高齢者の場合、65～74歳では130/80 mmHg未満、75歳以上では140/90 mmHg未満を目標とする。特に拡張期血圧が70mmHg未満では、心イベントあるいは転倒が増す可能性も指摘されている。なお、高齢者糖尿病においても、罹患期間、血糖コントロール、高血圧などが糖尿病性細小血管症の発症、進展に関与している。空腹時血糖値140mg/dL以上、HbA1c7.4%以上、糖負荷後2時間値250mg/dL以上、また、網膜症や微量アルブミン尿を認める例では、網膜症と腎症の発症・進展頻度が高い、との報告もある（厚生労働省長寿科学総合研究事業による）。

正解 ▶ d, e

281 誤っているのはどれか。

- a サルコペニアがあると考えられる。
- b 身体的フレイルがあると考えられる。
- c 精神心理的フレイルがあると考えられる。
- d 血糖コントロールについては、7.0％未満を目指す。
- e 介護保険制度の利用も考える。

解説 「ライフステージ別の療養指導：高齢期」

a～c、e ○

d ×：高齢で腎機能低下もあり、スルホニル尿素（SU）薬も使用していることから、低血糖に十分注意し、HbA1c 8.0％未満で許容範囲とすべきである。重症低血糖予防のため、SU薬の減量・中止も念頭に対応する。可能であれば、インスリン療法を導入することで血糖コントロールを維持することも考慮してよい。

正解▷d

282 この患者の食事療法について誤っているのはどれか。

- a 目安として、目標体重を55kgとする。
- b まずエネルギー係数を30kcal/kg以上とし、1日の総エネルギー摂取量を1,700 kcal程度とする。
- c タンパク質摂取量は、70g/日程度とする。
- d 食塩摂取量は、6g/日未満とする。
- e 血糖コントロールが悪化した場合には、食事量を減量する。

解説 「糖尿病の基本治療と療養指導：食事療法」

a、b ○：目標体重は、本人の意向も考慮して決定してよい。

c ○：高齢者でも低体重あるいは低栄養状態の場合、サルコペニア対策も考慮してタンパク質摂取量は1.2～1.5g/kg体重/日が推奨されている。本症例の場合、総エネルギー摂取量の20％エネルギーは340 kcalで、これをタンパク質とすると85gとなり、かなり多い。顕性腎症期（第3期）となってからは、タンパク質摂取量0.8～1.0g/kg体重/日に制限されることを考慮して、本症例はまだ第2期のため、下方の1.2 g/kg体重/日を採用すると、目標体重：55kg×1.2＝66g/日となる。したがって70 g/日は妥当な量となる。

d ○：高血圧と腎症の存在。

e ×：できるだけ食事摂取量は減らさずに、運動療法およびインスリンを含めた薬物追加などで対応する。

正解▷e

72歳、女性。市町村の健康診断のため来院した。5年前から一人暮らしだが、日常生活に支障はない。3年前から糖尿病を指摘されているが、治療はしていない。買い物などは自立しているが、近所付き合いはあまりない。血圧164/96mmHg、空腹時血糖値156mg/dL、HbA1cは7.3%（基準4.6〜6.2）であった。

283 この患者に適応とならないのはどれか。

2003

a 介護保険
b 医療機関受診
c 健康相談
d 患者指導
e 訪問指導

解説「ライフステージ別の療養指導：高齢期（介護保険制度）」

重要

　介護保険の仕組みについて、よく理解しておく。特に問156図を覚えておくこと。

a ×：72歳ではあるが、自立しており介護保険の適用はない。

b ○：糖尿病、高血圧に対する治療が必要である。

c〜e ○：糖尿病、高血圧および健康に関する相談や指導などの管理が必要である。

正解 ▷ a

284 この患者の生活支援にあたって必要ないのはどれか。

2003

a 保健師の指導
b 健康意欲の向上
c 食生活の改善
d 身体の安静
e 社会参加

解説「ライフステージ別の療養指導：高齢期（介護保険制度）」

重要

　介護保険の仕組みについて、よく理解し、糖尿病患者への具体的支援を覚えておく。

a〜c ○：食事指導を含めた糖尿病、高血圧および健康に関する相談や指導は必要である。適宜、医療機関受診も勧める。

d ×：身体の安静は必要ではなく、むしろ糖尿病、高血圧に対して適度な運動が必要である。

e ○：一人暮らしで近所付き合いはあまりないので、むしろ積極的な社会参加を支援する。

正解 ▷ d

85歳、男性。脂質異常症、高血圧、脳梗塞の既往があり、左上肢に麻痺がある。3年前に妻を亡くし、その後独居。食事は自分で用意しているが調理経験がなく、好みのものを買ってきて食べることが多い。血糖コントロールは徐々に悪化している。

285 正しい対応はどれか。2つ選べ。

A
2016

a 介護サービスの活用を勧める。
b 運動を増やすよう勧める。
c 繰り返し食事の指導を行う。
d 食事の配達サービスの利用を勧める。
e HbA1c 7.0％以下を目標に、血糖降下薬を増量する。

解説 「ライフステージ別の療養指導：高齢期」

重要

高齢者では、特に理解力低下が予想される患者に対しては、服薬・インスリン注射状況を確認することが重要である。介護保険制度など、公的サービスの活用も諮り、保健・医療・福祉からの重層的かつ多様な社会的支援が必要となる（問156図参照）。

a ○：買い物や食事の準備など、介護サービスを受けることも有用である。

b ×：高齢者では、運動を増やすことはなかなか困難である。

c ×：独居男性の高齢者では、繰り返し食事の指導を行っても実効がないことが多い。

d ○：有効な手段となりうる。

e ×：いたずらに血糖降下薬を増量することは、かえって低血糖を増やすことが危惧され望ましくない。

正解 a, d

68歳、女性。身長152cm、体重60kg（BMI 25.9）。45歳発症の2型糖尿病。2年前に狭心症を疑われて冠動脈カテーテル検査の結果、ステントを留置したが、その後通院はせず。近医から経口血糖降下薬、その他を投与されてきたが、1年前から中断。特別の自覚症状はないが、知人に勧められて来院。尿糖（－）、尿タンパク（＋）、随時血糖値265mg/dL、HbA1c 9.6%、血圧154/86mmHg。血液生化学検査では、LDLコレステロール 146mg/dL、HDLコレステロール 55mg/dL、尿酸7.6 mg/dLであった。飲酒はしないが、喫煙者である（30歳時より10数本／日）。

286 初診時に情報収集上、当面有用でないものはどれか。

2019

a 「糖尿病連携手帳」（糖尿病手帳）
b 「おくすり手帳」
c 腹部エコー検査
d 胸部X線検査
e 心電図

解 説 「糖尿病の検査」

特に既往歴の長い患者の場合、これまでの経過をよく把握してから診療を進めなければならない。これまで、どのような血糖コントロール状況にあったのか、併発疾患はどうであったか、治療がどのように行われてきたか。投薬については「おくすり手帳」で確認できるが、服薬状況も聞く必要がある。

a、b ○

c ×：腹部大動脈、その他の動脈硬化の程度を把握するのはよいが、当面の緊急性はない。
d、e ○：まずは、胸部X線検査で心陰影の状態、ステントの状況、心・大動脈の石灰化の有無、そして心電図の確認が必要である。

正解 ▷ c

287 今後の治療上、誤っているのはどれか。2つ選べ。

2019

a 現体重より3%以上の減量を目指す。
b 6g/日未満の減塩とする。
c LDLコレステロール 100mg/dL未満を目指す。
d 血圧130/80（家庭血圧125/75）mmHg未満を目指す。
e 毎日30分以上の有酸素運動を勧める。

a、b、d　○

c　×：本症例は、2年前に狭心症を疑われて冠動脈カテーテル検査の結果、ステントを留置している。「冠動脈疾患」の既往ありの二次予防に該当する。『動脈硬化性疾患予防ガイドライン2002』では、二次予防で「糖尿病」ありの場合、

LDL-コレステロールの管理目標値は70mg/dL未満となる。

e　×：一律に運動は勧められない。循環器専門の前医への再受診を促すとともに、運動療法についての相談を依頼する。

正解 ▷ c, e

58歳、男性。12歳発症の1型糖尿病。最近、明け方に寝苦しく目が覚めることがときどきある。朝食前の血糖自己測定では、血糖は150〜220mg/dLと高い。網膜症があり、尿タンパクも3＋である。

288　この患者に直ちに必要でない検査はどれか。2つ選べ。

B
2016

a　Holter心電図
b　心電図R-R間隔変動係数
c　連続グルコース・モニタリング(CGM)
d　尿中アルブミン定量
e　蛍光眼底検査

解説 「合併症・併存疾患の治療・療養指導：低血糖」

重要

　不整脈の有無の確認のため、まずHolter心電図は必須であろう。寝苦しいとの表現であるが、冷や汗や動悸などの低血糖の不快な症状なのか疑ってみる必要もある（低血糖のため心房細動などの不整脈が誘発されることもある）。空腹時血糖値は低くなく、むしろ高値であり、低血糖後の血糖上昇（ソモジー効果）の可能性もある。この点を確認する意味では、連続グルコース・モニタリング（CGM）が最も重要な検査である。はっきりした低血糖症状の訴えにならない（無自覚性低血糖）ことより、罹病期間が長く自律神経障害も考えられ、心電図R-R間隔変動係数は必要な検査であろう。低血糖による不整脈誘発もありうる。さらに、1型糖尿病の罹病期間が長く動脈硬化も進行していると推測され、はっきりした胸痛の訴えはないが狭心症（無症候性心筋虚血）も想定されるので、運動負荷心電図などによる心筋虚血の検索、そして24時間のHolter心電図も必要な検査であろう。

正解 ▷ d, e

28歳、男性。昏睡状態で救急車にて来院した。糖尿病のためインスリンの自己注射を行っていたが、感冒をきっかけに食欲が低下し、2日前よりインスリン注射を中止していた。身長172cm、体重64kg。脈拍118／分、血圧108／68mmHg。尿所見：タンパク陰性、糖3＋、ケトン体3＋。血清生化学所見：血糖565mg/dL、動脈血ガス分析でpHは7.21であった。

289 この患者で誤っているのはどれか。

2003

a 高浸透圧高血糖状態である。
b 直ちに0.9％生理食塩水の輸液を行う。
c 直ちに速効型インスリンの持続注入を行う。
d 電解質の補正を行う。
e 回復後にシックデイルールの教育を行う。

解説「合併症・併存疾患の治療・療養指導：糖尿病ケトアシドーシス（DKA）」

糖尿病ケトアシドーシスの治療と療養指導について理解しておく。

a ×：高浸透圧高血糖状態による昏睡ではなく、ケトン体強陽性と血液のpHが7.21であることから、糖尿病ケトアシドーシスである。インスリンの中止・減量、感染症、暴飲暴食などの食事不摂生、手術、妊娠、ストレス、胃腸障害など

が誘因となる。

b ○：直ちに生理食塩水（0.9％）の輸液を行う。
c、d ○
e ○：回復後は、シックデイルールの教育、自己管理能力の向上など、ケトアシドーシス予防法を十分指導する。

正解▶a

290 有用でない検査はどれか。

2017

a 体温測定
b CBC（血算）検査
c 血清CRP検査
d 胸部X線撮影
e GAD抗体測定

解説「合併症・併存疾患の治療・療養指導：糖尿病ケトアシドーシス（DKA）」

a～d ○：いずれも緊急処置の必要性を調べるうえで欠かせない。脱水の程度や感染症（肺炎など）の有無は適切に把握すること。

e ×：1型糖尿病あるいは長期罹病後の2型糖尿病かもしれないが、当面の対策に型分類鑑別のための検査は有用とは思われない。それ以前にすべきことを速

やかに把握すること。

正解 ▶ e

13歳、男性。2週間前から口渇・多尿があり、清涼飲料水を多量に飲むようになり、前日には8L飲んでいた。軽度の肥満があるが、最近体重は8kg減少した。今朝起きてこないので、家人が見に行って揺さぶっても起きず、痛み刺激にも反応しないので、救急車を呼び入院。血糖1,080mg/dL、血清Na 154mEq/L、血清K 4.5mEq/L、血清クレアチニン濃度 1.2mg/dL、尿素窒素濃度 42mg/dL、尿糖（3＋）、尿ケトン（±）であった。

---

291 正しいのはどれか。2つ選べ。

A
2011
2003, 2012にも
類似問題あり

a インスリンを投与する。
b 生理食塩水を投与する。
c 血液のpHは7.20以下である。
d 血液の浸透圧は383mOsm/Lである。
e 典型的な糖尿病ケトアシドーシスである。

解説 「合併症・併存疾患の治療・療養指導：糖尿病ケトアシドーシス（DKA）、高浸透圧高血糖状態」

糖尿病ケトアシドーシスが1型糖尿病の初発症状の場合がある。ごくまれに2型糖尿病、特に若年男性の清涼飲料水多飲者に起きることがあり、これは清涼飲料水ケトーシスやペットボトル症候群などとよばれている（問169表参照）。

本例は若年者ではあるが、検査所見からは高浸透圧高血糖状態が考えられる。清涼飲料水の多飲が誘因になったものと考えられる。

高浸透圧高血糖状態は、著明な高血糖と脱水によって血漿浸透圧が上昇し、意識障害・昏睡を起こす。意識障害の程度は血漿浸透圧に比例し、高くなるほど重症化する。インスリンの欠乏は糖尿病ケトアシドーシスより軽く、脂肪分解亢進もないので、ケトーシス、代謝性アシドーシスはみられないか、あっても軽度である。

高血糖（大半は600mg/dL以上）、高浸透圧（350mOsm/L以上）、脱水、高窒素血症がみられ、アシドーシスや高カリウム血症はみられない。高ナトリウム血症が多くみられる。

高齢者の2型糖尿病に多くみられる。感染症、高カロリー輸液、経管栄養、ステロイド、手術、心血管障害、利尿薬などによって引き起こされることも少なくない。

また高齢者では、口渇感の低下も病態悪化の一因である。

治療開始が遅れれば、ショック、腎不全や合併する感染症、塞栓症などで死に至ることもある。高齢者では高度の脱水例が多く、ケトアシドーシスよりも予後は不良である。

a ○

b ×：まず、どこでも入手可能な生理食塩水で輸液を確保し、脱水を補うが、必要に応じて1/2生理食塩水を投与する。

c ×：アシドーシスは通常認めない。

d ○：推定血漿浸透圧（mOsm/L）＝2×血清Na（mEq/L）＋血糖（mg/dL）/18＋血清尿素窒素濃度（mg/dL）/2.8で計算できる。したがって、
308＋60＋15＝383mOsm/Lとなる。
基準値は275〜295mOsm/L。

正解 ▷ **a, d**

82歳、女性。20年前から喘息にて加療をしている。8年前から糖尿病にて経口血糖降下薬（少量のスルホニル尿素薬とα-グルコシダーゼ阻害薬）にて血糖コントロールは良好であった。1カ月前に喘息が悪化し、通院時に内服薬であるステロイドを増量された。3日前から咳と痰が出現し、発熱した。ここ4週間くらいは食欲はむしろ亢進していたが、ここ3日間はほとんど食べられていない。今朝、意識がもうろうとしているところを家人に発見され、救急車で来院。血糖900mg/dL、Na 160mEq/L、K 4.0mEq/L。尿糖（＋＋＋）、ケトン体（＋）。

---

292 この病態として正しいのはどれか。

B
2006

a 喘息発作
b 高浸透圧高血糖状態
c 糖尿病ケトアシドーシス
d 低血糖
e 乳酸アシドーシス

---

293 高血糖の誘因として正しいのはどれか。2つ選べ。

B
2006

a 過食
b 運動不足
c ステロイドの増量
d 感染症の併発
e 清涼飲料水の多飲

---

294 この症例でみられる徴候や検査所見はどれか。2つ選べ。

B
2006

a クスマウル呼吸
b アセトン臭
c 高アミラーゼ血症
d 血漿浸透圧は350mOsm/L以上
e 著明な脱水

問
271
～
300

重要

問169表参照。高浸透圧高血糖状態は、高齢の2型糖尿病患者に多く、誘因としては感染症のほか、高カロリー輸液、経管栄養、ステロイド、手術、心血管障害、利尿薬など、医原性のものも少なくない。高齢者の口渇感の低下も病態悪化の一因である。ただし、若者でも清涼飲料水（スポーツドリンク）の多飲により生ずる場合があり、注意を要する（炎天下の運動時など）。

著しい口渇、倦怠感などを訴える。誘因の後に前駆症状なしに突然発症することも多く、見逃されやすい。身体所見では、著しい脱水、ショックのほか、神経症状（痙攣、巣症状、振戦など）が特徴的である。検査所見では著しい高血糖（多くは600 mg/dL以上）、高浸透圧（350 mOsm/L以上）、脱水、高尿素窒素血症がみられる。アシドーシスや高カリウム血症は通常認めない。高ナトリウム血症を呈することが多く、高浸透圧に寄与する。本症例では、推定血漿浸透圧は、$2 \times$ 血清 Na（mEq/L）＋血糖値（mg/dL）18 ＋ 血清尿素窒素濃度（mg/dL）/2.8 から計算して、$320 + 60 + \alpha$ となり、明らかな高浸透を示している。

292

a ×：発作は起きていない。
b ○
c ×：血糖値がかなり高いにもかかわらず、尿ケトン体が強陽性ではない。また、Naも高値である。
d ×：高血糖である。
e ×：ビグアナイド薬は服用していない。

正解 ▶ **b**

293

a ×：ここ数日はむしろ食欲低下でむしろ食事摂取は低下。
b ×：発熱してから運動は不足だが、病態の直接的な誘因とはいえない。
c ○：多量のステロイド剤はインスリン抵抗性を悪化させ高血糖を増悪する。
d ○：感染症やストレスはインスリン抵抗性を悪化させる。
e ×：この症例ではなさそうである。清涼飲料水の多飲でも高浸透圧高血糖状態が引き起こされることがあり、清涼飲料水ケトーシス（ペットボトル症候群）ともよばれる。

正解 ▶ **c, d**

294

a ×：糖尿病ケトアシドーシスでみられる。
b ×：糖尿病ケトアシドーシスでみられる。
c ×：糖尿病ケトアシドーシスで高率にみられる。
d ○：高浸透圧高血糖状態では、通常は350 mOsm/L以上。
e ○：脱水は糖尿病ケトアシドーシスより高浸透圧高血糖状態で著しい。

正解 ▶ **d, e**

腎機能が低下し始めた62歳の女性患者。2～3年前から血糖コントロール不良となり、入院加療。その後はスルホニル尿素薬を継続し、食事療法を守っているがHbA1cは8.4%程度で推移している。尿タンパクは出たり出なかったり。最近、血圧が150/90mmHg台と上昇してきた。

295 この患者でまず行うべき治療や療養指導はどれか。2つ選べ。

A
2007

a 降圧薬が必要である。
b 水分制限が必要である。
c インスリン療法を開始する。
d ビグアナイド薬を開始する。
e ジョギングなどの運動を禁止する。

解説 「合併症・併存疾患の治療・療養指導：糖尿病性腎症」

腎症の病期分類では、早期腎症期(第2期)から顕性腎症期(第3期)に相当する。厳格な血糖コントロールと降圧治療が必要である(問201、問202表参照)。

a ○：アンジオテンシン変換酵素(ACE)阻害薬やアンジオテンシンⅡ受容体拮抗薬(ARB)が第一選択薬となる。腎機能が低下している場合(血清クレアチニン2.0mg/dL以上)、少量から慎重に投与を開始する。降圧効果が不十分であれば、カルシウム拮抗薬を追加してもよい。

b ×：食塩制限は必要となるが、水分制限はまだ必要ない。

c ○：血糖コントロールが不良であり、インスリン治療への切替が必要である。また、腎機能が低下するとスルホニル尿素薬の排泄が遅れ、低血糖を起こすことがある。

d ×：腎機能が低下すると(血清クレアチニンが2.0mg/dLを超えるような場合)ビグアナイド薬は減量または禁忌(中止)となる。

e ×：腎症が進行すると運動は控えることとなるが、現段階では禁止する必要はない。病態によりその程度を調節する。すなわち、糖尿病性腎症患者における自覚症状は、腎症第1、2期は特になく、第3期以降になって体動時の息切れや胸苦しさ、それからタンパク尿が高度になるにつれて浮腫や貧血も生じてくるものである。

正解 a, c

59歳、男性。20年前から糖尿病の治療を受けている。3年前からインスリンを自己注射している。このころから血圧も高く、降圧薬の投与を受けている。最近、下肢に「むくみ」を認め、精査のため来院した。身長160cm、体重66kg。血圧162/98mmHg。空腹時血糖値152mg/dL、HbA1c 8.3%。尿所見では持続性蛋白尿を認め、血清クレアチニン濃度1.6mg/dL、eGFR 36.0mL/分/1.73m²、Na 142 mEq/L、K 5.2 mEq/Lであった。職業はデスクワーク中心の会社員。

296 この患者に適した食事組成はどれか。　　2003

a　1,400kcal/日、タンパク質70g/日
b　1,600kcal/日、タンパク質70g/日
c　1,600kcal/日、タンパク質50g/日
d　1,800kcal/日、タンパク質50g/日
e　1,800kcal/日、タンパク質40g/日

解説「合併症・併存疾患の治療・療養指導：糖尿病性腎症」

重要

　本症例は第3期の顕性腎症期に相当する。摂取エネルギー量が不足するとタンパクの異化が亢進し、結果的にタンパク負荷、カリウム負荷になる。糖尿病性腎症合同委員会の生活指導基準（**問204表**）によれば、エネルギー摂取量は25〜30kcal/kg/日、タンパク質摂取量は0.8〜1.0g/kg/日である。

　本症例の目標体重は、

　　$1.6 \times 1.6 \times 22 ≒ 56.3$ kg

　タンパク質摂取量は、

　　$0.8 \sim 1.0$ g/kg/日 $\times 56.3$ kg $= 45 \sim 56$ g/日

と計算される。タンパク質制限食を実施する際には、摂取エネルギー量は十分な確保が必要であり、普通生活でも30〜35kcal/kg/日に増やす必要がある。したがって、

　摂取エネルギー量は、

　　$30 \sim 35$ kcal/kg/日 $\times 56.3$ kg$=1,689 \sim$
　　$1,971$ kcal/日

と計算され、dが正解となる。なお、肥満がある場合は、エネルギー摂取量をそれほど増加させなくてもよい。

　eは腎不全期の場合で、さらに強いタンパク質制限食となる。

正解 ▶ d

297 この患者に指導すべきことで誤っているのはどれか。　　2003

a　運動療法を勧める。
b　良好な血糖コントロールを図る。
c　厳格な血圧コントロール（130/80mmHg未満）を目指す。
d　カリウム摂取量は1.5g/日以下に抑える。
e　食塩摂取量は6g/日未満にする。

a ○：顕性腎症期（第3期）でも、中等度まで
　　　の運動は勧めてよい。血清クレアチニ
　　　ンが上昇した腎不全期（第4期）では運
　　　動療法は勧めない。

b ○：腎症患者でも良好な血糖コントロール
　　　を図ることはいうまでもない。

c ○：糖尿病患者における一般的な目標血圧
　　　は130/80mmHg未満である。

d ×：カリウムは第3期までは特に制限しな
　　　いでよいが、本例のように高カリウ
　　　ム血症を認める場合は2.0g/日未満
　　　とする。第4期（腎不全期：eGFR＜
　　　30mL/分/1.73m^2）となれば、カリウ
　　　ム摂取量1.5g/日未満とする。

e ○：食塩摂取量は6g/日未満で指導する。

正解▶d

76歳、男性。50歳代半ばに2型糖尿病を発症。数年放置の後、治療を開始し、現在まで経口血糖降下薬にて治療してきたが、4〜5年前より血糖コントロールは不良（HbA1c 8.5〜10％台）。

298 運動療法としてよくジョギングをしてきた。数日前より左足の足背に靴ずれを生じ様子をみていたが、次第に発赤が足関節まで広がり、熱感もあるため電話相談があった。自覚的に辛くはないが、心配している。**誤っているのはどれか。**

2019

a 糖尿病神経障害（特に知覚障害）が考えられる。
b 細菌感染の可能性が高い。
c 壊疽（ガス壊疽を含む）のリスクがある。
d 下肢切断のリスクがある。
e しばらく様子をみて、また電話をしてもらうように伝える。

　血糖コントロール不良の糖尿病患者にとって、特に足のケガや虫さされ（蚊など）は重大な結果を招きかねない。小さな傷でも丁寧な処置（消毒）を心がけるよう指導しておくこと。この症例では、知覚障害のあるところに、靴の合わないことや過度のジョギングで靴ずれを生じ、感染が生じて拡大したと思われる。一夜にして炎症が広がることがあり、直ちに抗生物質投与を含めた治療が必要

である。また、高血糖は創傷治癒を遅延させる。必要に応じてインスリン療法を開始する。

a〜d ○

e ×：緊急事態として直ちに来院してもらうか、近医（外科医を含む）を受診すべきことを伝えなければならない。一夜にして炎症が拡大する危険性がある。

正解▶e

299 創傷が無事回復した後、持効型溶解インスリンによるインスリン治療を開始することになった。妻が同伴して指導を受けた。**誤っている**のはどれか。

a インスリン療法の必要性を理解させる。
b 血糖自己測定（SMBG）の併用を指導する。
c 低血糖の可能性、およびその対策を指導する。
d シックデイにおける対処法を指導する。
e 注射の時間は朝でも夕方でも１回行えばよいと指導する。

解説 「糖尿病の基本治療と療養指導：薬物療法（インスリン療法）」
「特殊な状況・病態時の療養指導：シックデイ」

糖尿病歴四半世紀に及びかつ近年の高血糖による糖毒性のため、インスリン分泌が徐々に低下してきていることが考えられる。インスリン治療により糖毒性が解消され、インスリン療法を中止できることも考えられよう。

高齢者では、たとえ認知症はなくても、妻が同伴しているということはインスリン療法への不安があることを示している。時間をかけてそ

の必要性の理解を得ることが望ましい。本症例では、１日１回の持効型溶解インスリンであり、妻の都合で目の届きやすい夕食前の注射を行うということになった。

a〜d ○

e ×：朝、夕方、あるいは就寝前など、一定の決まった時間帯に行うよう指導する。

正解 ▷ e

67歳、男性。500mくらい歩行すると両下肢に痛みを感じるため、途中で休憩すると疼痛が軽減して、また歩けるようになる。足に外傷はない。足先は冷たい。

300 この患者で考えられることは何か。２つ選べ。

a 足先の血流が低下している。
b 下肢の感覚障害がある。
c 靴が足に合っていない。
d 両側の足背動脈が触れない。
e 両側の下腿-上腕血圧比（ABI）が1.0以上である。

解説 「合併症・併存疾患の治療・療養指導：大血管症（動脈硬化症）」

末梢動脈疾患（PAD）は糖尿病患者の10〜15％に合併するといわれている。症状として、フォンテイン分類（**問210表参照**）にある冷感やしびれ、間欠性跛行、安静時の疼痛、皮膚潰瘍・

壊死などがある。下肢の皮膚温の低下や、大腿や膝窩、後脛骨、足背動脈を触診し、拍動が弱くなっていないか、左右差はないかなどを確認し、早期発見を心がける。ABI（下腿-上腕血圧

比）の測定値が本症の指標になる。ABIは下腿
血圧／上腕血圧のことであり、健常者では下腿
血圧が上腕血圧より高いため、＞1.0となる。
下腿の血管にPADがあると、ABI＜0.9になる。
このような場合には、画像検査などで病変部位
を確認する。

a　○：下腿のPADにより、血流は低下して
　　　いる。
b　×：糖尿病の罹病歴が不明だが、間欠性跛

行があるので神経障害だけではない。
c　×：休めばまた歩ける（間欠性跛行）のだか
　　　ら、靴の合う合わないだけの問題では
　　　ない。
d　○：下腿のPADが高度になれば、足背動
　　　脈は触れない。
e　×：下腿の血管にPADがあると、ABI＜0.9
　　　になる。

正解 ▶ **a, d**

問
271
〜
300

241

2023-2024年版 試験対策問題集
糖尿病療養指導のための力試し300題

2003年 2 月 1 日　　第 1 版第 1 刷発行
2005年 2 月20日　　第 2 版第 1 刷発行
2006年12月30日　　第 3 版第 1 刷発行
2009年 1 月10日　　第 4 版第 1 刷発行
2011年 1 月10日　　第 5 版第 1 刷発行
2013年 1 月10日　　第 6 版第 1 刷発行
2015年 1 月10日　　第 7 版第 1 刷発行
2017年 1 月10日　　第 8 版第 1 刷発行
2019年 1 月10日　　第 9 版第 1 刷発行
2021年 1 月10日　　第10版第 1 刷発行
2023年 1 月10日　　2023-2024年版第1刷発行
2024年 3 月31日　　　　　　　第2刷発行

■編　集　　片山茂裕・河津捷二・野田光彦
　　　　　　かたやましげひろ　かわづしょうじ　のだみつひこ

■発行者　　吉田富生

■発行所　　株式会社メジカルビュー社
　　　　　　〒162-0845 東京都新宿区市谷本村町2-30
　　　　　　電話　03（5228）2050（代表）
　　　　　　ホームページ http://www.medicalview.co.jp/

　　　　　　営業部　FAX 03（5228）2059
　　　　　　　　　　E-mail　eigyo@medicalview.co.jp

　　　　　　編集部　FAX 03（5228）2062
　　　　　　　　　　E-mail　ed@medicalview.co.jp

■印刷所　　シナノ印刷株式会社

ISBN978-4-7583-0174-9 C3047

©MEDICAL VIEW, 2023. Printed in Japan